人体的历史三部曲之二

恐惧
思索与医疗

余凤高　著

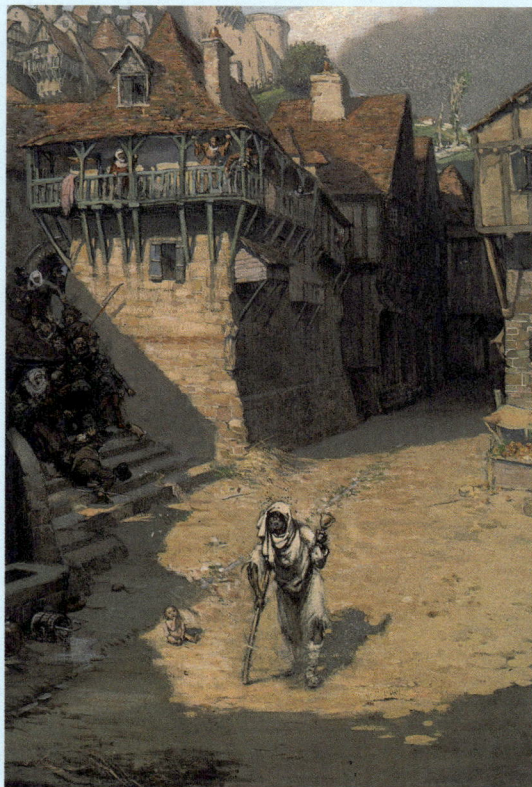

中国文史出版社

目 录

前　言

18 世纪的法国医生和哲学家拉·美特利把人体看成一架机器。他比喻说："身体不是别的，就是一架钟表。"他这理论，颇具特色地发挥了无神论的甚至唯物主义的观点，对于消弭此前人们的包括绝大多数医生普遍信仰的"神魔"致病的思想，起到积极的作用。但是也具有很大的局限性，因为人毕竟不同于机器，不同于机械的钟表。人有自主性和能动性，同时还因生活在社会之中，躯体和心灵都会受外在社会文化的影响。因此，人的患病，就不同于机器或钟表的受损或朽败，而是由多种社会和文化因素造成的现象。

以细菌、病毒、原虫、蠕虫等病原体传染的传染性疾病来说，它们几乎和人类一样古老，最初都来自人与动物的接触，也来自即将进化成人类、与动物共同生存和进化的灵长类动物体内的寄生虫和细菌，而传播这些疾病的病菌则是亿万年进化的产物。

这样的解释，因为事情实在太过遥远，即使对今日的现代人来说，也可能会觉得有些茫然，幼年时代的人类更加无法理解。

人类的幼年是一个漫长的"泛灵论"时代。由于对梦境、幻象和疾病、死亡等怪异现象的产生无法解释，便轻易地将它归于虚无缥缈的神灵，相信精灵存在，认为一切事物和现象，都由这些世外的神祇和恶魔所控制，相信不但每一棵树、每一口河塘都有精灵寄寓，风雨雷电等自然现象和人的生老病死，也都由精灵所主宰。"潘多拉的盒子"这一著名的希腊神话，就凝聚了幼年时代的人类对人间一切"灾难"和

"祸患"的来源的认识。

中国的神话不但认为有天神、地神、山神、水神、树神、花神的存在，也相信每一种疾病都有一种神魔主宰着。在古代中国人的心目中，西王母可能是最早的疾病之神，也是一位主神。《山海经》说她"其状如人，豹尾虎齿而善啸，蓬发戴胜，司天之厉及五残"。郭璞注释"厉及五残"为"灾厉五刑残杀之气也"。"厉"即疫疠，也就是疾患；至于"五刑残杀"，也许可以看成是病体的受损，有如遭受了墨、劓、腓、宫、大辟等极端残酷的刑罚。此外还有许多如"五瘟神"或者天花娘娘、疟疾娘娘等名目繁多、几乎每一种都有其所属的致病的或者护病的神魔。《搜神记》就记述称：传说是古代部落的首领"颛顼氏有三子，死而为疫鬼：一居江水，为疟鬼；一居若水，为魍魉鬼；一居人宫室，善惊人小儿，为小鬼"。

迷信观念是神魔致病理论最有力的传播者。迷信使中国百姓自古以来就相信病患是"上天注定"对自己前世或今生作孽犯罪的报应。佛教书籍中的那部《玉历宝钞》，写尽了因果报应的故事。佛教经文中有"不杀生""不偷盗""不邪淫"等"十戒"，相信违者会受惩罚。因此，得病之后，唯一可做的只有祈求和礼拜菩萨。所以中国各地都有地方保护神"土地庙"，还建有保佑免受天花传染的"蚕花娘娘"的庙宇和其他疾病保护神的庙宇。

西方人也有类似的"天谴"之说，认为疾病是神对人类的罪恶的惩罚。史诗《伊利亚特》一开头就描写，说是因为阿伽门农抢走了阿波罗神庙祭司的女儿，触怒了天神，于是阿波罗降下瘟疫，以示惩罚。基督教经典《圣经》不但明白宣称，人若不敬上帝耶和华神，违反"十诫"中的第一条"崇拜唯一上帝而不可拜别神"，耶和华便会将"至重至久的病，加在你和你后裔的身上"，甚至强调这惩罚就直接来自上帝的意志，"必用埃及人的疮，并痔疮、牛皮癣，与疥攻击你，使你不能医治"。其他如"不可奸淫""不可偷盗"等等，也要受到类似的惩罚。在大规模的瘟疫蔓延时期，情况尤其如此。1348 年，当有史以来最严重的黑死病即鼠疫从意大利传到英格兰时，具有很高威望的温切斯特主教威廉·伊登顿在 10 月 24 日的布道中，就依据《圣经》的教导，把瘟疫的发生解释为是人类的罪恶引起神的愤怒，"于是通过天谴来报复"。

实际上，就是在唯心的神魔致病说广泛流行的同时，对瘟疫也曾出现比较唯物的解释。美国堪萨斯大学的医学史教授拉尔夫·H. 梅杰在《医学史》中写到当时就有人认为 1347 年至 1351 年蹂躏整个欧洲的黑死病是由于"地球的骚动"造成的。

最新的科学研究纠正了以往曾被简单地斥之为无稽迷信的"大宇宙"影响人体"小宇宙"的理论，相信这两者之间确有密切的联系，如地球的旋转、潮汐的涨落、季节的改换、日月的升降，甚至光线和温度，都会因其产生的强大磁场而影响到人类环境的变化，从而引起物种的混乱，导致生态的平衡、人类体内"生物钟"的变化和动物的生理异常，最后引发疾病。14 世纪的这场"黑死病"大流行就与当时大宇宙造成的连年大灾荒有关。

从公元 8 世纪起，特别在 12 世纪之后，随着贸易的增长，欧洲的市镇发展成为城市，人口稳步增长，而粮食却跟不上人口的需要，以致每年总有大量的人死于饥饿。到了 14 世纪，情况更加严重了。恰好在这段时期，由"地球的骚动"造成西欧气候的突变，夏日较冷且泥泞多雨，秋天又提早有暴风雪。1315 年春，寒冷和连日的大雨使得田地无法耕种、种子不能发芽，造成了大灾荒，人们不得不去森林采集野草、坚果、树根、树皮来充饥。1317 年春、夏又是寒冷多雨，再次导致欧洲出现一场大饥荒。饥饿、野食的生活也容易使人因营养缺乏而降低对疾病的抵抗力，深入荒山野林人迹罕至的地段，会从禽兽出没之地感染病菌，这些病菌和大量腐烂尸体上的病菌又会进一步扩散和传播。于是就渐渐发展成大规模的流行性瘟疫黑死病。

但是从公元 313 年信奉基督教的西罗马皇帝君士坦丁一世立基督教为国教之后，基督教从最初被迫害的宗教渐渐发展成为地中海周围大地区连同欧洲一大部分的唯一的宗教。基督教会教导民众，除了基督教的上帝，不存在任何异教的神；对病痛的发生和解除，唯一的解释也应根据基督教的神魔理论，其他解释和做法均被视为异端。据此，对于来自上帝旨意的惩罚性的疾病，只能借助于上帝的威力来平息；对来自魔鬼的疾病，也只有祈求上帝来驱魔，其他手段同样被视为骗人的巫术。

迷信的神魔观念得在化学发展、显微镜发明、细菌学诞生之后，才有可能消除，但它直到今天依然在一定程度上影响着现代人的心理。

最初，不论是中国《礼记·月令》上说的"季夏之月……温风始至，蟋蟀居壁，腐草为萤"，还是西方"集古代知识之大成者"亚里士多德所说的任何潮湿的干物和任何干燥的湿物均会生出动物，都表明相信存在有所谓的"自然发生"现象，把这一现象的出现归之于"神力"的作用，如基督教所解释的，无论动物、植物等一切生物，或是山川河流，包括人类在内，都是造物主上帝创造出来的。要一直等到意大利生理学家拉扎罗·斯帕兰札尼通过实验，证明肉汤煮沸封存于闭瓶之后便不能滋生微生物，有力反驳了约翰·图伯尔维勒·尼达姆和乔治·路易·布封这英、法两位博物学家共同所做的伪证实验；特别是法国生物学家路易·巴斯德从怀疑酪乳和啤酒变酸开始引发的 1860 年著名实验，作为他"认识腐败和传染病的原因"的组成部分，才无可辩驳地证明了，食物不可能自发地产生出新的生物，腐败乃是细菌造成的；启发了英国外科医生约瑟夫·李斯特应用"巴斯德灭菌法"，以石炭酸来消毒外科医师的手和器械，大大减少了外科手术中由细菌传染的疾病和死亡。这才使人不得不相信，传染病的发生并非因为有什么世外的神魔主使，而是细菌的作用，并进而有可能从本质上真正认识多数疾病发生的复杂原因，包括其与种种社会文化现象的关系。

作为人体疾病主要标志的生物学异常，需得通过人体的正常生理和异常生理即病理上的比较，才能得以正确了解。但是传统的思想，严重影响了在这方面的认识。中国儒家遵从孔子"身体发肤，受之父母，不敢毁伤，孝之始也"的教导，劝勉人子自重自爱以答亲恩、以尽孝心，阻碍中国医学通过人体解剖来了解疾病对人体造成的病理改变。在欧洲，基督教在这方面设置的障碍更加严酷。

基督教在创建医院，提倡以仁爱的精神关怀病人、护理病人、无私地为病人服务，主要是祈祷等一些具体做法上，曾对医学有过一定的历史贡献。但是基督教的医学思想起的却是相反的作用。

基督教认为灵魂是不朽的，身体则是产生原罪的堕落的躯壳；疾病引发的痛苦是随原罪而来的对这堕落躯壳的惩罚。因此，上帝的臣民理应虔诚地接受这种惩罚，对待疾病，需要的是忍耐，或者通过祈祷来平息神的愤怒以减轻痛苦，而不是积极地医治。但是每个人的身体都属于上帝，是神圣不可侵犯的，除了上帝，任何人都无权处置自己和他人的身体。基于这样的观念，基督教既反对通过人体解剖来了解人的生理和病理变化，也反对除了祈祷上帝治疗灵魂之外的一切医治肉体的手段。就是根据这一医学思想，罗马教廷禁止人体解剖，并在西班牙医生米凯尔·塞尔维特通过人体解剖即将发现人体血液循环的真理之时，以解剖人体之罪将他送上火刑柱。这致使罗马医生加伦的错误理论一直统治了生理学一千多年。经由成千上万献身于科学的医学家付出高昂代价的研究，使科学生理病理学得以确立，对人体的生理和病理一步一步获得比较正确的认识。

人体大概是世界上最复杂的构造，虽经几千年来的研究和实践，对它的生理结构和病理改变的了解可能还只是冰山一角。就至今的科学认识，相信人体中的确存在有并非由入侵的外来因子，而是因内部的生物化学缺陷造成的先天性疾病。这类先天性疾病，有一些，其原因仍不得而知，但在不同的文化和时代背景下，畸形有被看成是各种各样的神灵按照它们自己的形象创造出来的，也有被认为是母亲在怀孕时受到惊吓的结果，如受兔子惊吓，就生下兔唇的孩子等；最普遍的看法是认为畸形的孩子是对父母的惩罚。自然，也有已经研究证明了的。孕妇喝酒、抽烟、吸毒、遭受创伤或药物中毒可能会影响胎儿的成形，如吸毒者和酒精瘾生下的婴儿往往出现畸形。希腊神话说火神或锻冶之神赫菲斯托斯一生下来就瘸腿，且相貌丑陋，长大后两脚扭曲、步态歪斜，是因为他的生身父母宙斯和赫拉在纵情过度，或是宙斯酗酒之后赫拉受孕的缘故，表明古希腊时代的人也已经明了了孕妇纵情和酗酒对婴儿的影响。

研究也证明，很多先天性疾病是遗传的结果。

不仅人的身材、皮肤、发色、相貌可能遗传，人的智力、个性可能遗传，甚至人的某些味觉、嗅觉也可能遗传，还有疾病也可能遗传。近代社会普遍关注父母混乱的性生活，将梅毒遗传给子女，使孩子因患上先天性梅毒受尽肉体的痛苦和精神的折磨。德国学者爱德华·傅克斯在《欧洲风流史》中写到君主专制时代从王室成员到贵族阶级盛行嫖娼和通奸带来的梅毒，即所谓"玫瑰的刺"时，曾引用 1749 年出版的《撒旦的产地》中的叙述："丈夫把梅毒传染给妻子，妻子传给丈夫甚至孩子，孩子又传给奶妈，奶妈又传给奶妈的孩子。"可见当时的风气及梅毒遗传的普遍性。这种遗传性梅毒，在现代也同样存在，是一个严重的社会问题。历史上最惊心动魄的疾病遗传是英国的维多利亚女王将血友病这一因先天缺乏某种凝血物质而引起的遗传性出血性疾病，通过她的儿女传遍德国、俄国、西班牙等欧洲许多王族，导致其中许多人过早地死亡。

除了遗传，年龄、性别不同对人的发病也有影响，甚至种族的特性也可以成为影响疾病发生的内在因素。由舌蝇传染的"睡眠病"是非洲黑人特有的疾病，德国军医马克斯·陶特第一次世界大战期间在自己身上做了十四次传染实验，在他人身上做了一百五十次传染实验，都未受染。相反，黄热病则是白人的疾病，不会传染黑人。欧洲殖民者来到非洲后，许多都死于这种传染病，以致有学者挖苦说，此病"对殖民主义者尤其不友好。西非之所以被称为'白人的坟墓'，很大程度上要归之于这种黄热病"。

不过，多数的疾病主要还是由气体、食物、生活状态中的种种外在因素引起的，尤其近代工业化以来，情况更是如此。弗里德里希·恩格斯 1842 年 11 月至 1844 年 8 月在对英国工人阶级状况的实际考察中了解到，随着工业革命兴起和城市化的出现，英国工人阶级的生活条件极端恶劣，就首都伦敦来说，"二百五十万人的肺和二十五万个火炉集中在三四平方德里的地面上"，尤其是"工人区里的污浊空气的危害"，致使大量工人甚至居民都患上各种慢性疾病，原因是"伦敦工人区的坏空气，最能助长肺结核的发展"；还有"直接由于工人的住宅很坏、通风不良、潮湿和肮脏而引起的"伤寒等别的疾病。工业城市曼彻斯特，情况也一样。病魔之所以特别眷顾工人，是因为工人的工作最重，收入最低，生活最苦，对疾病的抵抗力自然也就最差。此外，除一般的疾病外，工人还易患他们所专有的"职业病"。早在1700年，意大利医学家贝纳蒂诺·拉马齐尼就在他的被公认是历史上第一部职业医学著作《职业病》中论述了粉尘、金属、刺激性化学物和其他腐蚀性物对人体健康可能造成的危害，并列举矿工、金首饰工、外科医生、画家、锻工、漂洗工、砖石工、摔斗士、农夫、掘墓人、助产士、护士和士兵等五十二种职业和行业的人容易患的疾病，被称为工业医学的创始人。工业革命时代，不仅有因劳动时间过长、光线昏暗、缺乏新鲜空气、环境不卫生等引发的疾病，更有工种的原因造成的特种疾病。恩格斯就列举了许多实例，如劳动和站立时间过长引起驼背、后弯腿、静脉曲张、下肢溃疡、脊椎弯曲、人体畸形；终日吸入纤维屑引起咳嗽、哮喘、肺病、胸部疼痛；穿线、绣花、挑花边引起视力模糊、角膜炎症、黑内障和眼睛失明；经常接触铅或砷或硅土尘埃引起呕吐、便秘、食欲不振、胃病、喉咙溃疡，还会肌肉麻痹和四肢麻痹；有些工种甚至容易使工人的手脚被机器轧成残废。

穷人固然会因劳累和营养缺乏而患病，另一方面，因偏食而缺乏某种营养成分，或者相反，食物过于丰盛也会患病。

因食物过于丰盛而引发的疾病，最典型的是"痛风"。

西方传统称痛风为"病中之王"或"王中之病"，是指它不是一般的人所经常发生的疾病，而是像国王、贵族等大人物，因为大吃大喝，经常饮酒、饮食中蛋白质含量过多造成的，所以它又被称为"贵族病"。欧洲文艺复兴时期，贵族中享乐风气盛行，他们患痛风的也特别多，甚至有些整个家族都患此病。一部历史著作指出，这种疾病的普遍性和严重性"是由于该时期普遍富裕的意大利日常饮食才愈发恶化的"。美第奇家族是最著名的一个意大利资产阶级家族，从1434年至1737年的大部分时间里一直统治着佛罗伦萨和托斯卡纳。美第奇家族早一代的著名人物乔万尼·迪·比奇就患有痛风疾病。他的儿子科西莫·德·美第奇因过度奢华，痛风疾病更加严重。科西莫的儿子皮耶罗·迪·科西莫·德·美第奇小时起就患痛风，几次急性发作，直至去世都没有痊愈，因此得到一个"痛风患者"的外号。他行走不便、久卧病榻，最后竟成为一个瘫子，除了舌头，全身都不能活动。痛风和饮食中蛋白质含量的密切关系有时甚至会表现出群体性。一个有趣的例子是，第一次和第二次世界大战期间，由于食物匮乏，营养质量下降，欧洲痛风的发病率明显降低；而至战后饮食蛋白质含量再度丰富时，其发病率又恢复到战前水平。20世纪60年代日本经济腾飞以后，其国民饮食蛋白质含量显著升高，致使痛风成为日本人的常见病之一。在中国，痛风的人数也逐年增多。

在考察近代工业化以来种种外在因素引发疾病的时候，近几十年来，医学家和社会学家还注意到因空气污染、水污染、土壤污染以及噪音、振动、恶臭等"公害"导致的疾病。典型的如20世纪50年代，日本熊本县水俣市由于当地的窒素（氮）工场排出有机水银，污染了水域，造成鱼类、水鸟的死亡，随后是人的发病——水俣病，患者先是口齿不清、步态不稳，最后高声大叫而死。

外环境不仅影响人肉体的健康，还影响着人的精神健康，严重地影响人的心灵，使人罹患精神方面的疾病。一些心智聪慧、感觉敏锐、富有教养的人，如欧洲浪漫主义诗人和小说家的"厌世情绪"，也就是"忧郁症"，就是一种群体性"世纪病"。

其实，不论哪个时代，都存在类似情况。

由于人是从动物进化过来的，"人来源于动物界这一事实已经决定人永远不能完全摆脱兽性"，它不可避免地会时刻在思想、情感、观念和行为举止上表现出来，而与社会政治、伦理、习俗、法律、宗教观念发生冲突。在个人与社会环境的这种冲突中，心理长期被压抑处于持续的紧张和焦虑状态，人的机体的"自我防御"能力会渐渐减弱以致丧失，使主体变成一个精神分裂症或躁狂抑郁性精神病患者。这就使中世纪制造出一批又一批对宗教狂热亢奋的疯子，19世纪初有大批以悲观厌世情绪为特征的抑郁症患者，20世纪以来，这些心智聪慧、感觉敏锐、富有教养的人，抑郁忧伤的情绪是更为沉重了。同样，在长期封建统治下的旧中国，那些心智聪慧、感觉敏锐、富有教养的青年男女中，因心理遭受压抑得不到发泄而患精神疾病的，真是不知其数，使作为历史学家的郭沫若在1921年写的文章中克制不住而长叹："数千年来以礼教自豪的堂堂中华，实不过是变态性欲者一个庞大的病院！"

看来，认识疾病不能只局限于听诊器、化验室、X光室等，还应扩大到社会、文化的领域，疾病和病人作为文化现象，真是有太多的内涵。说不尽的疾病啊！

白发症：极度愁苦的心灵

　　18世纪法国思想家、启蒙运动的先驱查理·路易·德·孟德斯鸠在他的讽刺文学《波斯人信札》中谈到犹太先知穆罕默德被问及犹太人的饮食习惯时，附带说了一个故事。穆罕默德说他自己有一次用污泥捏成人形，掷在地上，对他喝道："起来!"于是，立刻便有一个人站立起来，声称："我乃雅弗，挪亚之子是也。"穆罕默德又问："你死的时候，头发就这样白吗?"那人答道："不是的。且在你喊醒我的时候，我以为最后审判之日来到，大为惊慌，以致头发顿时变白。"

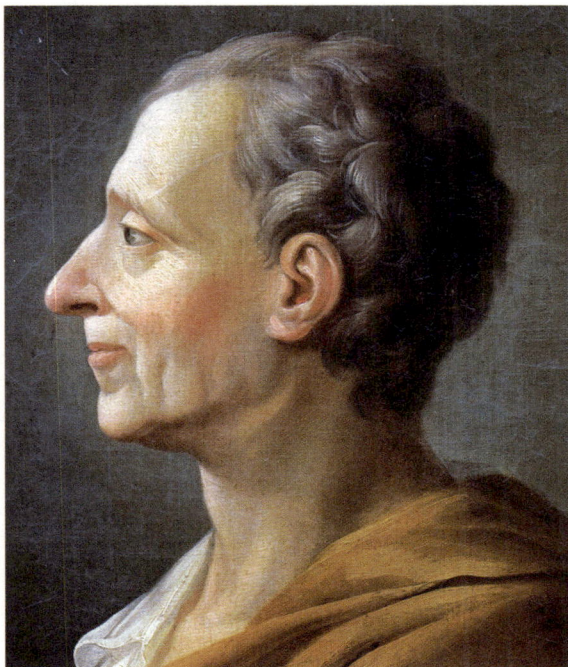

孟德斯鸠像

　　穆罕默德有精神病，常出现幻觉。他所说的这个"奇迹"，纵使他自己相信真的是他亲眼所见，也完全可能属于他的幻象。

这位宗教家说这故事，是意在指出：人类的祖先雅弗是上帝用泥造成的。但附带也说明，由于恐惧、惊慌等原因，有时是会使人"头发顿时变白"的。

人步入老年之后，头发日渐变白为人们所常见，但"顿时变白"怕是未必有人曾亲眼目睹。那么，穆罕默德或孟德斯鸠是凭空虚构出有头发顿时变白的事吗？他们是否可能真的亲眼见过这样的事，因为严肃的历史材料曾有记载头发迅速转白的事例，只是它的转变机理，很久以来未能为医学家所了解。

差不多两百年前，一位叫兰多斯的学者在以德国伟大医学家、细胞病理学创始人鲁道夫·菲尔绍命名的《菲尔绍文献》上感叹说："头发突然变白为病理学和生理学所忽视并一直笼罩在神话的黑暗之中，是一个非常古老的问题。我说'神话的黑暗'是因为自古以来记述下来的报道，更像是一个个神话故事，而不像一件件的科学观察。"

实际上，头发突然变白当然是一种生理变化，而不是神话故事。中国传统上称头发为"三千烦恼丝"，真算得上是合乎科学的说法，因为当一个人处于极度的烦恼、痛苦的悲伤的时候，纵使因其高度的涵养、忍耐和克制而不易被他人觉察，却会在头发上显示出来，例如头发直竖起来，甚至可能迅速变色。1812 年版的一部法语《医学科学辞典》根据当时的科研进展，也把头发突然变白的现象归之于"愤怒的激发，意外不快的消息，习惯性头痛，性欲过分放纵和极度忧虑"等因素。现今的医学研究比较全面充分地查明了，空气浸入头发，是会使头发变白的，这谓之"突变性白发症"；当白斑生于头发时，也会使头发迅速变白，此谓"寻常性白发症"；更多的就是当一个人的心理遭到激烈的冲击，在过度的恐惧、惊吓中，由于神经高度紧张和集中，供血过度，消耗了太多的血液，使血液循环不能正常进行，影响血液对头部的供应、黑色素的制造和头皮黑色素的分泌，最后致使头发在短时期内顿时变白，这种所谓"精神性白发症"，便是因为心灵的极大愁苦而产生的。由此说来，因心灵极大的愁苦而头发顿时变白的人，一定不少，只是大多并非名人，未能被流传下来。但文献毕竟记载下一些重要人物，他们一般都在历史上起过一定的作用。作为一个伟人，他们通常都具有高洁的心灵、伟大的理想、深切的情感，却因种种原因受到重大的打击，陷入极其深重的抑郁、痛苦之中；而无尽的克制使他们的心灵遭受到的创伤尤其严重，所以就更容易头发迅速变白。我国民间一直流传有战国时期伍子胥遁出昭关一夜之间须发尽白的故事，但《史记·伍子胥列传》只写了他逃遁的事因，而没有提到头发顿时变白。英国史上倒有几件这样的事。

托马斯·莫尔爵士（1477—1535）是著名的人文主义者和多产作家，他的著作《乌托邦》受到从人文主义者、历史学家、文学批评家到社会主义理论家的广泛称颂；他任大法官时态度的公正、无私和对穷人的庇护又赢得伦敦人的敬爱。谁能想到他最后竟会落到这样一个结局呢，而且还落在他所敬爱的国王亨利八世的手里！

确实，当亨利八世在17岁接替王位时，身材高大匀称，体格健壮结实，加上那白皙的皮肤、金色的头发，很多人都认为他是历代国王中少有的一个。他还受过全面的教育，拉丁文和法文又说得非常漂亮，而且对学术很感兴趣，对艺术也有鉴赏力。莫尔想象他定是一位合乎自己人文主义理想的君主。因此，在这位新国王加冕纪念日那天，他乐观地致贺词说："这个纪念日是奴隶制的末日，这个纪念日是自由的序幕。"他相信，年轻的亨利八世定然是一位主持正义的国王："凡是告密的人/凡是不久前恶意危害国家的人/如今都将银铛入狱/让他们也尝尝带给别人的苦楚。/看，他为贸易打开了通往四海的大门/如今受压制的商人很少纳税。/从前长期受鄙视的正人君子/在他执政的当天就享有永恒的荣誉。/从前国家的一切职务都操在废物手中/他把一切都还给当之无愧的人们。/……学者们管理国家。/从前法律被践踏——混淆是非/如今他还法律于威严——变化可喜……"

但是，很快他就发现，这个他相信能够"还法律于威严"的人，却是一个极端残暴乖戾践踏法律的人，并且还发生在他自己的身上。

事情是这样开始的。

亨利八世遵从父王临终之命，在登基一个半月后，与西班牙阿拉贡

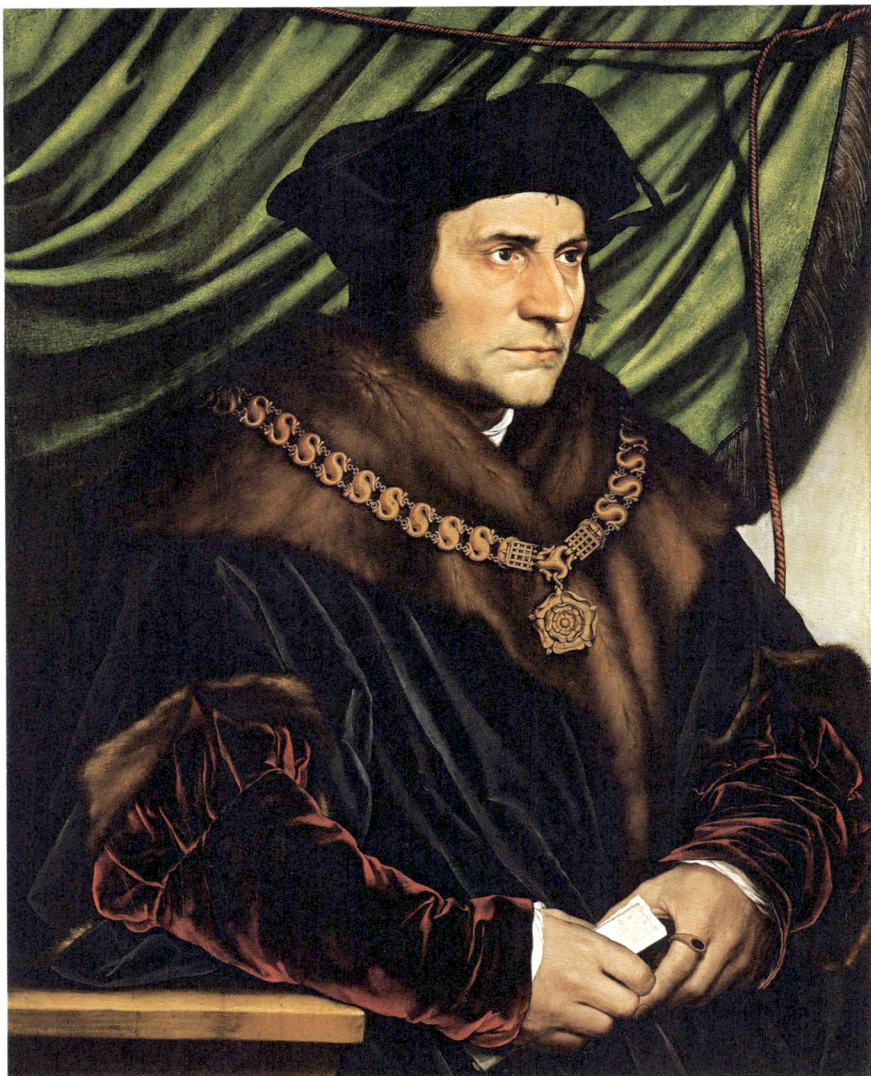

托马斯·莫尔

国王斐迪南二世的女儿、早逝的长兄亚瑟的遗孀凯瑟琳结婚。婚后，因被托马斯·博林爵士的幼女、在法兰西长大的安妮那青春活力和令人倾倒的风度所迷惑，便以凯瑟琳没有儿子、使他没有一个合法的男嗣继承他的王位为由，于 1527 年向罗马教廷提出离婚的申请。可是教皇不同意离婚，请英国教会裁决也未得到受理。直到托马斯·克伦威尔进入国会、成为英国的实际统治者，他的目的才得以达到。

克伦威尔主张英格兰教会与罗马教廷脱离。1534 年，英国国会通过《至尊法案》，确定国王代替教皇成为英国圣公会的首脑，也即全英国的无上首领，提高了王室在教会中的权威。在此以前，亨利八世已与安妮秘密结婚，四个多月后，安妮在威斯敏斯特教堂正式加冕为王后。同年，亨利八世便命令坎特伯雷大主教托马斯·克兰默废除他与凯瑟琳的婚姻；随后又要求全体臣民宣誓，毫无保留地支持他与凯瑟琳婚姻的无效和他与安妮婚姻的有效。克兰默大主教顺从地执行了，但遭到一些人的抵制。大法官托马斯·莫尔和罗彻斯特的主教约翰·费希尔是其中最坚决的两个，他们都不愿违背自己的良心。莫尔因而辞去大法官的职务。但事情并未因此了结，两年后，莫尔遭到了指控，以蓄意侵犯国王特权的叛逆罪，被关进了伦敦塔。

在囚禁中，莫尔估计了当时英国的形势，感到自己的命运定然会以悲剧结束。他做好为宗教和道德信仰而殉难的准备，但对即将到来的死又感到万分恐惧。他在给女儿玛格丽特的信中说，他"忧心忡忡地等待着不幸的来临，因为他深刻地意识到，自己在本质上"比基督徒更

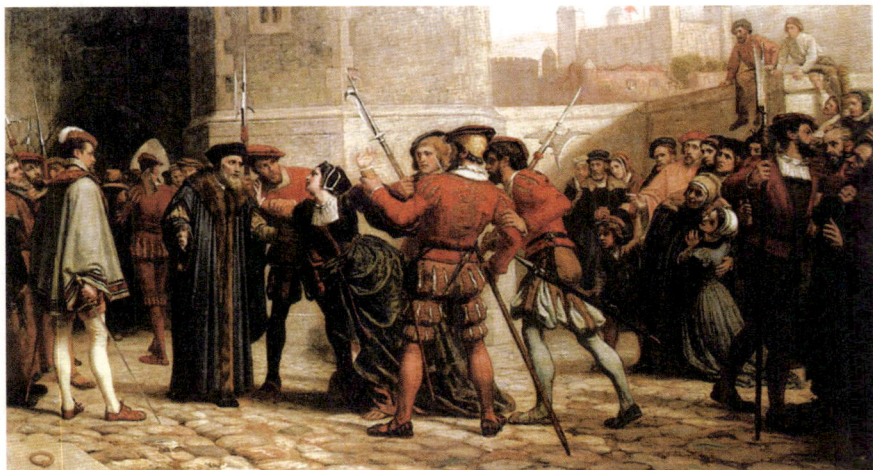

托马斯·莫尔被处决前与女儿的会见

加害怕肉体上的痛苦和死亡"，以致"对死前的折磨恐惧万分"。就在被处死的前夕，据记载，玛格丽特来看望他时，发现父亲一夜之间头发就全白了。1535 年 7 月 6 日，托马斯·莫尔被处决，而且尸体也被分割——一种通常用于叛徒而不是贵族的刑罚。后来，行人们都目睹了他那被陈列在伦敦桥上的须发全白的头颅。

苏格兰女王玛丽·斯图亚特的命运也是一个惊心动魄的例子。

玛丽·斯图亚特（1543—1587）是苏格兰国王詹姆斯五世和他的法国妻子玛丽·德·吉斯唯一的孩子。她从小在法国宫廷中长大，不但美貌绝伦，还培养出优雅的风度和对艺术的喜爱。1558 年，她与法王亨利二世之子法朗西斯结婚，亨利二世于一年后逝世，法朗西斯继位，她就成为法国皇后。1560 年，法朗西斯夭亡，玛丽成了寡妇，于第二年回苏格兰。由于她在少年时起，就与英格兰女王伊丽莎白结下了仇，伊丽莎白对她心怀敌意，一直持续到玛丽生命的最后一刻。

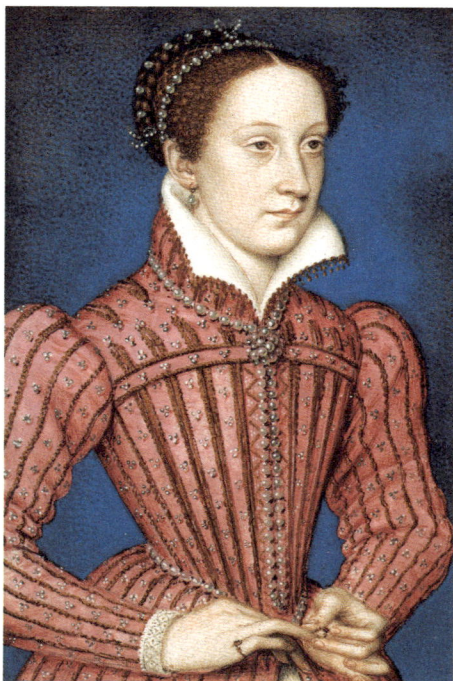
苏格兰的玛丽女王

本来，玛丽作为苏格兰的女王，是英格兰皇位的假定继承人。但是，伊丽莎白不肯承认她这地位。性格倔强的玛丽也不甘屈服，暗中策划英格兰的王位。可是玛丽是一个天主教徒，当时已改信新教基督教的苏格兰人便把她看作一个信奉异教的外国女王，不欢迎她；苏格兰的贵族们又都忙于宗派斗争，只关心自己的采邑，不支持这位国君。虽有博思韦尔伯爵第四因支持玛丽与新教的斗争，颇得玛丽女王的垂青，并任命他为枢密官，后来还与他结婚。可是，苏格兰的贵族不同意这种苟合，起兵打败了博思韦尔伯爵，强迫玛丽退位。无奈中，玛丽逃至伊丽莎白宫中避难，请求宽恕。伊丽莎白考虑，既然苏格兰人不准玛丽回国，若让她去国外，又怕她会为了英格兰的王位而联合法国、西班牙来举兵侵犯英格兰，于是就将她软禁起来。在十八年地点几经转换的幽居生活中，玛丽热烈奔放的生活节奏改变了，她以写诗、绣花、养狗、玩鸟自娱。不过传记作家指出，切不可认为"她的不可遏止而曾经震撼世界的野心已经泯灭，她的尘世的欲念已经断绝"，这位"高昂的女王是从来不曾俯首帖耳地安于命运的"。

玛丽的留驻激起英格兰北方的叛乱。叛乱首领诺森伯兰伯爵第七因信奉天主教，在伊丽莎白宫廷不得提升，对玛丽的被囚深表同情，于是就与一些贵族于1569年共同起事，声称他们的目的就是拥立玛丽、恢复信仰天主教的自由。此后还发生过一些类似的事件，都是天主教徒所策划，目的也是执行教皇的训令，废黜伊丽莎白。所有这些外来势力，都把伊丽莎白看作是玛丽继位的条件。1585年，与女王深深默契的国会通过《女王安全法》，随后便对玛丽进行审判和定罪。1587年2月7日，伊丽莎白签署了死刑执行令。

2月7日星期二，玛丽面对宣读判决执行令，丝毫没有惊恐的表露。对此，她思想上早有准备。在判决之后的三个月的等待中，她深知在死亡前，她的每一个动作、每一句话语，都将被载入史册，她要让人们看到，她，斯图亚特王室的血胤、詹姆斯五世的女儿，是有勇气坚强刚毅地面对艰巨考验的；这还只是开始，随后还有刑场上的考验。她要不论在任何场境下，都保持她平时那种

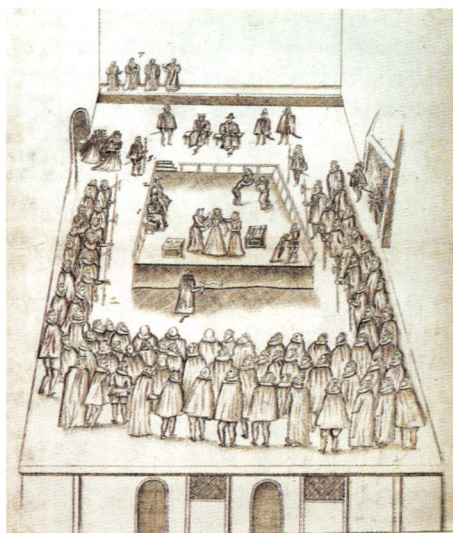

玛丽一世被处决的场面

应有的气度，使她的死也要达到真正的伟大，绝不亵渎她作为王者的高贵和尊严。因而只是平静地说："赞美天主，让你给我带来了这个消息！再没有比这个消息更叫我欣慰的了，因为它表示我的尘世的苦难即将结束，意味着天主的恩典，是他成全了我为了弘扬天主的荣名和他眷爱的罗马天主教而死难。"并且以极其平静的态度，与身边忠诚的仆人共进最后的晚餐，一一嘱咐，分送礼物，又写了几封信，精心准备好明日穿戴的服饰，在午夜过后很久，才上床就寝，希望通过休息，明晨能以一副坚强而无畏的心来迎接死亡。

但是，"玛丽·斯图亚特无法入睡"。德国作家斯蒂芬·茨威格在研究了浩繁的原始资料之后写的《玛丽·斯图亚特传》中这样写道：

> 还在少女的时候，玛丽·斯图亚特就曾为履行君主的职责，亲临刑场，观看处决谋反分子，看到那个人，活生生地被绑着手，按倒在砧板前，双膝下跪；刽子手斧子下来，随着抑闷而低沉的咯吱声，鲜血淋漓的头颅滚到沙地上。这可怖的景象一直没有离开过她的脑际。明日，人们见到她的，也将是这样的可怖情景。现在，不管玛丽·斯图亚特在旁人的面前表现出来的是怎样的镇静，她的深层不可抑制的心理是可以想象的。

第二天，死刑执行完毕，当刽子手按惯例高高举起她的头颅让全场过目时，传记写道："全场观众不禁目瞪口呆，仿佛见到了鬼魅——他们看到的是一个老妪的头颅，一头花白的短发。"她的侍女说，她这头发就是在一夜之间变白的。

还有洛多维科·斯福查（1452—1508）。

斯福查在意大利文艺复兴时期属最大的王公之一。他是自立为米兰大公的弗朗切斯科·斯福查的第二个儿子。由于他在孩提时代就长有一头黑发，而且全身皮肤黝黑，便得了一个"摩尔人"的绰号。斯福查在宫廷中长大，1466年父亲去世，由兄长加莱亚佐·玛里亚继任公爵后，仍继续留在宫廷服务。十年后，玛里亚遭谋杀，他见继位的侄子仅七岁，第一次暴露出他的权力野心，企图从孩子的母亲萨伏依的博纳那里夺取摄政权。阴谋失败后，洛多维科被逐出米兰，但他使用威胁和谄媚，获博纳最后与他和解。1480 年，斯福查先是将博纳的首席大臣和智囊处决，然后迫使博纳

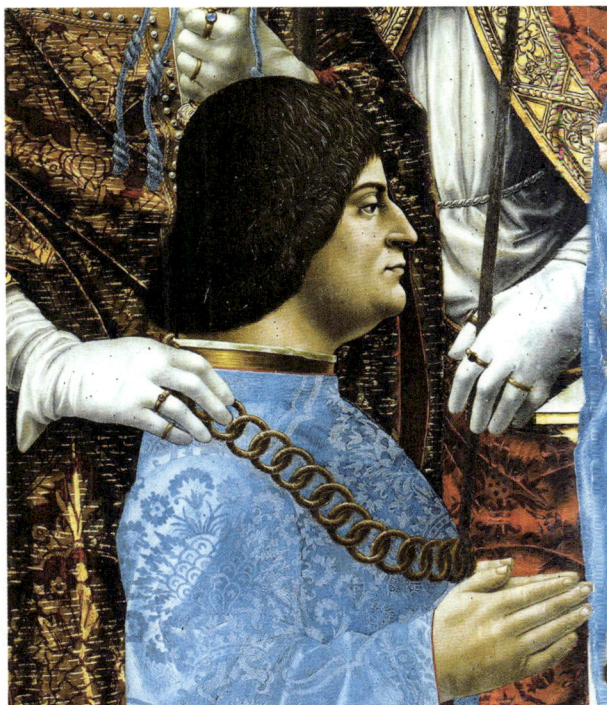

洛多维科·斯福查

离开米兰，最终成了他侄子的摄政人。

说起来，正如一位史学家说的，整个"斯福查家族也或多或少是有学问的人和文学的保护者"，洛多维科对所有像他自己一样靠个人才能取得地位的人都建立联系，他的宫廷是学者、诗人、艺术家、音乐家的聚集之所，列奥纳多·达·芬奇就是其中最著名的一个。他还重视城防的建筑。但他的政治权力欲十分强烈，这导致了他最后的灭亡。

1493—1495 年，德国的马克西米连一世在腓特烈三世死后，不但成为德意志王国的唯一统治者和哈布斯堡王朝的首领，在法国的查理八世入侵意大利时，还与教皇、西班牙、威尼斯、米兰结成神圣同盟，成为神圣罗马帝国皇帝。为保住自己的统治地位，斯福查同时与马克西米连一世和威胁到他的查理八世结成同盟。他甚至用一笔巨额钱款，使马克西米连一世封他为米兰公爵，达到这一位置的合法化。这个时候，斯

福查是何等的狂妄不可一世啊！据说他曾吹牛，说亚历山大教皇是他的宫廷住持，马克西米连皇帝是他的雇佣兵队长，威尼斯是他的管家，法兰西国王是他的仆从，等等。可是好景不长，1498年查理八世去世后，继承王位的路易十二是第一代米兰公爵的后代，他宣称要得到斯福查这个米兰公爵的爵位。因为斯福查在米兰税收盘剥十分苛刻，为米兰百姓所痛恨，于是百姓便都支持路易十二，使路易十二得以迅速征服斯福查的米兰。在米兰处于路易十二统治之下的时候，斯福查先是逃至马克西米连那里避难，事先委任了一个一贯受他恩遇的人守卫宫城，"作为将来回来的保证"。随后，他试图借助德意志和瑞士的雇佣军重占米兰。但是在关键的一个战役中，瑞士的军队拒绝战斗，那个宫廷守卫者也背叛了他。1500年4月，斯福查化装成瑞士人准备逃跑时，被法国人认出而遭俘获，囚禁在土伦的洛什堡。

斯福查绝不是一个安于命运的人。八年的因禁岁月，绝不像他自己口头上说的："在监禁和痛苦中，我的格言是：忍耐是我的武器。"他

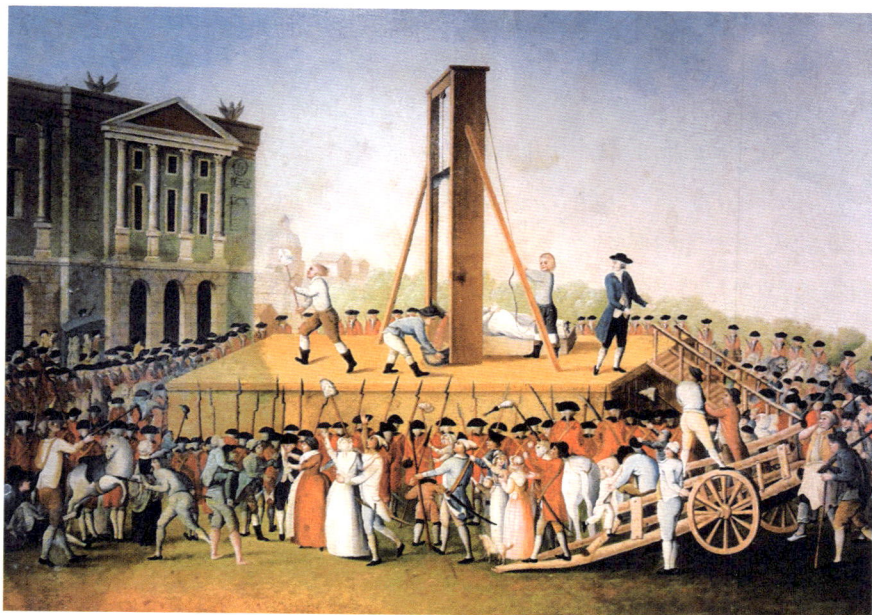

玛丽·安托瓦内特上断头台

10

读的是唯一允许他带来的但丁著作，也曾成功越狱，藏在农家车上的干草里逃走。可是因为不识路径，在附近的森林里迷路了。第二天，追兵的猎狗在荆棘丛中发现了他，将他抓了回来。从此，他似乎整天都只是生活在默想和祈祷中，不时在堡垒的墙壁、地面或天花板上涂几笔画、写几个字。一幅画是戴头盔的罗马军人，大概是他的自画像，虽然不太像。而一行大小不一、不很通顺的古体法文写的黄色的字——"一个心里不快活的人"，大概比较真实地表达了他的心情，因为这八个年头他的确是在极度忧郁之中度过的。据说刚关进堡垒时，一夜之间，他的头发就白了。

在历史上，像托马斯·莫尔、玛丽·斯图亚特、洛多维科·斯福查这种头发突然或迅速变白的事，还可以举出很多很多，原因也各有不同。

与玛丽·斯图亚特相似，神圣罗马帝国皇帝弗兰茨一世的第十一个女儿、法国国王路易十六的王后玛丽·安托瓦内特（1755—1793），在大革命期间丈夫被处决之后她被交付革命法庭审判时，行为处事上都表现得坚强、有主见，但她的内心是可想而知的。在上断头台的前夜，她的头发也突然变白了。

纳瓦拉的亨利（1553—1610），即亨利四世，他于1572年通过联姻而成为纳瓦拉国王后，一直抱有极大的政治野心，即使被禁锢在查理九世和亨利三世的宫廷里，此心仍旧不灭。他一直期待着有坐上王位的一天。"1589年8月2日之夜"，一部法国史写道："当大领主们向垂死的亨利三世发誓承认纳瓦拉的亨利为王时，他已经准备好去做弥撒，以便一举夺得巴黎和政权。"据说他因为等待王位实在太

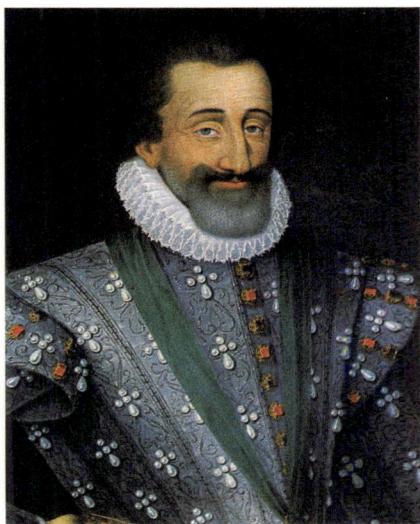

纳瓦拉的亨利

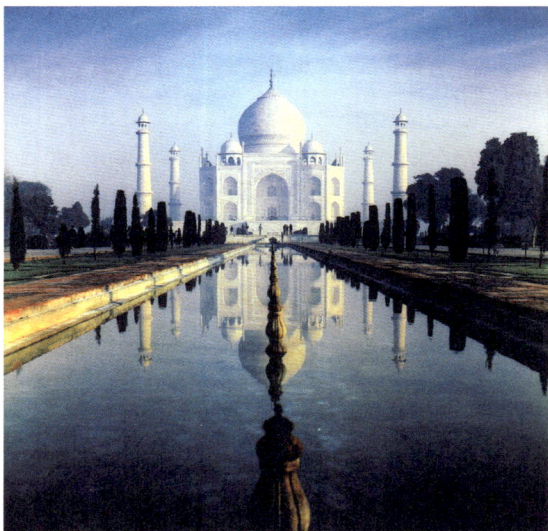

泰姬·马哈尔陵

焦急了，就在这个时刻，一夜里头发胡子都白了。

印度历史上最强盛的王朝之一莫卧儿王朝第五代帝王沙·贾汗（1592—1666）于1612年与父亲一位妻子努尔·贾汗的侄女贝伽姆结婚。但在诸多的妻室中，他最宠爱的是娇艳美丽、才华过人的蒙泰姬·马哈尔，这不但从她最常被称、意思为"宫中首选"的泰姬·马哈尔这个名字上可以看出，而且沙·贾汗还特地于1632年动工，在新德里南的阿格拉郊外为她建起了一座宏伟建筑，人称"爱情纪念碑"。可是泰姬·马哈尔在为他生下第十四个孩子后，于1637年6月7日死在他的怀里。沙·贾汗在极度的痛苦中，两个星期里头发就全白了。

美国的金融投机商詹姆斯·菲斯克不但与人合谋用发行假股票的办法争夺伊利铁路公司的控股权，又与另一个投机商策划垄断黄金市场，酿成美国黄金价格暴跌、证券市场大恐慌的所谓"黑色星期五"。出于对菲斯克的极端痛恨，一位叫E. S. 斯托克斯的青年人，于1872年1月7日，开枪将他击毙，因而犯了杀人罪。当时，报纸上屡屡刊登的标题是斯托克斯在狱中头发突然变白。

还有维罗纳的瓜里诺（1370/1374—1460），是文艺复兴时期西欧钻研希腊学的先驱之一，曾由于译了古希腊地理学家斯特拉博的作品从教皇尼古拉五世那里得到五百个金币；他还是意大利最著名的两个书籍收藏家之一，为不少拉丁文作家编辑出新的版本。一次，他费尽千辛万苦，从君士坦丁堡收集到一份极有价值、不可替代的希腊文书稿，可是竟遗失了。这使他悲伤万分，据说他一下子头发就白了。

英国将军查尔斯·乔治·戈登（1833—1885）1873 年被英国政府任命为驻殖民地苏丹的总督。后因健康原因辞职返回英国。1881 年，后来成为伊斯兰教国家缔造者的穆罕默德·阿赫美德·伊本·阿卜杜拉公以"马赫迪"的名号，宣称要推翻所有玷污伊斯兰教义的势力。英国政府再度任命他为苏丹总督。戈登于 2 月 18 日到达苏丹首都喀土穆。3 月 13 日，马赫迪开始围城喀土穆，戈登少将在指挥部队顽强奋战的几天里，人们发现他的头发顿时就白了。1885 年 1 月 26 日，马赫迪粉碎了驻军的抵抗，占领了喀土穆，并将戈登击毙。

历史事件是真实的，但在记载有关某人头发顿时转白这点上，也可能带有夸张的成分。据研究，所谓因心理因素而头发"突然"转白，大多发生在三个星期里，只是由于旁人和这人自己原来没有注意，以致在被发现时，觉得好像都是在一夜之间变白的。不过无论如何，这与人体衰老而须发渐渐转白的情形并不是一回事。

斑疹伤寒：战争的附庸

　　拿破仑·波拿巴（1769—1821）可能是历史学家研究得最多的一个人物了。这个出身于破落贵族家庭的小人物，1791 年还只是一个小小的中尉军官，过了十多年之后，从推翻督政府到签订《提尔西特和约》，他就几乎已经控制了俄国以西的全部欧洲大陆，他的声誉也不断上升到连裘力斯·恺撒和亚历山大大帝都会自叹不如的地步。这怎么不让他越来越以自我为中心、越来越狂妄无度呢？整个欧洲大陆，就只剩下一个俄国了，何况这个农业国，不但不肯用它多余的粮食来交换英国的制成品，招致他们大陆体系发生严重的经济危机，还竟敢对来自巴黎的抗议不予理睬或者故意回避。拿破仑下定决心，绝不能再容忍俄国的这种态度了。于是，他征集了一支六十万人的军队，于 1812 年春出发去惩罚沙皇。他是不可一世的，谁也不放在眼里，相信没有谁能跟他相抵抗。但他绝对想不到，他这次富有历史意义的远征计划，竟被一些——一百多年后才知道——小小的体虱所破坏，使他的士兵死去多半，战事惨遭失败。

　　拿破仑先是陈兵波兰，想威吓一下沙皇，6 月，他的军队渡过了涅曼河，24 日越过俄国边境。到了 7 月、8 月，士兵驻扎在郊外已被破坏的乡村里，由于离供应越来越远，食物不足又不合他们的习惯，有些人便开始腹泻和发痢疾。而最最麻烦的是，在攻陷斯摩棱斯克之后，发现了第一例斑疹伤寒病人。接着，患这种疾病的士兵越来越多。在 9 月，波罗金诺战役后一个月，法军于中旬进入了莫斯科。似乎形势极好，但

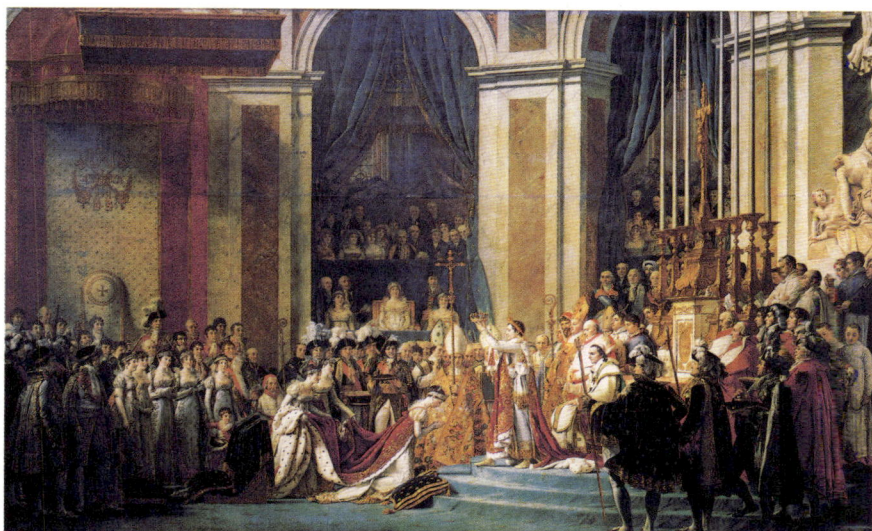

拿破仑加冕

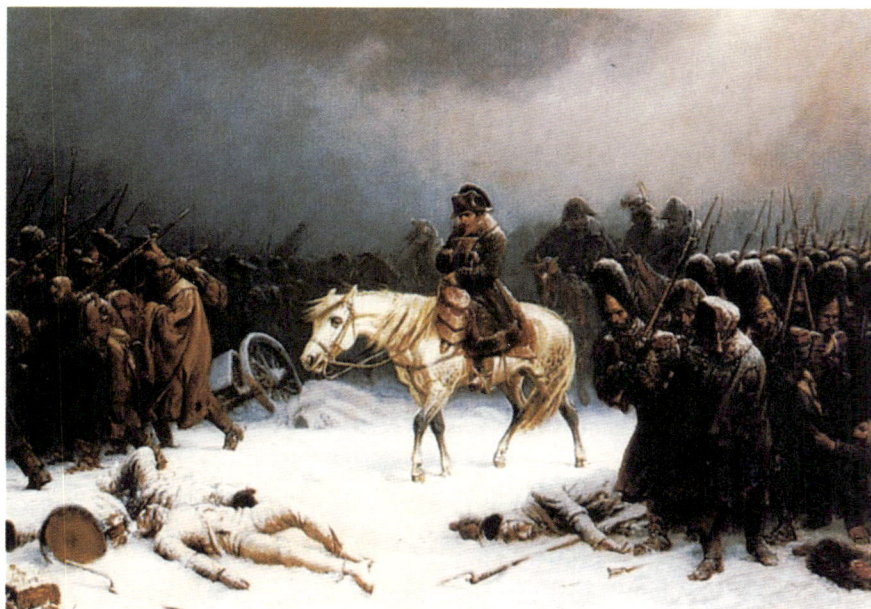

名画描绘拿破仑被迫从俄罗斯撤军

在抵达的第二天，莫斯科城防司令下令点起大火烧毁全城，使法军所占领的不过是一座空城；加上一个星期之后，法军军队里斑疹伤寒大流行。在严冬和饥饿中，还受到了这种疾病的袭击，简直是糟透了，等拿破仑决定离城回国时，已经有成千上万的人病倒。这些士兵因为病得无力行动，在部队退却时被遗弃在那里。骚扰、追赶法军的俄国军队同样也流行斑疹伤寒，在整个战役中，大概有六万俄国人屈死。但法军损失更为惨重，仅仅在立陶宛的维尔纽斯，就有三万被遗弃在那里的士兵死亡。拿破仑所率领的六十万军队最终只有极少数到达华沙，斑疹伤寒是一个主要原因。在拿破仑军队服务的荷兰军医约瑟夫斯·罗曼诺斯·冯·柯克霍夫曾详细描述过这些士兵染病的情况，并指出，如果拿破仑满足于占领波兰，并认识到改善士兵的卫生状况的重要性，那么，这场战役他也就不至于会失败，历史的进程可能也就不会是今日这个模样。在每次战役中都跟随着拿破仑的军医多米尼克-让·拉雷也描述过拿破仑军队因斑疹伤寒而遭受的伤害，不止一次说过与柯克霍夫类似的话。

斑疹伤寒是一种急性传染病。发病时，患者持续高热、头痛、眩晕、畏寒、恶心，身体高度疲乏，有严重毒血症，病死率可达40%—50%。此病的流行自古就有过，从经验得知，凡是卫生状况恶劣、通风设备闭塞、生活贫穷、没有条件经常沐浴更衣的人，都很容易染上此病；贫民聚居的场所，或者在战争岁月里，就常常流行这种传染病。因此，麦克米伦公司出版的一本《医学史百科辞典》说："1812年的斑疹伤寒是战争的附属物。"事实上，岂止拿破仑战争的1812年，综观人类整个战争的历史和医学的历史，简直可以说，每一次战争，斑疹伤寒几乎都是它的附属物。

古希腊两个主要城邦雅典和斯巴达之间发生在公元前431年至公元前404年的"伯罗奔尼撒战争"，被认为是古代希腊史上的一次大战役，在整个人类历史上也算得上是一次大战。几乎所有希腊国家都参与到这次战争中去了，不是帮助这边，便是帮助那边，所以战斗是极为残酷的，双方的伤亡也极其惨重。

当雅典的海军将伯罗奔尼撒半岛沿岸城市夷为平地时，斯巴达的陆军也入侵雅典城镇，他们夺取作物、毁坏耕地。面对此种战况，雅典首领伯里克利便下令将雅典乡镇地区的居民遣入雅典城内，并禁止自己的部队出战，告诉雅典人：必须忍住气，以等待他们的海军去赢取胜利。

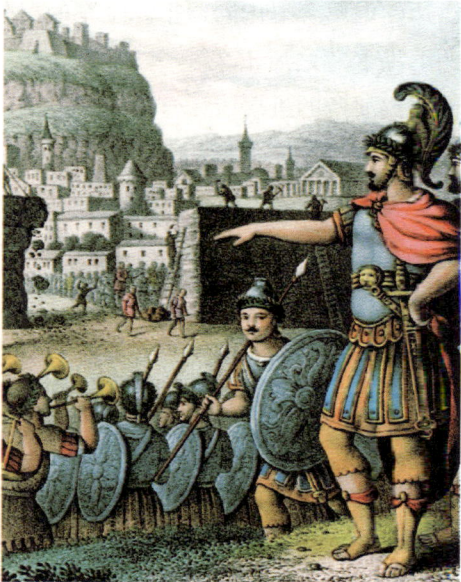

伯罗奔尼撒战争中的场景

"伯里克利的计划在战略上来说是正确的"，美国作家威尔·杜兰在他的巨著《世界文明史》中写道，"但是他忽略了一项几乎决定这场冲突胜负的重要因素。雅典城内人口的过分麇集导致了一场瘟疫蔓延了将近三年，死去四分之一的军队及大量的老百姓。雅典人民陷入了传染病与战争的双重煎逼之中，痛苦不堪……"（幼狮文化公司译）因为战争影响到整个城邦的财力和国计民生，而由战争引起的社会混乱和百姓贫困，又为病菌的侵入提供了有利条件，特别是军队，本来就是病菌的温床。因此，战争为瘟疫创造了条件，瘟疫又影响了战争的成败，使古希腊最伟大的历史学家修昔底德在他的名著《伯罗奔尼撒战争史》中说：在战争开始后的第二年夏初，右斯

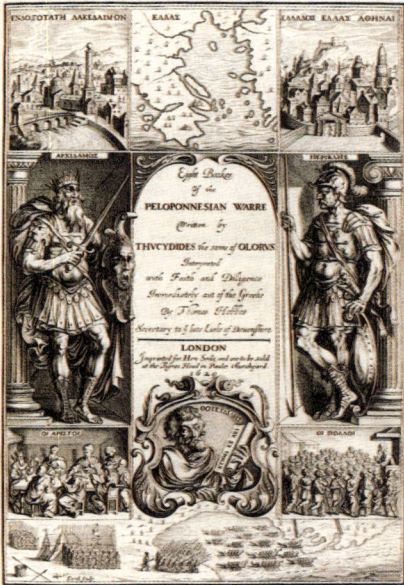

修昔底德的《伯罗奔尼撒战争史》

巴达的伯罗奔尼撒同盟军以全军的三分之二第二次入侵希腊中东部濒海的阿提卡"之后不久",一场大"瘟疫就首先在雅典人中间发生了",影响到战争的进展。

希腊最伟大的历史学家修昔底德（Thucydides，约前460以前—前404以后）写道，这种瘟疫以前曾在毗邻的利姆诺斯岛附近许多地区和其他一些地方流行过；后来一度平息了下来，流行到了别处。但在雅典的这次流行是"最严重"的。他说，当时这病在雅典好像是突然出现的，首先得病的是希腊最大的港口比雷埃夫斯的居民。最初，他们以为是伯罗奔尼撒人在他们的蓄水池中施放了毒药，可是不久，此病在上城也出现了，而且死亡的人数激增，因而相信是一场瘟疫。修昔底德详细描述了此病的主要症状：

> 健康状况良好的人都是突然地头部发高烧；眼睛变红，发炎；口腔内喉咙或舌头往外渗血；呼吸不自然，不舒服。在这些症状出现后，便是打喷嚏，嗓子嘶哑；接着就是胸部疼痛，剧烈地咳嗽；之后，腹部疼痛，呕吐出医生都有定名的各种胆汁，整个发病过程都是很痛苦的。大多数的患者接下去便是干呕，产生强烈的痉挛；有些人抽筋很快就停止了，有些人则持续很久。皮肤表面的热度不是很高，从外表上看，也没有出现苍白色，皮肤呈红色、青黑色，突然出现小脓包和溃疡。但是身体内部高热难耐，以致患者连身着最薄的亚麻布都难以忍受，所以他们就脱掉全部衣服。他们最喜欢纵身跳入冷水中。事实上，一些没人照顾的病人就是这样做的，他们跳进鱼水池中，以消除他们不可抑制的干渴。但无论他们喝多少水，症状都是一样的。另外，长时间的失眠和焦躁不安也一直困扰着他们。当这种疾病达到最严重的程度时，病人的身体非但没有衰弱，反而有惊人的力量，能够抵御一切痛苦。因此，大多数病人都是在第七天或第八天由于内部的高热而死亡，这时他们尚有些气力。但是如果患者度过这个时期，病痛便进入肠道，出

现严重的溃烂，并且伴有严重的腹泻，由此使病人气力衰竭，通常都是这样死去了。因为这种疾病从头部发起，进而传遍身体各部位，一个人纵使幸免于死，其四肢也都留下它的痕迹。这种疾病蔓延至生殖器、手指和脚趾，许多人丧失了这些器官的功能，一些人还丧失了视力。还有一些人，在他们开始康复的时候，完全丧失了记忆力，他们不知道自己，也不认识他们的朋友了。（徐岩松等译）

两千多年前的修昔底德由于知识的局限，只描述了这场瘟疫的现象和征候，说不清它到底属于什么病。19世纪著名英国史学家、12卷《希腊史》巨著的作者乔治·格罗特以他那时的医学知识，把这病叫作"发疹伤寒"，实际指的就是"斑疹伤寒"。美国堪萨斯大学的医学史教授拉尔夫·H.梅杰在20世纪50年代、坦普尔大学的历史学教授、医学史家罗德里克·E.麦格鲁随后在70年代，都肯定此病就是流行性斑疹伤寒。另有可靠记载，说在这场伯罗奔尼撒同盟军入侵雅典的战争中，由于流行性斑疹伤寒的袭击，"三年内损失了三分之一的优良部队以及大量人民"，对战争的胜败产生了极大的影响。

13世纪初，穆罕默德一世在西班牙的安达卢西亚地区建立了穆斯林王朝，为格林纳达的繁荣昌盛打下了基础。但以后的历代国王，因为一次次的宫廷斗争和派别之争，使自己的力量受到了削弱。后来，由于拒绝向基督教的卡斯蒂利亚王国纳税，与卡斯蒂利亚结下了冤。1407年，卡斯蒂利亚开始征服这个奈斯尔王朝，战争先后断断续续地进行了九十多年。格林纳达在1489年—1490年被围困。在这个极端艰难的年月里，斑疹伤寒暴发，而且大大流行。据记载，在这一战役中，格林纳达方面死于军事行动的仅3000人，而死于这场流行病的西班牙士兵却多达17000人。没有办法，到了1492年1月2日，格林纳达的最后一代国王穆罕默德十一世终于献出了最后一个阵地，使奈斯尔王朝的历史以基督教征服格林纳达而告结束。

还有，如奥地利哈布斯堡王朝与德意志诸侯为争取欧洲均势五十年

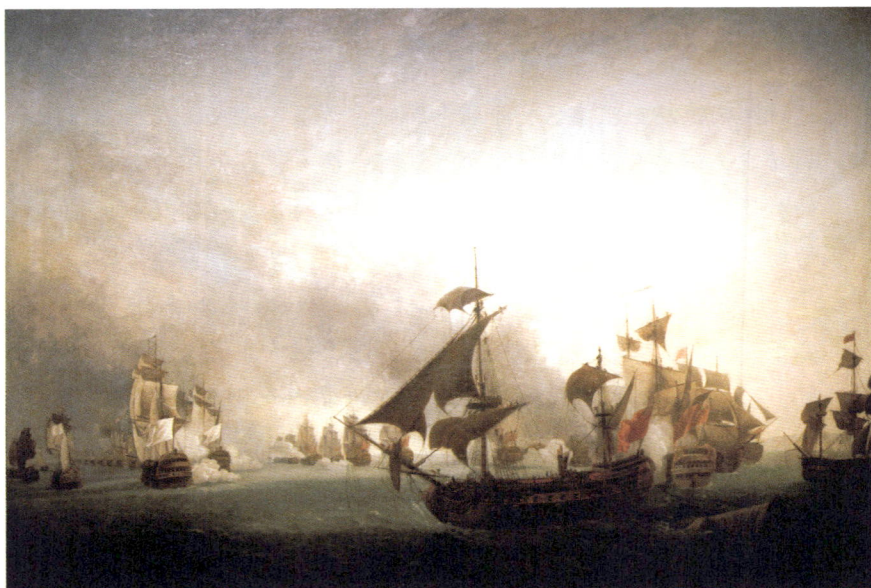

艺术家笔下的格林纳达之战

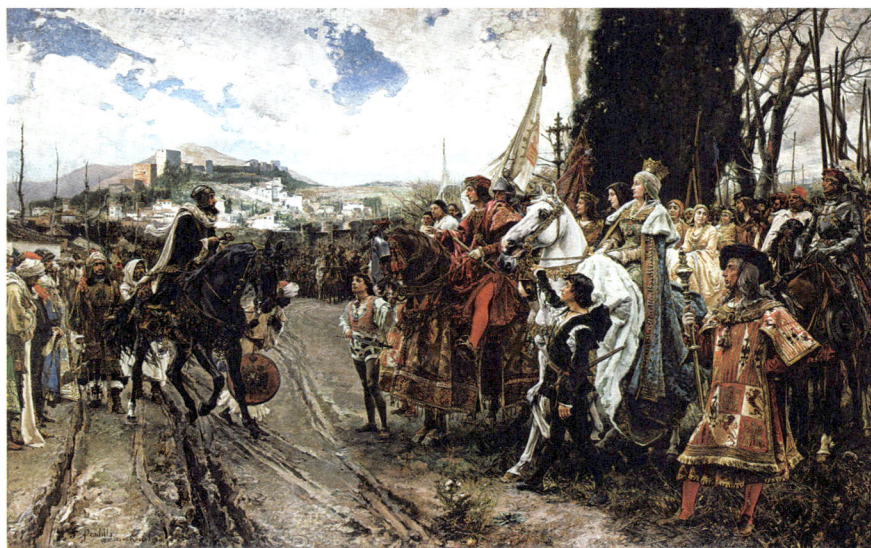

名画《格林纳达的陷落》

中 1618—1648 的三十年战争，16 世纪 60 年代到 17 世纪 20 年代法国迫害胡格诺派的战争，英国国会派与王党之间在不列颠群岛进行的内战等等，每一次，流行性斑疹伤寒都跟随战争而暴发，这类例子还可以举出很多。

一直以来，士兵、军官和贫民窟里的人，当然，医生也是如此，都是一谈到斑疹伤寒就胆战心惊，却不知道这种流行病的发病机理。甚至到了 20 世纪，医生们仍然只能眼睁睁地看着第一次世界大战中整营整营的士兵和战俘死于斑疹伤寒而束手无策。

第一次世界大战一开始，塞尔维亚就暴发了猛烈的斑疹伤寒流行病。1914 年 11 月，每天都有 2500 例斑疹伤寒的新病人被收进部队的医院，是居民发病率的三倍。不到六个月，150000 人死亡，包括 3000 名奥地利战俘。这还仅仅是开始时的情况。在东欧，许多贮水池都被斑疹伤寒病菌污染了。因此毫不奇怪 1914 年、1915 年，在俄国就出现了十几万的斑疹伤寒病例；到了 1916 年，这数字就猛增到了 154000，直接影响到军事战线的崩溃；之后，随着 1917 年俄国的革命和随后的国内战争，此病更有多次的暴发。一个公认的数字是：苏俄从 1917 年到 1921 年之间，斑疹伤寒患者达 2500 万，其中有 250 万或 300 万死亡。这次流行病的暴发之所以特别让人注意，不仅因为它是历史上最严重的一次斑疹伤寒流行，还因为它出现的地点是经济比较不发达的东方，出现的时间是俄国历史上最多事、最具暴烈和破坏性的时期，这就再一次有力地证明了斑疹伤寒是战争和贫穷的附庸。

战争是可诅咒的，因为它总是为维护统治者的利益而将穷苦的士兵驱赶到前线去牺牲。伴随着战争而出现的斑疹伤寒的流行中，死的绝大多数也是这些可怜的士兵。那么多无辜者的生命被剥夺，使以人道主义为宗旨的医生和其他科学家感到自己不能对此坐视无动于衷。为了揭示流行性斑疹伤寒的实质，他们投入了工作，带着勇气甚至自我牺牲精神。俄国医生奥西普·奥西波维奇·莫楚科夫斯基、格利戈里·尼古拉耶维奇·明赫和微生物学家伊里亚·密契尼可夫先后在 19 世纪 70 年代、80 年代和 90 年代，德国的奥托·奥勃迈耶博士在 80 年代，波兰女医师戈琳娜·斯帕尔洛娃、英国医师阿图尔·贝科特、德国医生亨利希·维尔纳在 20 世纪 20 年代，英国医生 R. R. 斯宾塞在 30 年代，等等，不仅以实验动物，还将斑疹伤寒的病原微生物注入自己体内，做一次次濒临生死边缘的自体实验，莫楚科夫斯基和贝科特就为此付出了自己宝贵的生命。在研究的最后阶段，主要是立克次和尼科尔等几个人，在这些人的研究基础上，揭开了斑疹伤寒为什么会在生活贫困、卫生条件恶劣的人群中容易传播，特别在战争岁月里最易于流行，成为战争的附庸的奥秘所在。

霍华德·泰勒·立克次（Howard Taylor Ricketts，1871—1910）是美国芝加哥的一位病理学家，他先是于 1906 年通过一只壁虱的叮咬，将一种症状与斑疹伤寒非常相似的传染病——落基山斑疹热，传染给几只实验豚鼠，证明此病是可以通过某种昆虫的叮咬传给健康动物的。两年之后，他在受染动物的血液以及蜱和蜱的卵中，也找到了这种疾病的病原微生物。1909 年，立克次和他的助手罗素·王尔德到墨西哥城研究斑疹伤寒，又在病人和受染豚鼠与猴子的血液中以及体虱的体内找到这种同类病原微生物，证明这就是此病得以传播的根源。1913 年，生于波希米亚、六年前开始担任汉堡热带病研究所动物室主任的斯坦尼斯拉夫斯·封·普洛瓦泽克去塞尔维亚的贝尔格莱德和康斯坦丁诺波尔研究斑疹伤寒，在来自病人身上的体虱的血液中，也发现这一种病原微生物。这样，传播疾病的目标找到了，制止斑疹伤寒的流行也就有了可能。可惜，立克次和普洛瓦泽克两人都由于与斑疹伤寒病人的频繁接触，自己也传染上了斑疹

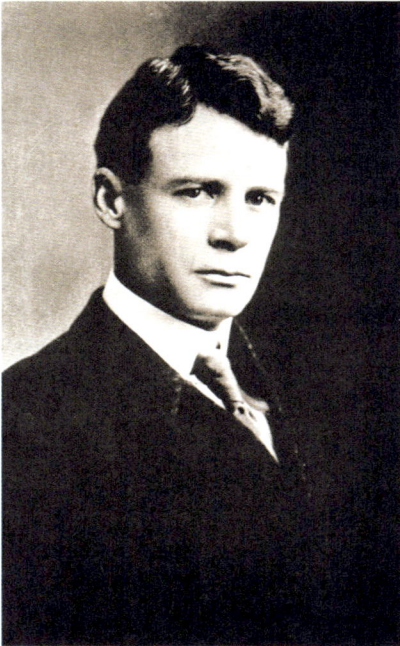

美国病理学家霍华德·立克次

伤寒，先后于1910年和1915年死于此病。为了使人们永远不要忘记在研究斑疹伤寒中医生和科学家们所做出的牺牲，斑疹伤寒的病原体被命名为"立克次氏体"，以表纪念。立克次氏体的"目"分三科，出于同样的尊重心理，将其中最大的一科中的一种立克次氏体，以普洛瓦泽克的名字命名，叫"普氏立克次体"。

夏尔-于勒-昂利·尼科尔（Charles-Jules-Henri-Nicolle，1866—1936）是法国诺曼底首府鲁昂的一位开业医生的儿子，于鲁昂受的医学教育。他先是在母校教过一段时间的书，后来进了巴黎巴斯德研究所，在著名的俄国微生物学家伊里亚·密尼科夫和法国细菌学家彼埃尔-保罗-埃米尔·鲁指导下从事研究。1902年，尼科尔被任命为北非突尼斯的巴斯德研究所所长，在那里，他坚持工作了三十四年，直到去世。尼科尔的工作非常出色，一个时期，这个研究所竟可以与巴黎的巴斯德研究所相媲美，吸引了欧美各国的相关科学家。

尼科尔的兴趣是很广泛的，普通细菌学、免疫学、传染病病原学都

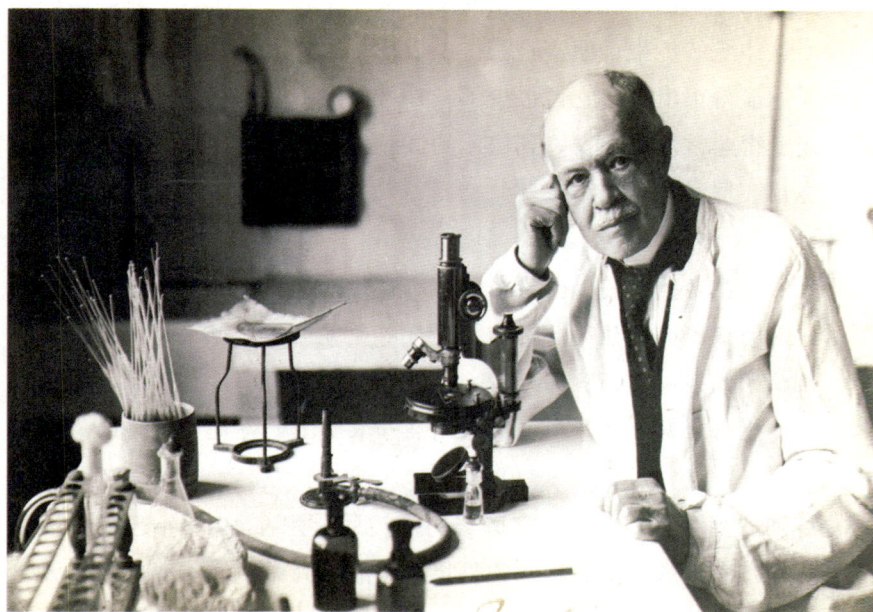

夏尔·尼科尔

是他所注视的研究范围，他特别集中研究地中海南部海岸所固有的传染病，在牛瘟、布鲁斯氏杆菌病、麻疹、白喉、结核病等方面都做出过重要的贡献。

斑疹伤寒是尼科尔研究的中心。尼科尔不止一次在许多地方观察过现代斑疹伤寒的猖獗状况，他发现："斑疹伤寒在北部非洲是居住拥挤和生活贫困的结果；它总是在最贫困和卫生条件最少受到重视的民众中间猖獗横行；整洁的寓所或训练有素的医院病房不会传染。"因此，尼科尔怀疑，昆虫很可能是此病的传播媒介。但是什么昆虫呢？他又想，既然流行性斑疹伤寒一般都发生在春天的季节，那么像蚊子、扁虱、苍蝇等夏天繁殖的昆虫就可以被排除在外，而"只有虱子、跳蚤和臭虫这类寓所、衣服和人的身体上的昆虫才应受到怀疑"。

科学是可以重现、可以复核的，只有实验才能证明自己的设想是否是真理、是否合乎事实。尼科尔和他的同事一起，先是给一只黑猩猩接种斑疹伤寒，通过这只黑猩猩将疾病传给一只帽猴，证明了此病的传染性；然后尼科尔让体虱在这只帽猴身上吸过血后，又使另一只健康的猴子接受这体虱的传染，使实验获得了成功。到了第三十天，这只本来健康的动物显得很沮丧，吃得也少了，并且显出不能自制的样子。它发了热，还变得非常烦躁不安。到快死的最后两天，猴子的嘴唇发紫，十分引人注目。尼科尔得出结论：

> 这些实验表明，受染帽猴的斑疹伤寒是可能经由体虱传染给别的猴子的。值得注意的是，可以通过这个发现推测出人患此病的病因以及预防的方法。预防斑疹伤寒的手段应该以扑灭主要生活在病人身体、亚麻布制品和衣服上的寄生虫为目的。

特别需要提到，为了研究斑疹伤寒，尼科尔在 1916 年还曾抽取重症斑疹伤寒病人的少量血液，先是将这血液凝固做成血清，然后注入自己的体内，以验证这血液的传染性，表现出他的英勇无畏的精神。尼科尔的工作，为防止斑疹伤寒的发生和流行指明了方向，为此，1928 年获诺贝尔生理学或医学奖。

如今，人们已经知道，斑疹伤寒是由立克次氏体这一微生物通过体虱传染的。生物学家研究了体虱的习性后，了解到体虱习惯吸人的血，在夜晚人们钻进被窝开始入睡、对它来说温度最适宜之时，便活跃起来、积极行动；它在吸过斑疹伤寒病人的血液之后，再吸健康人的血液时，就将带有病人病原体的粪便排泄在健康人的皮肤上，此时，健康人皮肤如因抓痒造成轻微的划破，立克次氏体便能经抓痕处进入他的体内，传染给他；有时，人无意间将体虱压碎，体虱体内的病原体也会通过抓痕处使健康人受染。卫生条件差的居所，特别在春天，人体容易滋生体虱，正是促使斑疹伤寒病原体从人—体虱—人达到传播的最好时机，因此此病常常发生和流行。但同时人们也知道，如果能做到勤沐浴、勤更衣、勤洗毛发，管理好传染源，切断传播途径，使体虱不得生存，那么，斑疹伤寒就难以传播。但是贫民窟中的家庭，战争的岁月，能有这样的优越条件吗？

自从尼科尔把体虱鉴定为斑疹伤寒的虫媒以来，那句"没有体虱就没有斑疹伤寒"的口号便已成为公共卫生努力的方向。但是正如美国细菌学和免疫学家汉斯·秦瑟（1878—1940）所警告的：斑疹伤寒一直是藏匿人们心中的威胁，只要战争、饥荒或其他灾难破坏了公共卫生的防线，那么斑疹伤寒的流行可随时发生。

产褥热：真理和天才的毁灭

　　跨越多瑙河、建于 1137 年的维也纳是一个非常幽美的城市，到处都可以看到哥特式、巴洛克式和文艺复兴式等各种不同风格的历史建筑：圣斯蒂芬大教堂、圣彼得大教堂、哈布斯堡王宫、议会大厦、维也纳歌剧院、国家剧院、音乐厅，还有环城马路两旁的公园、花园、尖塔、壁柱、拱廊和雕塑，行走其间，在远近飘来的音乐声中，使人觉得无比的舒适、宁静与和谐，获得美好的感官享受。但在 19 世纪 40 年代，维也纳作为奥匈帝国的首都，丝毫不能让人感到有什么活力，没有一点新鲜的气息，让人觉得这里的生活始终都是凝固的、无变化的。

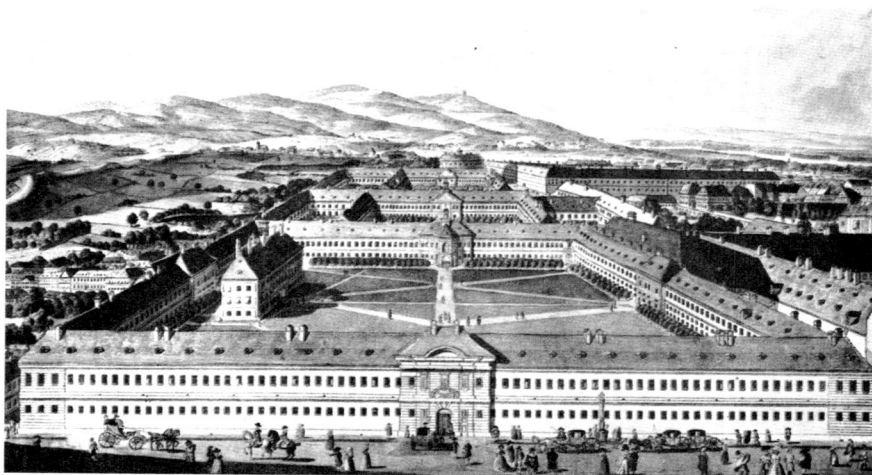

维也纳综合医院，1784 年

维也纳大学在德语国家中是一所历史仅次于布拉格大学的学府，它的医学院、法学院和神学院在欧洲十分著名。但实际上是一个异常保守的学校，没有植物园，没有化学实验室，甚至很少聘任教授，仅有的几个也无一不是平庸之辈。这里的医学院基本不讲授解剖学，也不设置临床实习课，从 1365 年大学创始以来，对医学的发展没有起过任何积极的作用。虽然由奥地利女大公玛丽娅·特蕾西亚的私人医生、荷兰人各哈特·范·斯维滕（1700—1772）主持，曾对学校进行过一次"改革"，建起了植物园、化学实验室和解剖研究所，但是学校的制度，全盘搬用荷兰莱顿大学的一套，一切都在政府的直接控制之下：教授不是由教授会聘任，而是经斯维滕提名由女大公本人聘任，他们的薪水也由政府支付，连系主任和院长的任命都得经政府批准，行医的执照同样也由政府授予。这样一来，反而把学校原来的悲惨地位更推前了一步。当时，医学院的院长是斯维滕在荷兰时的老同事安东·德·海恩，附属于医学院的医院共两个病房，一个男病房，一个女病房，每个病房六张床位，一切也都沿用莱顿大学古旧的体制和制度。从此以后，百十年来都极少有什么变化。到了 19 世纪 40 年代，大学附属维也纳医院的产科医院，仍大大落后于欧洲的同类医院，它的直接后果之一就是造成进医院的产妇大量死于产褥热。

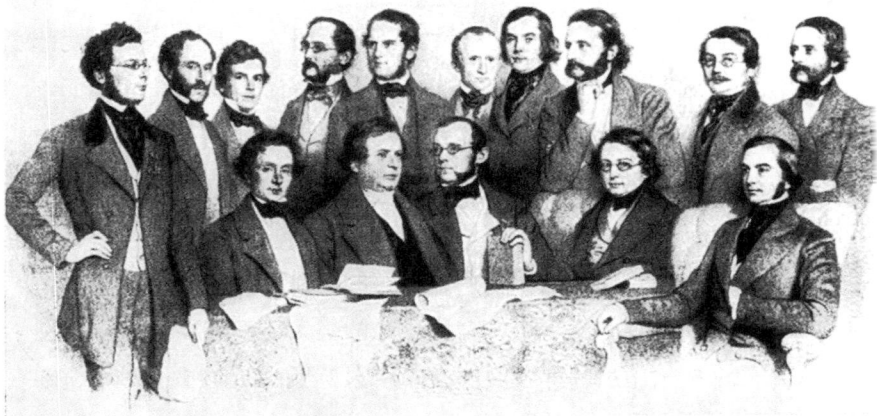

维也纳综合医院的教授们

产褥热这种女性在分娩或流产后因生殖器官受染而发生的病症，是一种与生殖同时出现的古老疾病，在西方"医学之父"希波克拉底（Hippocratic，约前460—前377）的著作中就曾经被提到过。两千多年来，此病一直被认为是无法防治的，因而也就认为只好听凭它传播。如17、18世纪，在欧洲的一些大城市，像巴黎（1660）、莱比锡（1665）、伦敦（1750、1761）、爱丁堡（1772）、柏林（1778），都曾有大规模的流行。甚至到了19世纪早期，在欧洲大多数的大医院中，产褥热造成产妇的死亡率仍高达5%—20%；在一次持续数个月的暴发中，小型医院有70%—100%的产科病人死于产褥热。

实际上，在古希腊时代，人们从经验中就已懂得病人与医生肢体接触时整洁的重要性。近代不少医生同样也注意到了这一点。18世纪英国曼彻斯特的医师查尔斯·怀特（Charles White）相信，产褥热发生是由于"受感染的物质"被带进受伤的子宫组织而引起的，因此他非常强调子宫的洁净。怀特设计过一种床，便于病人在休息时可以从某一个特定的角度来冲洗子宫；他还设计过一种椅子，可以方便消毒液自由流动来冲洗子宫，以清除子宫内和周围所有的"肮脏物质"。怀特最重要的思想是注意整洁、隔离受染病人和流通室内空气。他在1773年出版了一本书，详细描述了他的这种想法和实施方法、实施技术，此书1774年出了德文版，1793年又在美国出版。爱尔兰的罗伯特·科林斯（Robert Collins）在1829年流行性产褥热暴发时，在都柏林产科医院采用了整洁的方案，取得了良好的效果。科林斯让全院每个房间都四十八小时放置浓缩氯气，并用石灰水涂抹地板和木制家具四十八小时，再用新鲜石灰来洗刷。另外，他还要求对毛毯、绒被和亚麻制品都进行烘煮和洗涤，温度需达到华氏120—130度。此外，对病人住的房间还要重新进行清洗，并使之保持通风；病人所有的用品，如毯子、被褥、亚麻织物等，一切都得置于氯气中，全部受染的病人还都需要进行隔离……科林斯实施这些措施后的那段时间，产科医院里的10785位产妇全部获救，仅有五十八人死于其他原因，而无一人死于产褥热。怀特、科林斯以及其他一些医师的类似经验，为美国医师、又是诗人和作家的奥利

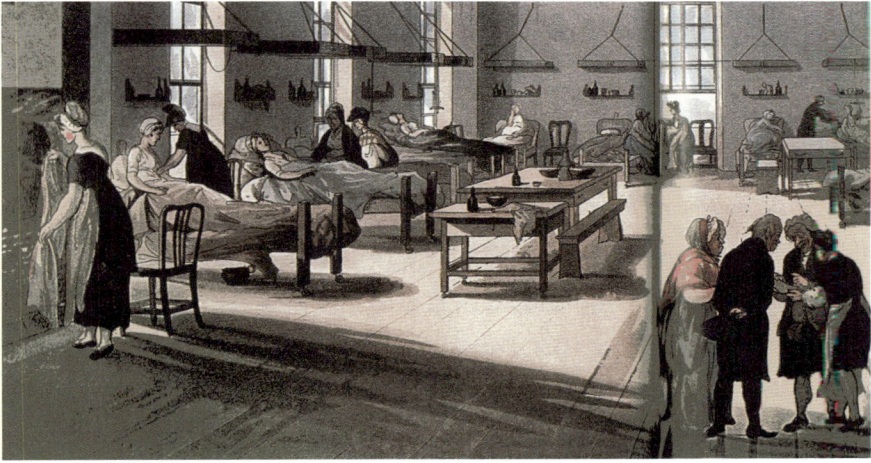

维也纳综合医院的诊所

弗·温德尔·霍姆斯（Oliver Wendell Holmes）提供了有力的例证，使他得以于1843年写出一篇十分重要的学术论文《产褥热的传染性》，向波士顿的医学促进协会宣读，并于同年4月在《新英格兰内外科季刊》上发表。虽然霍姆斯的这篇文章并不是根据自己的临床实践或实验室研究完成的，但由于他不仅提出了产褥热的传染性，还特别强调说这是医生带来的流行病，向医界敲起了警钟，因而被认为是霍姆斯对产褥热的一个重大贡献。

按理说，已经有这么多人提到了产褥热的传染性，应该足够引起后来的医生的重视。但是在保守的维也纳综合医院，情况完全不是如此。

在19世纪40年代初期，维也纳综合医院的妇产科分第一、第二两个产科诊所，这两个诊所大小规模相仿，每年各分娩3500左右婴儿；所不同的是：第一诊所由妇产科医师和大学生助手接产，第二诊所则由助产士接产。结果统计，从1840年到1846年，第一诊所的20000名产妇中，死于产褥热的几乎有2000人，而第二诊所略少于20000的入院者中，死于此病的还不到700人，比例是9.9∶3.4。1846年的产褥热发病率比例更加悬殊：第一诊所为11.4%，第二诊所仅2.7%。从怀特、科林斯和霍姆斯的经验和总结看，原因应该是非常明显的，因为医院允

29

许产科医师和大学生助手们随意进出搁置产褥热死者的停尸间，然后不做任何消毒灭菌手续就进产房；而助产士是不允许参加解剖尸体或检查死人的。因此第一诊所的医生和助手就容易受尸体上传播产褥热的病原菌感染，而助产士就几乎没有这种可能。但是当时大部分保守的维也纳医生，很多人都相信，产褥热就像天花一样，是一种特定的疾病，它的传播，尤其是在流行期间，也像天花一样，是有季节性的；另有一种理论与当时曾经流行一时的一种疟疾病原论一样，错误地认为，产褥热就像疟疾，是大气或地层中的"瘴气"引起的；还有的认为，产褥热的发生是产妇本身的体质或对此病的感受性的关系。总之，他们坚信，此病是无法避免的。不难想象，由这些人占领导地位的维也纳医学界，自然不会重视产褥热的传染性，并积极研究防止的办法，以致造成那么多可怜妇女的牺牲。最后是一位年轻的匈牙利医生塞麦尔维斯对产褥热感染的高死亡率深感震惊并引起思考。

伊格纳兹·菲利普·塞麦尔维斯（Ignaz Philipp Semmelweis，1818—1865）在1847年进维也纳医院任产科医师时，吃惊地发现，这里产妇的死亡率竟然高达25%—30%，多数都是死于产褥热；就是他自己所负责的病房中，共收有产妇206名，可是仍有36人死于产褥热。深切的同情心和强烈的责任感在这位年轻医生的心中升起，引起他的思考。他决心寻求死亡的原因，来挽救病人的生命，解除家属的悲痛。一段时间的观察，有几点给了他深刻的启发：一是院内产褥热流行时，院外并没有出现流行的趋势；二是从全年的统计看，产褥热的死亡率与季节性无关；三是子宫部位受到

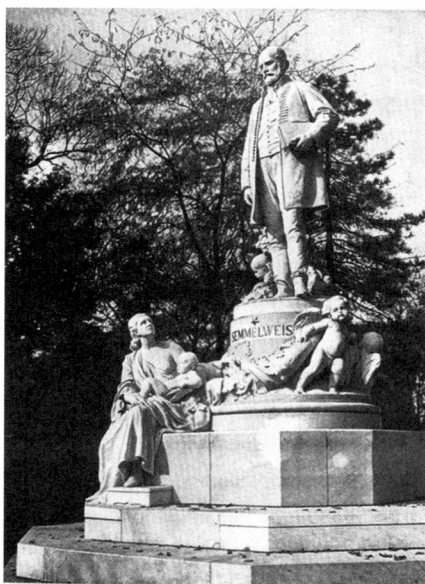

布达佩斯的塞麦尔维斯纪念雕像

损伤的孕妇容易患产褥热；四是关闭过一段时期的病房，患产褥热的人数有所下降。特别是，他注意到，常常是医生对产妇的阴道连续做几次检查之后，便有好几名产妇因产褥热而死亡。这使塞麦尔维斯觉得，所谓"瘴气"、季节性的理论是缺乏根据的，产褥热死亡率的真正原因应该是第一诊所中某种别的因素。正在这个时候，医院里的一位法医病理学教授雅可布·科莱什卡在进行尸体解剖时，因为不小心割伤了手指，引发感染而死。在悲痛的同时，塞麦尔维斯受到了启示。十四年后，他这样描述当时的思想：

> 虽然我万分惊愕，但突然好像灵感闪现。我想到，也许产褥热与科莱什卡的死因是一样的，因为两者的病理变化几乎完全一样。如果科莱什卡的死是由于尸体中的物质，那么产褥热也可能是出于同样的原因。这样看来，尸体上的传染物，在医生和他们大学生助手的手上，也应该可以找到。

> 一定是在检查妊娠、临产和分娩时，被尸体的分子污染的手与产妇的生殖器接触，有可能被吸收，并通过吸收将尸体上的分子带进产妇的脉管系统。

基于这样的认识，塞麦尔维斯要求医生和助手们进病房前，先得用氯化物消毒剂洗手，洗到手上完全不再闻得出尸体的气息；同时对产院里的医疗器械也应进行消毒。这样一来，果然，头十二个月里，第一诊所产褥热的发病率降低到1.2%，第一次低于第二诊所的1.3%，这就使塞麦尔维斯更加相信自己假设的正确性。事实使医学院里的十五位教授中，有九位都以文字、讲演或实际做法支持塞麦尔维斯的思想。当时兼任《维也纳医学协会杂志》编辑的皮肤科诊所主任费尔南德·封·黑布拉1847年12月最先在自己的刊物上报道说：

> 本刊编者感到有责任向医界通报产褥热在各产院的流行和

塞麦尔维斯博士所做的以下观察。……通过每天去一家病理和解剖机构的探访，塞麦尔维斯博士弄清了，在进行尸体检查时，污秽不洁的液体甚至对个人人体并未受伤的部位，都会产生有害的作用。这些观察使他想到，产院中怀孕和临产的病人或许是被产科医生自己感染上的，大多数的产褥热病例也完全是受尸体感染的。

黑布拉在文中明确说道，在塞麦尔维斯看来，"来自于活组织的肮脏分泌物大概是产生产褥热病变的一个原因"。他还和其他一些支持他的人，如病理解剖学教授卡尔·封·罗基坦斯基和胸科主任约瑟夫·斯科达等一起，热情鼓励塞麦尔维斯把自己的这一观察和思想正式写成论文发表。但是在竭力反对他的观点的产科教授、实际上做他导师的约翰·克莱因面前，一种沉重的压抑感，使塞麦尔维斯没有勇气发表自己所发现的真理。

塞麦尔维斯心中出现这种压抑感，是可以理解的。

虽然伊格纳兹·菲利普·塞麦尔维斯是作为一位奥地利医生在医学上做出重大贡献而进入医学史的，但他实际上并不是奥地利人。他生于1873年起与西岸的佩斯合并的多瑙河东岸的布达，一个叫奥芬的小镇，祖先是匈牙利语叫马扎尔人的匈牙利人。这是一个游牧部落联盟，地位仅次于一直遭受歧视的犹太人。开一家小杂货店的父亲希望儿子将来做一名律师。塞麦尔维斯在佩斯大学读了两年之后进了维也纳大学法学院，一年后，即1837年改入医学院。他小时说的是现今德意志西南一个叫士瓦本的地区的方言，中学时开始学习匈牙利语，至于德语，不论是发音或是语法，甚至在进了大学之后都还非常糟糕，这使塞麦尔维斯不论原来与同学们一起时，或者进医院做克莱因的助手之后，在高雅的维也纳同事面前，都感到十分的不自在，一种强烈的自卑之感油然而生。另外，塞麦尔维斯是1844年7月26岁那年获博士学位从大学毕业后入医院开始学习妇产科的。进医院不久，得到罗基坦斯基的同意，允许他同时可以解剖女性尸体。由于对病理学教授雅可布·科莱什卡怀有崇敬之心，最初塞麦尔维斯要求做他的助手，但不知为什么没有被接受。这对他无疑是一个沉重的打击。随后他又希望成为内科学教授约瑟夫·斯科达的助手，这次又因为名额已经允诺他人，再次遭到拒绝，又一次受到打击。他是经过这样的两次挫折之后，才得以于1847年7月起担任克莱因的助手。那时，在医学院或医院的各个学科中，妇产科的地位是相当低的，对于这一点，只要看一下，虽然当时各大学已经开设了妇产科的课程，但并不是必修课，而是选修课；而且在临床上，产妇的接产大多都是由助产士去做，就可以明白了。

尽管塞麦尔维斯有耀眼的才华，有伟大的发现，还有朋友的有力的支持和热情的鼓励，但是心灵上时刻闪过的一层暗淡的阴影，一种内在的压抑感，使他总是要想到自己是一个出身于低层家庭、来自偏远地区、讲一口不时髦的方言并不止一次遭人拒绝、不得已只好被迫做地位低下的工作的人，他总觉得，他自己是维也纳这个学术圣殿的局外人。存在这种思想状态和心理状态的人，怎么有勇气、有可能站立起来，面对权威，发表与他们，特别是与他的老师克莱因的观点针锋相对的论文呢？何况在这个时候，塞麦尔维斯还受到过致命的一击。

约翰·克莱因是一位妇产科的前辈，塞麦尔维斯只不过是他的助手。在克莱因看来，塞麦尔维斯所提出的理论，实质上是针对他一直以来在两个诊所所施行的那种做法的。因此，在他看来，如果肯定塞麦尔维斯，承认他用氯化物洗手的合法性，就无异于承认自己几十年来都自觉或不自觉地在谋害妇女和母亲的生命，这样下去，他克莱因原有的学术地位往哪儿摆？所以，他无论如何都不能接受塞麦尔维斯的理论，他宁肯让孕妇处在不可避免的厄运之中，也要顽固地坚持自己原来的看法，声称产褥热是一种难以解答的疑问。为了维护自己的尊严，克莱因甚至不顾众多同人的任何请求和呼吁，于1849年3月中断了塞麦尔维斯做他助手的合约。四个月后，在担任医学协会主席的罗基坦斯基及斯科达和黑布拉的帮助、规劝下，塞麦尔维斯于1849年7月参加了医学协会，并在第二年6、7月举行的会上，就产褥热的病因问题，与反对派进行了一场公开辩论，宣称"是医生们自己受污染的双手和器械，把灾难带给了产妇"，取得了良好的效果。可惜的是，就在真理即可取胜的这一关键时刻，主要地，显然，仍然是意识和潜意识中的自卑和压抑情绪，使塞麦尔维斯后来没有能将他的理论和辩论过程的详情，在维也纳医学会的刊物上刊出，而仅仅勉强摘要写出他理论的主要论点。可是他的论敌爱德华·伦普则写了正式的论文发表，宣称产褥热是一种有季节性的流行病。这样，相比之下，塞麦尔维斯的关于尸体感染的理论就处于劣势，产生不了什么影响，不但得不到足够的重视，相反还不时遭到人的讥笑。在这种情况下，塞麦尔维斯所遭的打击就更大了。于是，他怀着一颗受尽伤害的心，离开了维也纳，甚至跟朋友都不告别，就逃回到了故乡匈牙利，像逃回到母亲的怀抱。在那里，他受聘为圣罗丘医院的产科主任。

虽然远离医学的中心，塞麦尔维斯仍然始终坚信自己理论的正确。当时，圣罗丘医院的产妇正陷入产褥热的危险境地，且有一名已经死亡，另一名也处于危急之中，还有四名产妇受到了感染，她们都是外科主任在做过带菌的手术之后再去给她们接产时被感染上的。塞麦尔维斯劝说所有的医生、助产士和护士注重手的洁净，不但对于手，而且手术器械、材料和被褥都得消毒。依照了他的做法，使圣罗丘医院妇产科的死亡率降低到0.85%的最低纪录，而维也纳医院第一诊所的产妇又重新恢复到高死亡率。

从1844年在维也纳起步，过了差不多十五年，到了1861年，塞麦尔维斯最后将自己那时就开始收集的材料，准备了543个印刷页，以观察报告的形式出版，名为《产褥热的病原、实质和预防》。这部被认为是医学史上的经典著作的书，是塞麦尔维斯唯一的论文。此书前半部分是以随笔的语句阐述产褥热病原的理论；在后半部分，作者显然再也无法克制自己积压了如此长久的忧郁，一下子就把愤怒发泄在文字中。他攻击他的论敌，使书具有论争的性质。虽然此书在欧洲依然遭到抨击，塞麦尔维斯依然坚定不移地捍卫自己的学术观点，并先后给欧洲各主要产科学中心的教授们写公开信。

天才的塞麦尔维斯有关产褥热的传染理论无疑是真理。但是在法国微生物学家和化学家路易·巴斯德于1867年证明食物只有与细菌接触才会腐败、推翻了"自然发生"的理论之前，相信细菌传染疾病的还只有维也纳的斯科达、黑布拉、罗基坦斯基等少数人，连德国伟大的病理学家鲁道夫·菲尔绍（1821—1902）都认为，产褥热一定是由于局部组织损伤，受到感染才传染得病的。科学尚未发展到这一步，塞麦尔维斯书中的理论就不可能得到普遍的赞同，而且书中对论敌的愤怒还会遭到非议和责难。于是，塞麦尔维斯就写出一封封公开信，谴责他们是"屠杀孕妇的帮凶"，说他们尽管身处设备优越的医院，仍然难逃"杀人的罪名"，"在产褥热的历史中是医学的暴君"。

长期形成的抑郁心理，使塞麦尔维斯一步步趋向精神病态，虽然三十八岁那年得以与一位二十岁的少女玛丽娅结婚，而且不论从哪一方面说一切都是美满愉快的婚姻，仍旧挽救不了他的心灵创伤。最后，人们发现，塞麦尔维斯实际上已经精神错乱。开始，玛丽娅试图在家里照顾他，最后只好放弃这一愿望，于1865年的7月31日与几位朋友带他一起回维也纳，并立即从车站送他进了精神病院，两周后，塞麦尔维斯于1865年8月13日死亡。在四十八小时后进行的尸体解剖中，人们发现他右手一个指头上有一处创伤，可能是他在圣罗丘医院对死于产褥热病人做尸体解剖时留下的伤口，他死的直接死因是受染后的败血症，正是这他一生为之奋斗的产褥热，让他贡献出了他的职业生命。

塞麦尔维斯的事件让人看到，个人心灵中内在的忧郁加上社会的外在压抑，是怎样扼杀了一个正确的科学理论的传播，使它延迟了十多年之后才得以问世，并进而扼杀了一位天才人物。

医学史称塞麦尔维斯是"母亲的救星"，这是多么高的荣誉。可是，这又是一段多么惨痛、多么心酸又是多么感人的悲剧啊！

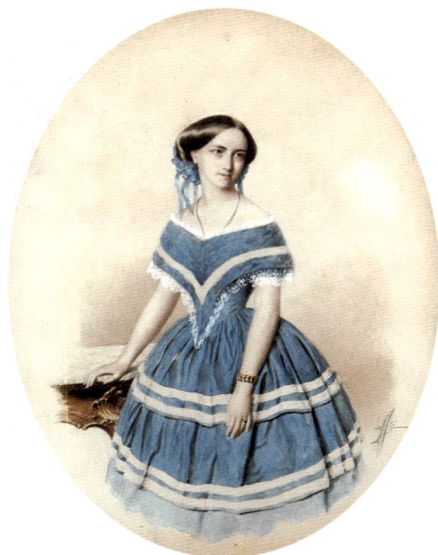

塞麦尔维斯的妻子

肺癌：吸烟从时髦到遭弃

当克里斯托弗·哥伦布最后终于得到西班牙国王费迪南和王后伊莎贝尔的支持，与他的船员们一起，于1942年10月12日凌晨登上了巴哈马群岛中的瓜纳哈尼岛，标志欧洲人第一次发现了新世界时，他心中出现的是无尽止的狂喜。

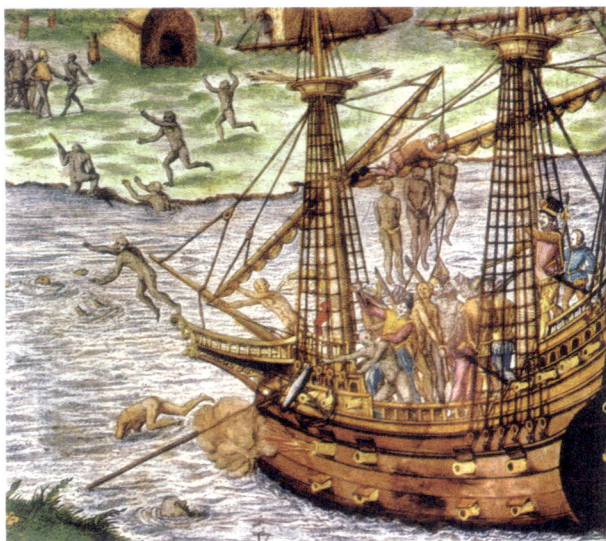

哥伦布发现新大陆

希望赢得更大的荣誉，激励着这位探险者要继续去巡航群岛中的其他岛屿，寻觅印第安人说的"盛产黄金的源泉"。但是被他派去的两位考察者回来报告，说他们找到了比黄金更加神奇、更吸引人的东西。史学家这样描述当时的情景：

这两位基督徒一路上发现许多人进出自己的村庄，有男有女，每人手里拿着一根烧着的木炭棒和一些草叶子吸取他们喜

36

欢的青烟……由于吸这种烟，那些人肉体麻木甚至感到醉晕，据说这样他们便不觉得疲劳。

这就是阿兹特克人或其他中美洲、南美洲的土著居民所习惯抽吸的"烟"的被发现。

烟确实因为吸过之后让人"醉晕"，暂时忘却疲劳而招人"喜爱"。这种人们以前从未感受过的神奇作用吸引了那些前去该地的征服者：他们回国时，便把一部分烟草的样品带回西班牙，带到西班牙去往新大陆探险和开发的中心城市塞维利亚。16世纪初，塞维利亚的乞丐将人们吸剩之后丢弃掉的烟头用纸片包卷起来再吸，这样便产生了最初的"纸烟"。法国驻西班牙的邻国葡萄牙的特使让·尼科（Jean Nicot）见到这种神奇的物质后，在1550年设法弄到一些烟叶的种子，献给了法国的凯瑟琳女王，随后又把烟介绍到了欧洲，使他自己的名字在这一植物的分类名——Nicotiana tabacum属中获得留名和纪念；并使英国国王詹姆斯一世的宫廷植物学家兼医师洛贝尔·马提亚有可能记载说，据他所见，英国在1570年已有烟叶的种植。

烟被欧洲人吸用一段时间之后，有了名声，甚至受到多方的推荐和颂扬，有些颂扬者还是著名的人士。美国出版于1588年的《新发现的弗吉尼亚简要实录》一书高度称誉烟草是一种良药，说它可以"清除邪火和浊气，疏通人体毛孔和血脉，使用它不仅能保健，而且即使有任何的不适，只要不是沉疴宿疾，都可以在短期内治愈"。英国的弗朗西斯·培根（1561—1626）不但是一名朝臣，担任过掌玺大臣，并被加封为大法官，还是一位深受医师们尊重的哲学家。他十分赞赏纸烟"具有舒畅全身和防止疲劳的效力"，虽然他也同时指出，如果吸惯了，就不易停止下来。培根并没有提到它有什么副作用。另一位英国著名学者罗伯特·伯顿（1577—1640）是圣托马斯教堂的牧师，他出版于1621年的《忧郁的剖析》，被称为是一部百科全书式的著作，在17世纪流传得非常之广。就在这部《忧郁的剖析》里，伯顿说：

烟，无上珍贵的天赐的烟，它的功效远胜于一切治疗百病的万应秘方、哲人之石和神丹妙药；……但是一旦被大多数人普遍狂吸滥呼，就有如修补匠喝啤酒，那是一场瘟疫，一次灾难，对人的美德、健康，对国家都是严重的损害；凶恶的、魔鬼似的可诅咒的烟，是对肉体和灵魂的败坏和征服。

尽管伯顿对烟的消极作用剖析得这么彻底，指出狂吸的后果是那么的严重，但是就像醉汉都会声称自己并没有醉一样，吸烟上了瘾的人，可以说，是没有谁肯承认自己是在"狂吸滥呼"的。他们记得的只会是人们对烟的美言和谬奖。

但是实际上，就在那个时候，不少人已经对烟的害处有相当的认识了。1613 年，英国格拉斯哥的医学博士 A. 米克尔约翰就讽刺抽烟的人是"烧槌杆的勇士"。米克尔约翰曾以此为题写了文章，厉声诘问说："请问绅士们，这种散发出恶臭的烟带给你们什么好处？我向你们保证，什么也没有，除了在你们的脸上筑起一支烟囱。"甚至英国国王詹姆斯一世也在 1604 年为此首次发布了皇室的"反抽烟文告"。这文告根据医师们的科学观察，指出抽烟"会损伤脑子，危害心肺，而且浓黑的、臭气熏天的烟雾，真像无底深渊的地狱里令人毛骨悚然的烟雾"。詹姆斯一世的长子、1625 年接位的查理一世为了表示对父王的孝顺，下谕对烟课以重税，同时也为国家找到一笔巨大的财源。意大利教皇乌尔班八世（1623—1644 年在位）和英诺森十二世（1691—1700 年在位）也支持这一措施，下令将在教堂里抽烟的信徒革除教籍。可惜这些都不起什么大作用，吸惯了烟的人，的确是"不易停下来"的。

这样，到了 18 世纪，烟不但已经传遍葡萄牙、西班牙、地中海东部各国和俄国，还风行欧洲的法国、英国，以及美国。《牛津大辞典》说到烟时，所引用的几个例子，都是当时为烟说好话的，其中一个是那时的一家医学杂志上说的："吸入含有多种麻醉物质的烟是医治哮喘发作的最有效的办法。"另一个是一位叫 L. S. 科斯特洛的作者在 1842 年记述当年的情形，说："嗜好吸烟是法国某些夫人最为时髦的。"

的确，烟草具有适度的止痛和杀菌作用，这使它成为治疗一些轻微疾病的理想选择，如牙痛时，将烟草叶子嚼烂包在疼痛的牙龈周围，会有一些抑制作用。后来，人们对吸烟渐渐形成习惯，而且女士尖尖的手指夹着一支烟，口里吐出一个个烟圈，看起来颇有风度，最后竟变成为一种时尚。烟的销量也跟着大增。1880年，詹姆斯·A.邦塞克在美国获得纸烟机的专利；1884年，古巴有了全世界最大的造烟厂；往后，纸烟工业在其他国家也迅速发展；到了20世纪上半叶，在美国和欧洲国家，吸烟不但流行于男士，还把反对女子吸烟看成是一种"偏见"，使吸烟在女子中间也开始广泛地流行了起来。

消费的增长，刺激了纸烟的生产，厂家又希望有更大的消费，便大力宣传吸烟。这相互的促进作用，终于把吸烟推向了20世纪的时髦。

已知美国的第一份香烟广告是洛里拉德公司1789年为他们生产的鼻烟在纽约的日报上做的。美国最早为卷烟做的广告是制造商W.T.布莱克维尔1880年做的"达勒姆公牛"商标。广告强调这是"唯一的真正达勒姆烟草公司生产的"卷烟"，是曾上市的香烟中"最好、最纯的划一品牌"。广告遍布全国、州级和地方报纸，果然收到奇效，销售量飞速增长。于是，其他制造商也纷纷仿效，设法做得能够吸引人，使吸烟族喜爱。

美国的R.J.雷诺兹先是和他的农场主父亲一起，1874年起在北卡罗来纳州的温斯顿-塞勒姆单独创建一家烟草公司。至90年代，公司的产量是每年15万磅，后来增到数百万磅。20世纪起更有急剧的增长

1913年，雷诺兹公司刚生产出一种新的香烟品种之后，正在为一个能吸引人的商品名和设计包装、图案等问题而发愁。这时，一个马戏团的演出，给他们的设计人员带来了灵感。

那是著名的巴纳姆-贝利马戏团。该团因为它的前身创始人P.T.巴纳姆曾展出美人鱼、暹罗双胞胎、身高仅0.53米的侏儒和号称151岁的老妇人而闻名全国。这年，马戏团来温斯顿-塞勒姆演出时，团里的一头叫"老乔"的骆驼，很逗观众喜爱。本来，雷诺兹公司制作卷烟用的烟纸是土耳其产，且当时欧洲人对东方的遥想又是颇具异国的良

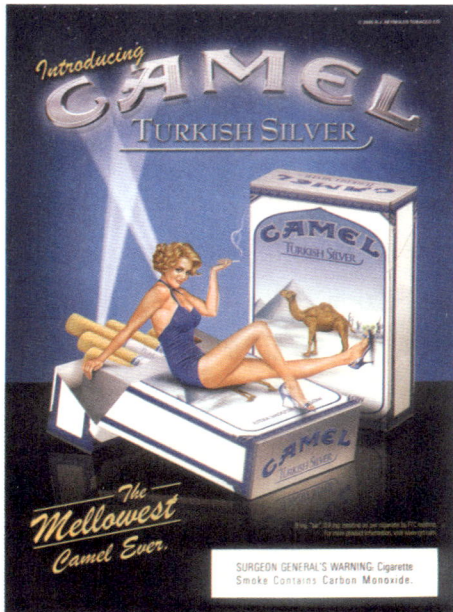

骆驼牌香烟的广告

漫情调，现在见这头骆驼如此招徕观众，于是厂方就把刚开发出的这款新品种香烟取名"骆驼牌"，并将拍下的老乔照片用到广告上。

骆驼牌香烟的包装和广告上，印的都是一头单峰骆驼，背景是遥远东方风味的金字塔。骆驼牌香烟的广告词，有两句很是有名。一句是借用一首家喻户晓的苏格兰民歌《坎贝尔父子来了》中的歌词"骆驼群来了"；另一句是"为了骆驼牌，我走了一里路"。雷诺兹烟草公司花 80 万美元作为广告费用，为"骆驼牌"香烟做促销，终于获得成功，当年"骆驼牌"香烟就达到 150 万支的高额销售量。到了 1921 年，"骆驼牌"香烟的广告费用高到 870 万美元，销售量也随之提高到 183 亿支的天文数字，使"骆驼牌"香烟风行全美和国外。老一辈的人都会记得，在 20 世纪二三十年代，甚至更晚一些，"骆驼牌"香烟在中国是多么的风行。

爱与性是人性的本能需求，香烟公司也很懂得这一点，善于在香烟广告中以富有风度的英俊男士和漂亮性感的女郎的相片作装点，而且特别重视广告词的性爱意识，以此来吸引和诱惑一般人尤其是青年男女的这种爱情心理，从而使他的产品在社会上成为时髦。

"万宝路香烟"是英国人菲利普·莫里斯在美国纽约设立的公司所创的香烟名牌。该公司为"万宝路香烟"所设计的广告词，最著名的是"哪里有男人，哪里就有万宝路"，广告画面是英俊的牛仔和奔马或正伸出纤纤手指在抽"万宝路香烟"的漂亮女子等等。据说"万宝路"（Marlboro）这个词是下面这一句话中的每个词的首字母组成的：

Man always remember love because of romantic only.

（男人总是因罗曼蒂克而忘不了爱。）

多么诱人的浪漫情调啊！它相当有力地激发了男士们对吸"万宝路香烟"的向往和追求，大大促进了"万宝路香烟"的销路，使"万宝路香烟"不仅在美国国内销量达到第一，在全世界的销量也占领先地位；并让菲利普·莫里斯公司最后取代了雷诺兹公司，登上了美国烟草行业的首位。类似的还有"健牌香烟"的促销活动也是如此。

"健牌香烟"是美国洛里拉德烟草公司生产的香烟。有人说，"健牌"（Kent）是来源于下面这句话：

Kiss me never tired!

（吻我，永不倦怠！）

这是一个祈使句，具有双重的含义，既指称一直不间断地抽"健牌香烟"，也是吻这"健牌香烟"，又暗示和让人联想起亲吻异性，把这两者联系了起来，对吸烟者有相当的诱惑力。这广告词也有效地提高了"健牌香烟"的销售量，一时使"健牌香烟"风靡全国。

此外，香烟广告也常常让抽烟的名人或抽烟的模特出现在广告牌或电视屏幕上。烟草公司设法说服或买通电影导演和明星，在影片中安排抽该公司生产的香烟。漂亮的模特在电视上向观众示范抽该公司香烟的技术和风度，也是烟草公司最常用的促销手法。例如奥斯卡奖获得者、著名喜剧演员乔治·伯恩斯和女演员格莱茜·艾伦在电台、电影和电视中演出、活跃了三十年，是最受观众欢迎的明星之一。伯恩斯烟瘾很大，常把雪茄吸得吱吱地响。烟草公司便以他这形象做商标和广告，获得相当的成功。吸烟的时髦竟使"有烟吗！"（Have a cigar.）成为美国俚语中的一句招呼口头语，即是"你好"的意思。

但是，随着兴盛到来的是衰落，原因是人们越来越认识到香烟原料

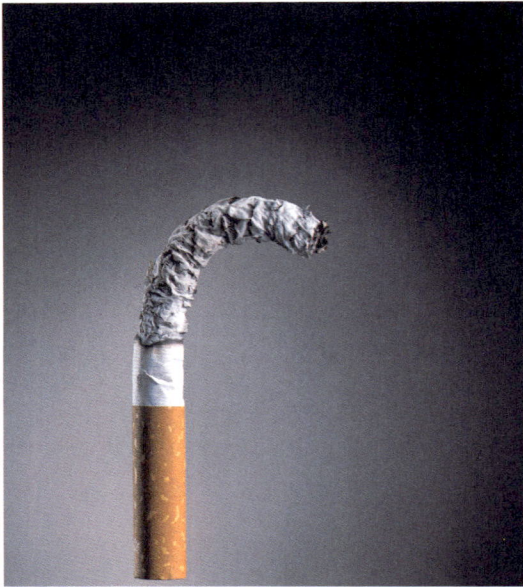
反吸烟的广告：i 吸烟和性无能

烟草里所含毒性比此前所认为的不知要强多少倍。此前对这影响的认识是非常不够的，只是笼统地说，烟草里含有尼古丁，它对人的呼吸系统、心血管系统、胃肠道系统、神经系统等器官有不同程度的损害，会使吸烟者容易患上喉炎、慢性气管炎，并引发心悸、心绞痛、消化不良、胃肠紊乱等疾病。为证明尼古丁对人体的毒害，有两位医师——

为维也纳著名药理学家卡尔·施罗弗工作的德沃夏克和海因里希做了几次自体实验，也不过是让人看到小剂量的尼古丁会引起急剧的兴奋和舌头的灼痛，咽喉受到强烈的刺激。增大剂量后，实验者感到食管和胃里仿佛有刷子在擦，伴随而来的是极大的兴奋和剧烈的头痛。采用大剂量的尼古丁后，就招致了意识的部分丧失，和头晕、沮丧、嗜眠、听觉迟钝，好像耳朵里塞了棉絮，而且呼吸困难，出现似乎有什么异物梗塞胸中的那种麻木感，以及感觉虚弱、难以入睡、无法集中注意力等等。但是从 20 世纪 20 年代初开始，大量调查材料表明，吸烟的影响远非如此，它的危害性是多方面的，甚至会导致吸烟者患上难以治愈的肺癌。这样，吸烟就让许多人渐渐觉得不再时髦，最后甚至成了法治的对象。

1996 年，美国约有六十家法律事务所受托起诉烟草公司。新奥尔良州的彼得·卡斯塔诺由于不肯戒烟，结果在四十七岁时便死于肺癌。现在，卡斯塔诺的家人代表 5000 万过去和现在吸烟的人提出起诉，成为美国历史上最大的一起集团诉讼案。面对这一案件，一家烟草公司声称，希望谈判解决，表示愿意拿出税前收入的百分之五高达 5000 万美元的款项，作为实施禁烟的经费，为吸烟受害者提供补偿金。这起诉讼案大大震动了全美国的烟民和他们的家属：连烟草公司都默认了，可不能轻视烟的毒性了。于是，香烟盒子上淡淡的一句"吸烟有害健康"也就不再被人们淡然处之了，反吸烟的广告也渐渐增多起来了。一种是劝导性的，有时还带一点幽默色彩，如纽约第三大街 800 号著名的范·瓦格纳室外广告：一位风度翩翩的男士嘴里叼着一支卷烟，问身旁的那位漂亮女士。广告词即是他

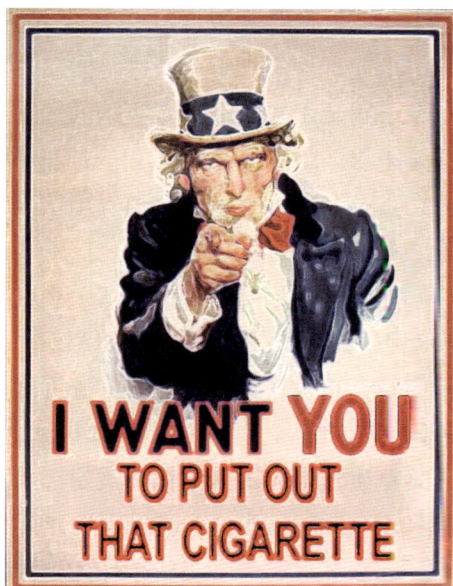

反吸烟的广告：灭去这烟

俩的对答："（你）在乎我抽烟吗？""不在乎我会死吗！"揭露了即使是二手烟，也可能会致人于死地。另一种是以行政方式规定在烟盒设计上，必须以明确的视觉形象标明吸烟对人体健康的严重伤害，如一只显示衰老的满是皱纹的手，或一副正常的肺与一副肺癌患者的肺的对比。广告词是"吸烟导致皮肤衰老"，或"吸烟引发致命的肺癌"，可谓惊心动魄。另外，针对年轻人注重自己的性功能和性生活，有关方面在创意反吸烟广告时就在这上面下功夫。如有一份供电视采用的禁烟广告描写在一个盛大的晚会上，一名身穿礼服、戴着蝴蝶结领花的男士与一位身穿紧身长裙、仪态高雅的女士相互以目传神，男士潇洒地掏出打火机点上一支烟，吸了一口，突然，这支烟耷拉了下来。"耷拉"的象征不言而喻。于是，女士鄙夷地一笑，摇摇头，飘然而去，让男士十分尴尬。据说，这类广告确实打动了不少年轻的吸烟族。最新的一宗反吸烟法律程序是美国佛罗里达州一陪审团于 2014 年 7 月 18 日做出判决，美国第二大烟草公司——雷诺兹烟草公司向一名死于肺癌的烟民的遗孀赔偿 236 亿美元，其中的 1680 万美元是损害赔偿，其余是惩罚性罚款。

原告辛西娅的丈夫迈克尔 1996 年死于肺癌，年仅 36 岁。2008 年，辛西娅决定起诉这家烟草公司进行索赔。辛西娅的辩护律师加里称，雷诺兹烟草公司疏于告知消费者吸烟的危害。这导致迈克尔吸烟成瘾，并多次戒烟未果，最终因肺癌死亡。加里称："希望这一判决能向雷诺兹烟草公司以及其他大型烟草公司发出信号，不要再让无辜民众的生命陷入危险之中。"

今天，吸烟与肺癌的密切关系已经成为多数人的共识：戒绝和禁止吸烟不只被看成是一个公民的意识、义务和愿望，获得很多个人的重视和实行，更被作为一种行政措施为很多政府所实施和执行。目前，世界各国包括世界卫生组织 WHO 均大力主张推行戒烟，有些国家已下令停止烟草生产，有的国家明文规定公共场所禁止吸烟，特别是中小学中不准吸烟。一场猛烈的全球性反吸烟运动正在世界各个国家展开。可以预料，几年之后，吸烟终将被作为一种文明的倒退现象，而成为新的大众禁忌。有人说得好，带一点幽默：愿在不久的将来，烟民们将会成为一个正在面临消失和灭绝的"物种"。

肺结核（一）：艺术家的疾病

虽然经过高科技检测，从古埃及木乃伊的脊椎骨上发现有结核病的证据，表明肺结核是一种早在旧石器时代就已经存在的古老疾病，但它主要还是在近代随着工业化的发展才得以迅速传播的。专家们曾经指出过："在 19 世纪，由于西方世界工业化而出现的拥挤，此病蔓延到流行的程度，并成为人类死亡的主要原因。"那段时期，因为工业化，带来了社会的不断城市化，于是，几乎在每一个文明国家里，人口都以空前的速度迅速增长。据统计，从滑铁卢战争到第一次世界大战爆发这段时间里，英格兰和威尔士的人口就差不多增长了三倍；德国的人口 1815 年是 2500 万，一百年后上升到 7000 万；法国从拿破仑垮台到普法战争那一段时间，人口几乎也增长了一倍多。但是人们的生活条件并没有和人口的增长同步提高。随着社会的不断城市化，无产者兴起，多数城市居民的生活条件极端恶劣，贫民窟集中的地方，更是住宅拥挤，通风不畅，空气浑浊，食物污染，营养不良。这就促使了各种传染病的滋生和流行，肺结核便是流行得最广泛、最频繁，并且也是最容易使得病者死亡的传染病之一。有材料记载，那段时期，在 20—60 岁的成年人中，肺结核的死亡率竟高到占所有死亡者的 97%。

任何人都不可能与外界隔绝。肺结核既是一种经由呼吸道感染的传染病，外界中传染肺结核病的结核杆菌又无法被彻底消灭，因此，可以说，每个人都不可能不受到传染。但并非每个人都会患上肺结核病，那是因为结核杆菌被人感染、进入人的机体之后，照例会先扩散到人体全身，并在组织内长期潜伏，直到人体的抵抗力低落之时才致人发病。因此，一个人是否患病，虽然也与地理气候、经济状况、卫生设施、营养条件等客观的外在因素有关，受染者主观内在的因素也十分重要。一个人，如果情绪不佳、睡眠不足，若再加上饮食不调、营养不良，就会降低对付疾病感染的抵抗力，增加受染的可能性。所以毫不奇怪，在体力劳动者中，患肺结核病的多数是住宿环境和经济条件恶劣的城市贫民，在脑力劳动者中，患肺结核的多数是精神压抑、心情忧郁、生活没有规律的浪漫艺术家，以致竟有人说："肺结核是艺术家的疾病。"

说"肺结核是艺术家的疾病"，这一看法，最初是由于音乐家、文学家这类人中患肺结核的特别多这样的事实引起人们的注意，似乎只是根据统计学而产生的猜测；20 世纪以来，有关的专家从心理素质方面研究，特别指出，患这种疾病的人大多都智力聪慧，富有才华，而且往往多情善感，感情强烈而纤细，甚至到了过于敏感、过于脆弱的地步，终于得出或同意加拿大学者 E. 卡尔·艾博特的结论："肺结核与天才和创造力之间有某种联系。" 如今，这一看法已经为更多的人普遍接受了。与此同时，专家们还注意到肺结核病患者与性爱的密切关系。著名的法国性学家伊凡·布洛赫在他出版于 1922 年的经典著作《我们时代的性生活》中曾引用一位学者的话，说："肺结核是性欲望的一个重要成因，尤其是对于白肤金发碧眼的女子，要比浅黑型的男子更为常见。"的确，人们从经验中得知，在欧洲，经常出入剧场、舞厅、画室、妓院、贵妇人沙龙的音乐家、文学家中，这样的肺结核病患者很多。

所谓艺术创作，就是精神用能够接受精神的材料进行工作。与作家的符号、画家的线条、舞蹈家的动作相比，音乐家的材料，因为是捉摸不定的音，用著名的奥地利音乐理论家爱德华·汉斯立克（1825—1904）的话来说，是要"更为灵性细腻"的。所以人们称音乐是更高意义上的"感觉情感本身"的艺术，是"艺术的艺术"。因而可以想象，音乐家的感受性是特别敏锐的。这也是肺结核患者的特征：是他们的长处，也是他们的短处。

波兰的伟大钢琴家弗里德里克·肖邦（Frederic Chopin, 1810—

1849）身材瘦削，体质虚弱，嗓音低沉；他的眼睛褐色而忧郁，却放射出充满活力的光芒；他手指白皙而纤细，却弹奏出情感炽热的琴声。一个多么富有肺结核病体征的人啊！是一个具有庄重的贵族气质的男子，一个具有艺术的创造天赋的音乐家。原来，有些人以为这位短命的音乐天才是死于心脏疾病，但他的医生克律韦耶在他病逝之后第三天对他做过尸体解剖之后严肃地宣布："肺部的病情比心脏糟得多。"也就是说，天才的肖邦主要还是一个肺结核病人。

肖邦尽管患有肺结核这种消耗性疾病，但并没有因此而影响他的音乐创造，在爱情的激励下，他的创作灵感更激烈涌现。为了躲避寒冷的冬天，肖邦与他的情妇、著名的法国女作家乔治·桑于1818年11月一起去地中海西面的疗养胜地——风景秀丽、气候宜人、有利肺结核康复的马霍卡岛旅游，待了一段时间。肖邦虽然有病在身，而且他们住的巴尔德摩萨隐修院破败荒落，物质条件也比较差，但开始一段时间，肖邦创作的激情和灵感涌现，仍旧写出了像《叙事曲》《前奏曲》等不少优秀的乐曲，有一些甚至就是夜间，在怀着深沉的爱情，等待乔治·桑散步归来的时候写下来的。1839年在乔治·桑家乡诺昂度夏时，在玫

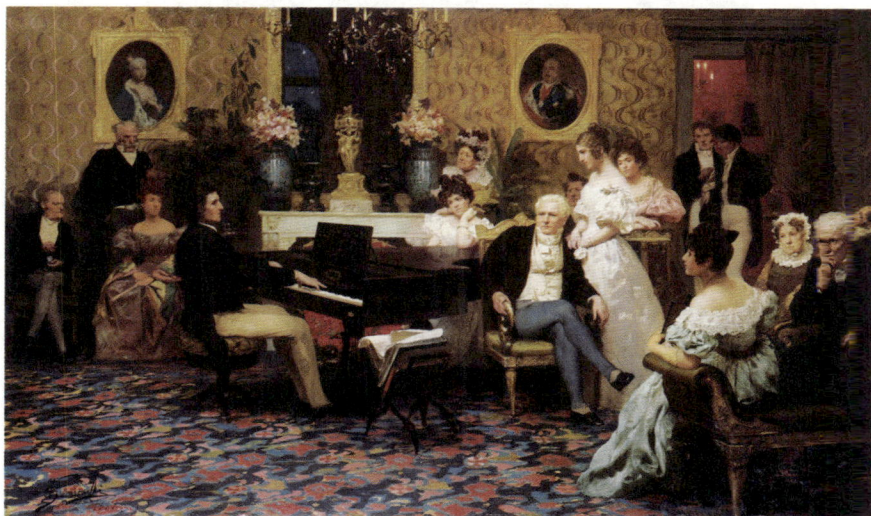

正在演奏钢琴的肖邦

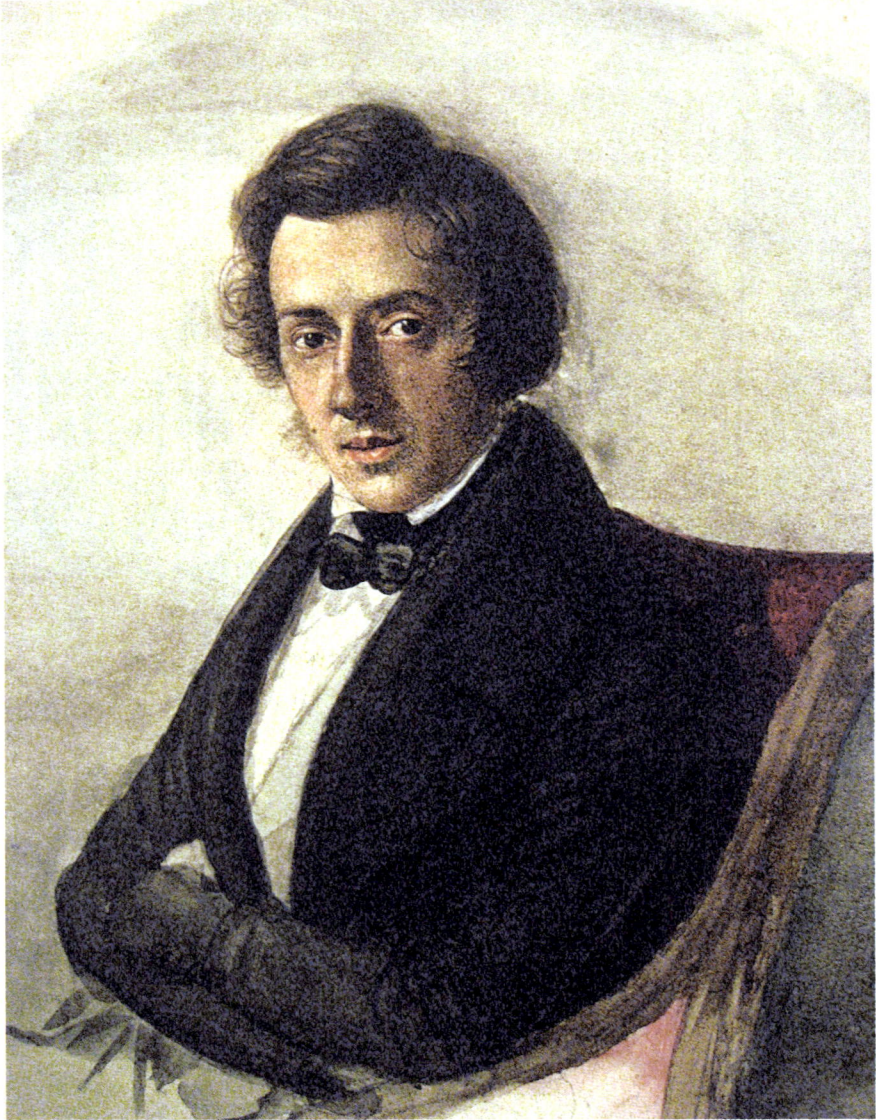

波兰作曲家肖邦

瑰开放、夜莺歌唱的花园里，与乔治·桑在一起，他也即兴弹奏、创作出了《夜曲》《降 B 小调奏鸣曲》等不少著名作品。

著名的挪威作曲家、挪威民族乐派的奠基者爱德华·格里格（1843—1907）小时候似乎健康还不错。1860 年在莱比锡音乐学院学习时，被发现患有肋膜炎，此病导致他两年后左肺萎缩，终生呼吸困难和左肺结核。但疾病并没有影响格里格的音乐激情，相反促进了他的创作欲望和创造激情。尽管因为肺结核而身体十分虚弱，夜里因为肺衰竭而使呼吸感到困难，并且出现失眠、梦呓和忧郁症，但他日里仍旧像一个健康人那样进行创作和演出。到1901年，他写出了十部钢琴抒情曲集，并遍访斯堪的纳维亚、欧洲大陆和英国等地做巡回演出。在这以后，病情加重了，他还坚持去布拉格、阿姆斯特丹、伦敦和哥本哈根、慕尼黑、柏林等地演出。在生命的最后一个多月，即1907年7月25日，格里格还与来访的澳大利亚作曲家和钢琴家帕西·格兰杰商议一起去旅行演出。8月，肺病加剧，他被迫住进医院，但立刻要求出院去演出。数日之后，他于9月4日病逝。他的医生（Dr. P. H. Lie）做的解剖证明，左肺结核这一痼疾和肋膜的疾患是格里格主要的死因。

除了肖邦、格里格之外，三百年来的音乐史中，还有很多著名的音乐家，也都是患肺结核病的。17世纪最重要的英国作曲家亨利·普赛尔（1659—1695）是患肺结核死的，他六个孩子中的三个很可能也是死于此病；18世纪著名的意大利作曲家乔凡尼·巴蒂斯塔·佩戈莱西（1710—1736）患肺结核病，他的母亲、父亲和一个兄弟也患肺结核；18世纪意大利杰出的小提琴家、多产的器乐作曲家卢吉·波凯利尼（1743—1805）患肺结核病，他的三个女儿和第二个妻子可能也是死于此病；19世纪德国著名作曲家和歌剧导演卡尔·封·韦伯（1786—1826）从童年起可能就有肺结核，死后解剖证明，他的两肺都有广泛性结核；就是20世纪最伟大的作曲家之一、俄国的伊戈尔·斯特拉文斯基（1882—1971）也是肺结核病患者。他1895年病时，被认为患的

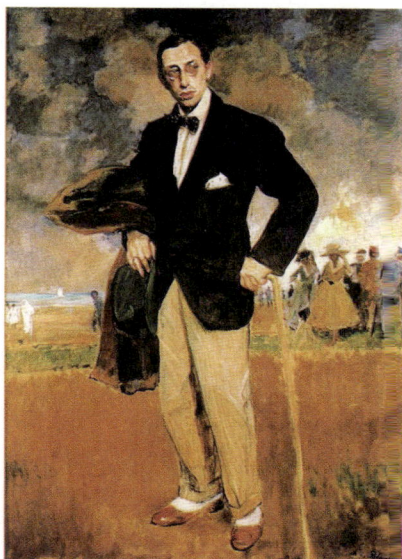

俄国作曲家斯特拉文斯基

49

是胸膜炎，但是很像肺结核。1906年与患肺结核的表妹结婚，表妹的母亲是患肺结核的，表妹自己后来也患了肺结核，使他们的一个女儿也患上肺结核。斯特拉文斯基最后也因肺结核而病逝……这里仅仅举出一些中国听众比较熟悉的音乐天才，也已经足够可以为肺结核病与艺术创造之间的联系提供有力的例证。

浪漫主义是一种感情方式，又是一种审美情调。浪漫主义艺术家热衷强烈的炽情，赞赏特异的美，又喜欢奇异，这包括德国浪漫主义诗人沃尔夫冈·封·歌德所指出的"病态"，美国学者威廉·费尔普斯所鉴定的"感伤的情调"和另一位学者杰夫里·斯科特所强调的"对于死亡的崇拜"。

自古以来，对人体的自然美，多数美学家都强调，只有能够体现青春、健康、活力的特点的，才是美的。人类的祖先，因为出于自卫，进化成为群居的动物，但其本能仍残存着孤独感，并一直被保留了下来。19世纪时代动荡不安的生活，造成西方人的厌倦情绪和忧郁感；也许还有基督教禁欲主义的压制，使得浪漫主义有关病态美的意识，在人性和人类环境的深处滋生或找到共鸣，让人把与自己心灵深层中的孤独、厌倦、忧郁情绪相联系的事物看成为都是美的。法国诗人夏尔·波特莱尔（1821—1867）以"社会上最有意思的东西——一个女人的面容"为具体对象来谈美的定义时，最清楚不过地表达出了这种病态心理。他说，"美"就是：

> 能够同时满足感官并引起愁思的迷蒙梦境的，它暗示着忧郁、疲倦，甚至餍腻之感；或者暗示着相反的感觉——一种热忱，一种生活的愿望，同失意或绝望所产生的沉闷心情中的怨恨相混合。

什么人的面容才会使人感受到愁思、忧郁、疲倦、餍腻、沉闷、怨恨、失意、绝望呢？唯有有病的或者病态的人，而这些人中间，唯有肺结核病人才最有效地给人以如此的"美"感。也正是人们的这种情绪和心理，使得在 19 世纪，如法国著名的浪漫主义作家泰奥菲勒·戈蒂埃（1811—1870）在他的《浪漫主义史》中所描述的：

> 当时在浪漫派中流行着一种风气，尽可能使自己带有一种苍白的甚至青灰色的、几乎像死人一样的脸色。这就赋予个人一副非常不幸的、拜伦式的外貌，证明他们受到热情的折磨和良心的谴责，使他们赢得女人的青睐。

肺结核是一种消耗性疾病。肺结核病人食欲不振，体重减轻，全身乏力，易感倦怠，因而精神萎靡，病态伤感。在 19 世纪，甚至到了 20 世纪的 1945 年特效药链霉素等重要药物发明之前，此病可说是不治之症，绝大部分患者最终都难免一死，唯一的希望或者不如说是安慰，只是能在气

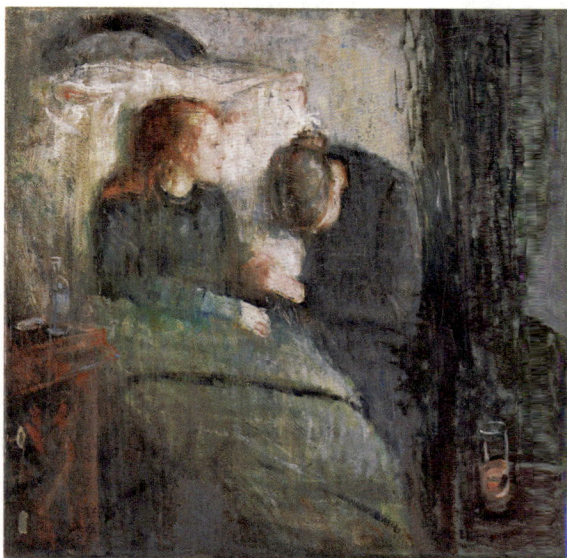

蒙克的名画：表现他死于肺结核的姐妹

候温和、空气清新的环境中，有充分的营养条件和优越的生活条件，在安闲的休息和良好的护理下，使病人的机体本身渐渐产生或增强抵抗疾病的能力。所以肺结核虽是一种预后不良的疾病，同时又是一种悠闲安适的疾病。肺结核病的这种性质，此病多数患者最终必死的归宿，以及患病期间所形成的病态美，当然都是浪漫主义艺术家所追求的。

浪漫主义虽然起源于法国，最初大体是德国人的运动。格奥格·勃兰兑斯曾用"浪漫主义病院"来形容德国的那些热情浪漫主

51

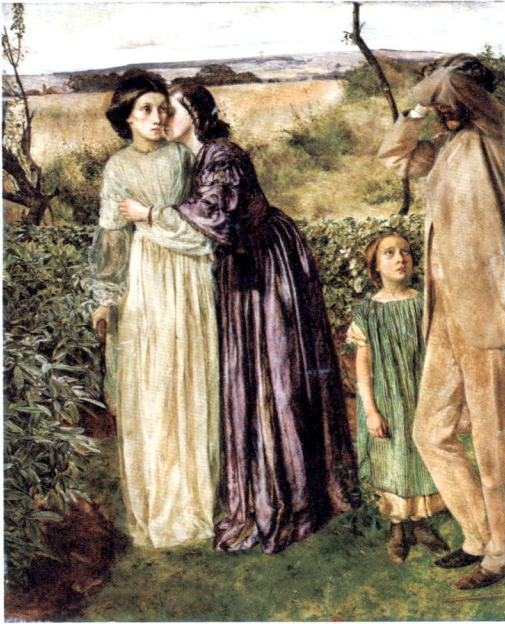

一幅描绘肺结核的画作：温德斯的《为时已晚》

作家的聚合，因为不仅在这些作家中有患肺结核病的诺瓦利斯，患忧郁病的鲁德维希·蒂克，半疯狂的恩斯特·霍夫曼，极端病态的亨利希·封·克莱斯特等著名人物，他们在认识上也都把疾病看得优越于健康，相信只有在患病中，才能"体验到最诱人的逸乐"及"最高度的积极的喜悦"。

真实名字叫弗里德里希·莱奥波尔德·封·哈登贝格的诺瓦利斯（1772—1891）是"德国浪漫主义病院"中的一个著名成员。这位出身贵族世家的早期浪漫主义诗人小时便体质荏弱，后来就患上了肺结核，他的哥哥也是死于这病。诺瓦利斯脸色苍白，前额白得好像是透明的，棕色的眼睛发出异样的光彩。这是疾病赋予他的"美姿"，是浪漫主义艺术家所赏识的形象。

诺瓦利斯认为疾病要比健康好，他的理由是健康的人不会注意到自己的身体，只有病人才经常感觉到它，所以疾病乃是最高的唯一真实的生活，"人只要开始爱好疾病或痛苦"，他认为，"他在那一霎时也许可以体验到最诱人的逸乐，可以浑身充满最高度的积极的喜悦"。他甚至声称："完全的疾病才是享乐，而且是更高级的享乐。"

在所有的疾病中，肺结核有它的独特之处。天花、霍乱、鼠疫等急性传染病，使患者顾不上甚至来不及关心和思考自己的身体和生活。慢性的肺结核病人，如果经济上允许，则可以有充裕的时间在优越的条件下整天躺卧在病榻上，读读浪漫主义小说，沉入浪漫的冥思幻想。另外，多数的病症，都不可能与"美"结缘，而总是跟形体的损伤和丑

52

陋相联系。外伤必然引起肢体的残缺，且不去说它，即使是内科疾患，胃溃疡病人整天双手紧压疼痛的胸口，躯体佝偻；黄疸病人肌肤蜡黄，有如死尸；痢疾病人不停地急急奔走于病床与厕所之间，极不雅观；麻风和梅毒病人全身满是脓疮，并发着恶臭；连一般性的头痛的人，也总是双眉紧锁，使平日温和可亲的脸布满愁容。甚至同属结核的皮肤结核，狼疮使四肢和面部遍布瘢痕，瘰病则胸颈挂下一串串的肉瘤 外形、动作都难看异常。只有肺结核病人，身材瘦削，脸孔白皙，下午两颊泛起淡淡的红晕，以至于传统上它有 White Plague 的漂亮名字。还有，此病的患者因虚弱而语言、动作都显出温文尔雅，不但形体尚能保持原有的美，苍白的脸容甚至会更有一种风韵。这是浪漫主义者所向往的。诺瓦利斯自己虽然意识到这种疾病的预后总是死亡，他不但并不在乎，反而觉得是一种幸运。因为在他看来，"……生不过是/爱的预兆，死则是新婚之吻/而肉体的腐烂是爱喷出的炽浆"。所以他可以说是愿意甚至乐于去体验这 "沉湎于美丽的/献身死亡的感觉"。病逝前，诺瓦利斯一边创作他著名的神话传奇故事《海因里希·封·奥夫特丁根》，一面等待死亡的到来。他因此病而死，丝毫不感到遗憾，他在日记上就这样写着："我的死将是我对于最高存在一往情深的明证……"

像与诺瓦利斯遥相呼应，欧洲其他国家情况也一样。大仲马说 "在 1823 年和 1824 年，死于肺病是社会的时髦。" 特别是浪漫主义诗人，法国浪漫主义诗人和艺术家大多也都是一副拜伦式的面貌：著名的浪漫主义画家欧仁·德拉克洛瓦也是 "消瘦、脸色苍白、面容焦虑"；安娜·马丁-菲吉耶在《浪漫主义者的生活》中说，诗人朱尔·勒菲弗尔甚至 "把自己当作是拜伦笔下的主人公：'他有着拜伦式的姿态，发缕随风飘舞，双眼深陷、嗓音低沉……具有注定不幸和死亡的神秘气质'"（杭零译）。小说家大仲马，因为觉得自己身材太胖，而且健壮又充满活力，便假装说自己也患有肺结核。浪漫主义诗人甚至追求 "在每一次广为人知的激情之后咳一次血，最后在三十岁前死去" 是最好的死法，乐于成为此病的牺牲者。英国几位著名浪漫主义诗人，乔治·拜伦（1788—1824）、波西·比希·雪莱（1792—1822）和约翰·济慈（1796—

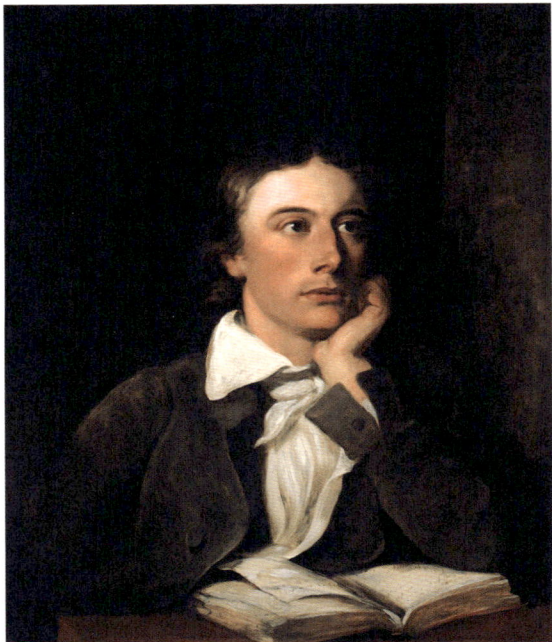

英国诗人济慈

1821），全都是肺结核病人，也全都把这病和对死的渴望联系到一起，拜伦超过了三十岁，因此留下一句最著名的自白，就是有一次对一位朋友说自己希望早早死于肺结核，"因为夫人们都会说：'瞧那个可怜的拜伦，死的时候都那么的迷人！'"雪莱在他的名篇《西风颂》写在肺结核频发的秋天，"枯死的落叶"，"黄的，黑的，灰的，红得像肺痨/啊，重染疫疬的一群……"明显是出自他自己的真切体验。他另一首诗《秋：葬歌》，题目就直接把秋与死亡联系到一起，说是"一年将竭/躺在她临死的床上——大地，被枯叶/纷纷围绕"（查良铮译）。济慈则一次又一次地对他深深爱的芳妮·布劳尼和朋友表达死的渴望："我在散步之时急切地沉思我的一种享受：你的可爱和我死亡的时刻。要是这两者我同时拥有，那可是多么好啊。"

确如拜伦所说，在夫人们的眼里，这个患肺结核的拜伦确实"迷人"。

拜伦一方面是由于他的长诗《恰尔德·哈洛尔德》的先后发表，但确实还因为他的"拜伦式"的美，投合了伦敦有闲的贵族女性。一个最著名的人物是卡罗琳·兰姆夫人（1785—1828）。

卡罗琳是贵族贝斯巴勒第三代伯爵的独生女，已婚，她还是一位小说家。卡罗琳长得十分漂亮，她的漂亮的母亲甚至被乔治三世国王爱上。卡罗琳是那么爱脸色苍白、患肺结核的拜伦，在她第一次见到拜伦后，就在日记中写道："那美丽苍白的脸是我的宿命。"她也知道拜伦从小就瘸腿，且另有情妇，但是她对他的钟情，使她无法克制自己，以致在日记中自言自语："疯狂——坏东西——认识他是危险的。"且还是主动给拜伦写信，并设法经人介绍认识了这位患肺结核的诗人。一个星期后，在1812年5、6月里她成为拜伦的情妇，他们的关系保持了两个月，拜伦就厌弃她了。

这就是拜伦式的脸——肺结核情结所产生的疯狂！

肺结核（二）：艺术家的偏爱

巴黎北郊蒙马特公墓里的一座坟墓，白色大理石墓碑正面刻有"A. P."这么两个花体字字母，虽然可以猜到这定是死者姓名的字头，但显然是对死者全名的有意回避。不过愿意去那里的人事先都知道，这"A. P."即是 Alphonsine Plessis——阿尔丰西娜·普莱西（1824—1847），并且理解，她生前尽管陷于被侮辱、被损害的卖笑生涯的境地，倒也仍然能够时刻希望实现自己高尚美好的人生；实际上，他们认为，她算得上是一位灵魂纯洁、心地善良的女子。

阿尔丰西娜原是法国北部诺曼底省一个酒精桶修理匠的小女儿，被父亲卖给了漂泊流浪的吉卜赛人，最后辗转来到法国的首都巴黎。在这繁华的花都，她接触了一些浪漫小说，受到很深的影响。因她出落得非常漂亮，有着极其罕见的美貌，使她得以结识不少上层人物和文学艺术界的著名人士。

年值青春的阿尔丰西娜的确是姿容艳丽、优美动人。她体形修长、纤小而苗条、轻盈，她皮肤白里透红，一双椭圆形的眼睛有如日本女子的，像是用晶莹的珐琅质镶成，只是更显得水灵；她的嘴唇红得像樱桃，牙齿雪白、整齐而又光洁，整个身形使人想起一座用萨克森细瓷制成的精美雕像。她的柳条似的细腰、天鹅般的颈项、纯洁而无邪的表情，还有那拜伦式的苍白，披散在白嫩双肩上的浓密的长卷发，裸露在白色连衣裙上方的危耸的胸脯，以及金手镯、宝石项链等装饰，使她显得像皇后一样的美丽，被公认是巴黎最迷人的女子。过了一段不正常的浪荡生活之后，阿尔丰西娜患上了肺结核，但也仍然保持一种特有的病态美。加上在与名人的交往中，她不但摆脱了贫困，也改换了姓氏，更名为玛丽·杜普莱西（Marie Duplessis），给自己添上"Du"这么个贵族的头衔；还广受音乐、绘画、文学和其他艺术的陶冶，使她表现出天资聪颖、知识广博且富有艺术修养，态度雍容大方，谈吐温文高雅而显得出身高贵。这位原本来自农村一个贫寒家庭的女子，如今已经变成为巴黎社交场中的一颗耀眼的明星。在她的倾慕者中，除了一般的富商巨贾之外，还有三十年后出任外交大臣的安托万·阿盖尔·阿尔弗莱德·格拉蒙公爵和做过俄国驻维也纳大使的封·斯塔盖尔贝格老伯爵，以及年轻的爱德华·德·贝雷戈伯爵等亲王、子爵、男爵，也有像欧仁·苏、阿尔弗莱·德·缪塞、弗朗茨·李斯特等著名的作家、艺术家。但她真心爱的却是多产作家亚历山大·仲马（父，即大仲马）与后来被他遗弃的他与花边女工卡特琳娜的私生子，与她自己同龄、年仅二十的亚历山大·仲马（子，即小仲马，1824—1895）。

19世纪的西欧，浪漫主义是时代的主流，也是文学的主流。

浪漫主义是一种感情方式。la sensibilite（善感性），这个词的意思是指一种容易触发感情特别是容易触发同情的气质。柏特兰·罗素精辟地指出："浪漫主义运动的特征总的说来是用审美的标准代替功利的标准。"这并不说明浪漫主义根本无视道德标准，而只是说明如罗素说的："浪漫主义者的道德都有原本属于审美上的动机。"只不过浪漫主义者所热衷和追求的"美"，往往是带有病态性质的"美"。因此，浪漫主义者

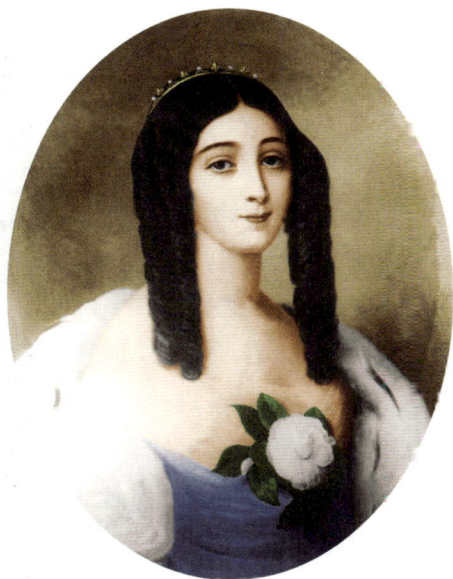

玛丽·杜普莱西

或者浪漫主义作家不论是在自己的现实生活中，还是他笔下所写的主人翁，他们重视的只是"美"和激情；他们的爱情标准也就只有这么两条：一、对方的外形是"美"的、富有风度的，能引发自己的激情。二、对方对自己是具有真爱的激情的，不管以往怎么样，只要今后会真心爱自己，他们不考虑对方的出身、地位、门楣、财产或对自己的前程是否有利。什么样的人最合乎这个标准呢？

　　疾病是由于生理或心理异常两类情形而出现的症状或体征。因心理异常而引起的神经精神病，在文学中已经写得很多，到了今天，神经质人格已经成为欧洲文学的一个重要方面。但是因生理异常而引起的疾病，由于其症状和体征的表现，大多都要影响到作家所喜爱的自己主人翁形象的美，使作家们，纵使是主张客观地真实反映现实的自然主义作家，也往往不能不有所顾忌和回避，唯独肺结核病，它的症状，不但并不影响，相反在某种程度上增添了主人翁，尤其是女主人翁的美。像玛丽·阿尔丰西娜这么一个肺结核病人，便是浪漫主义作家心目中"美"的典型！玛丽·杜普莱西的传记作者若昂内斯·格罗塞在书中就称自己这位传主是"19世纪初期时兴的标准女性美的完美代表"。因此，像玛丽这样的女子，只要浪漫主义者相信她是真的爱着自己，那么，她的形象不论是在现实生活里，还是在文学创作中，都是理想的人物。

　　事实上，小仲马本来就知道玛丽·阿尔丰西娜患有肺结核病。他在与她幽会时，曾明确告诉她说，他知道她有这种病，但他从来没有犹豫过会因她有此病而不爱她，相反地，他甚至相信，如果她把病传给了他，倒是一种姻缘；他向她保证，"至死都爱你"。小仲马的确是真心爱

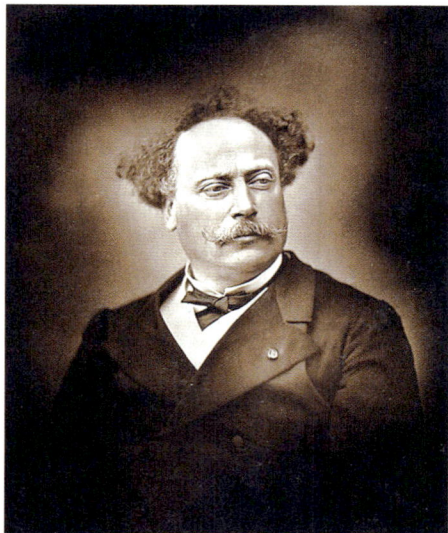

爱上患肺结核的玛丽·杜普莱西的小仲马

着玛丽的，他不惜为她花费巨资，以至背上沉重的债务。只是他接受不了她要他在爱情上不猜疑、不任性、不奢望，容忍不了她在爱他的同时又接待别的情人，虽然她向他保证，她唯一真心爱的只有他。这导致他给她写了绝交信。因为浪漫主义者大多又是爱情至上主义者，她这行为使他怀疑她并不真心爱他。但在他离开她之后不久，她就因他所爱的肺结核而死。这又让小仲马万分内疚，他深深觉得："我不能感到对她是清白无辜的。"

当作家与他所爱的女人永别的时候，爱情便在他的心里获得新的生命；不论是所爱的女子不再爱他，还是因某种原因死去，都会比成功的爱情带给作家更为强烈的感受，并赋予他更加丰富、更为充溢的灵感。这在文学史上是屡见不鲜的。小仲马也这样，爱的永别使创作的激情在他的心中油然而生。终于在玛丽·杜普莱西去世一年之后，即1848年，小仲马发表了他以自己所爱的这个女人为女主人翁原型写成的小说《茶花女》。

当时传统的道德观念，包括对文艺创作的要求，认为与人通奸的有夫之妇或青楼卖妓的年轻女子都是灵魂有罪的人，应该使她们改邪归正获得新生，要不就在自杀或被杀中处死她们。但是出于对玛丽·杜普莱西的爱，小仲马背离了这种传统。在《茶花女》这部小说里，他不但以圣母玛利亚的名字来命名她，把她看成是圣母和天使，称她为"玛格丽特·戈蒂埃"，同时保留玛丽生前众人所给予她的亲切的外号"茶花女"。在作品中，小仲马注重刻画她美丽的心灵和外貌。在描绘她的外貌时，除了写出她一般的女性美之外，还自觉不自觉地注意和重视了对女主人翁肺结核病患者所具有的特征的描写，如因疾病的消耗而身体显得"颀长苗条"；因时有低热而脸颊呈深红的"玫瑰色"，这是病态的红晕；还有因发烧和性欲过强而"细巧而挺秀"的鼻子，"鼻翼微鼓，像是对性欲生活的强烈渴望"（王振孙译文）……都显示出了作家本人的浪漫主义的情调。这就不难理解，在《茶花女》的创作中，作家宣泄了自己郁积于心的情绪，重温了一次比现实更为浓厚的爱情，且又发挥了浪漫主义的情怀，使小仲马如他自己所说的："我感到……似乎体验到了……画家通过描绘人物表现自己的快乐。"后来，他又亲自将小说改编为话剧。

小说和话剧《茶花女》使意大利著名音乐家朱塞佩·威尔第（Giuseppe Verdi，1813—1901）深受感动。这位天才的歌剧作曲家从中获得了灵感，与他的好友弗朗切斯科·玛丽亚·皮阿威一起，以极大的激情，将它改编成歌剧 La Traviata（《失足者》，中译为《茶花女》）。不用说，改编是忠实于原作的，主人翁仍是一位患肺结核病的女子，只是名字改叫薇奥列塔。歌剧于 1853 年 3 月 6 日在作曲家本国威尼斯著名的菲尼斯剧场首次公演时，却彻底失败了。这除了背景的现代化、表现重在心理刻

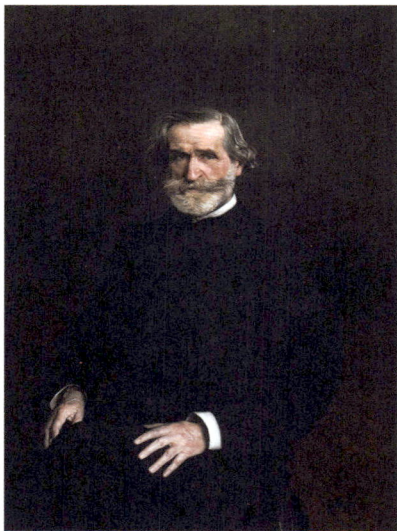

意大利作曲家威尔第

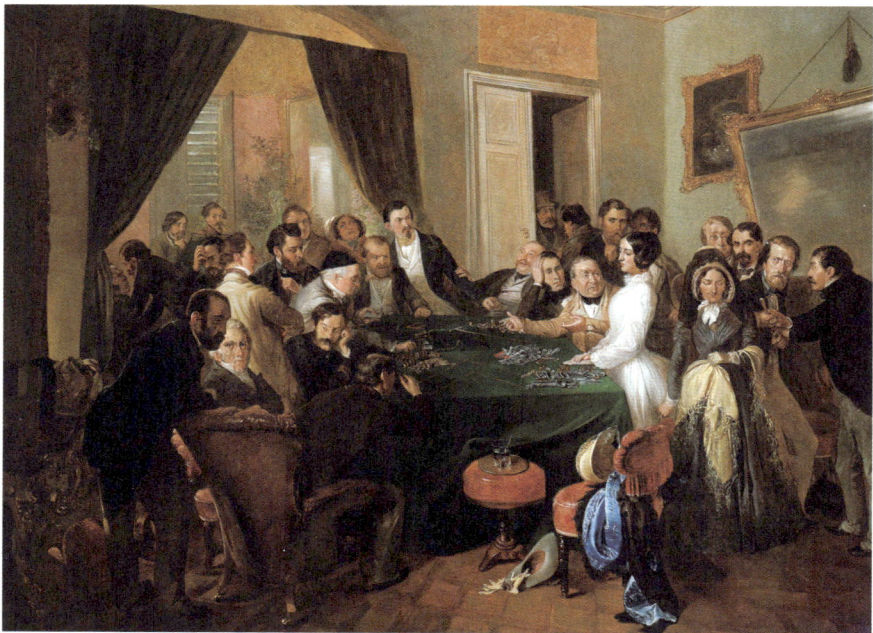

歌剧《失足者》第一场

60

画，不符合观众趣味外，主要的原因是在扮演患肺结核病女主人翁的萨尔维尼-多娜特利身上。这位老演员的演技是无可挑剔的，唯一遗憾的是她长得实在太魁伟了，不符合浪漫主义时代大部分观众的审美心理。一位目睹这场演出实况的作者曾这样描述当时的情景：

> 当那天晚上过于肥胖的薇奥列塔，原来是剧院医生宣告需要减肥的萨尔维尼-多娜特利夫人时，威尼斯的观众们发出了一阵阵的哄笑。

后来，在换成比较瘦削的演员后，从 1856 年 5 月起，歌剧《茶花女》先后在英国伦敦、俄国圣彼得堡、美国纽约、法国巴黎等各地上演，就一直受到广泛的欢迎。如今，一个半世纪以来，像小说《茶花女》已经成为世界各国的畅销书一样，这部歌剧也无例外地已经成为世界各著名歌剧演员和歌剧院的保留剧目了。

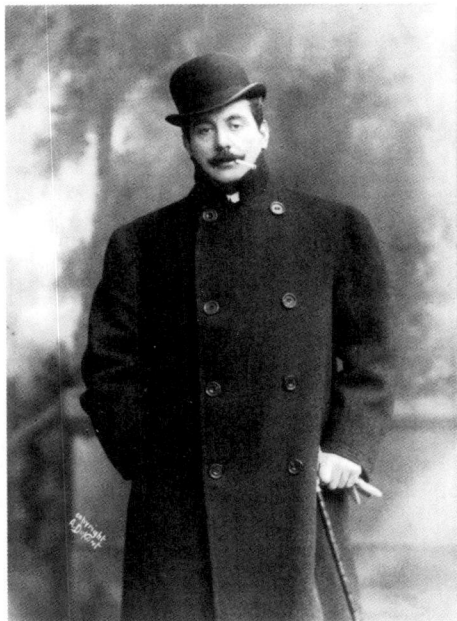

意大利作曲家普契尼

浪漫艺术家以及观众对于"病态美"的偏爱，不只表现在对《茶花女》的创作和赏识上，这种偏爱实际上已经成为当时的一种风气或时尚。在其他许多歌剧中，同样可以看到茶花女型的女主人翁，看到艺术家这种对肺结核病患者的偏爱。在意大利贾科莫·普契尼（Giacomo Puccini，1858—1924）的《波希米亚人》（又译《艺术家的生涯》）中，女主人翁，二十二岁的咪咪，是生肺结核病的，她脸色苍白，明净的皮肤泛着茶花般柔嫩的白色，脆弱

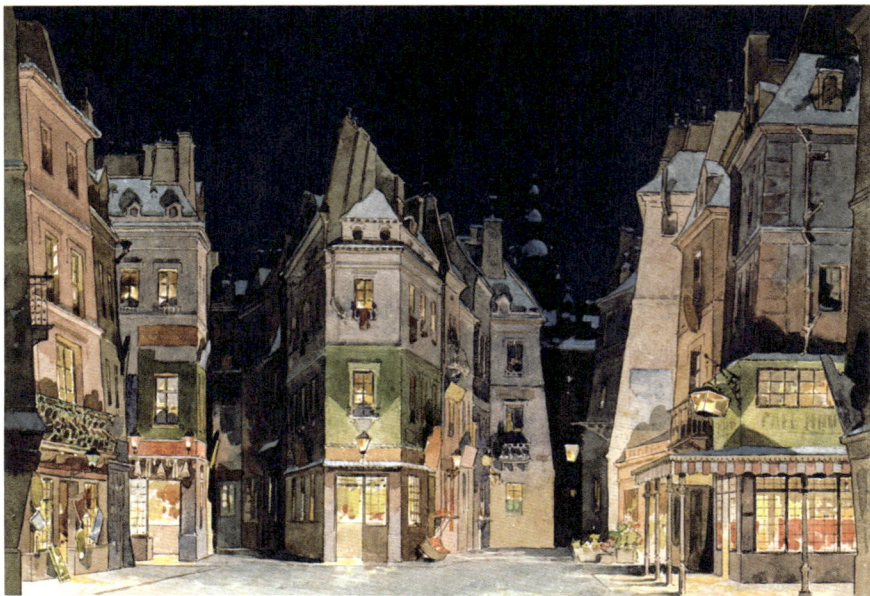

歌剧《波西米亚人》的一个场景

而病态，终日不断剧烈咳嗽，一天天疲软瘦弱下去，直到垂死时刻。她这种病态的美"仍对（男主人翁、诗人）鲁道夫具有诱惑力"。此外，法国作曲家达里乌斯·米约（1892—1974）的《奥菲欧的不幸》中，女主人翁欧律狄克的神秘的不治之症，也是当时的医生们对它一筹莫展的肺结核病；还有意大利多产的歌剧剧作家盖塔诺·唐尼采蒂（1797—1848）的《宠儿》中的女主人翁莱奥诺拉，也是肺结核病患者。特别有意思的是，法国多产作家普莱沃神父的著名小说《曼侬·莱斯科》中的女主人翁、妓女曼侬，本来是一个身体健康的年轻女子，但是在小说被改编为歌剧后，不论是普契尼的，或是法国歌剧作曲家茹尔·马斯内（1842—1912）的，都赋予曼侬的形象一种肺结核病患者的病态的美。不难理解，因为这是浪漫主义时代和社会的印记，读者和观众、听众的时尚，在文学、艺术家笔下被作为审美的特征得到了肯定；反过来，文学作品中的这种病态的女主人翁，如大仲马父子的一位传记作者说的，又使得"肺结核和面容苍白如今获得了一种阴暗而又迷人的力量"，以致影响到整个时代和社会的风尚。

对肺结核病病态美的这种偏爱，在西方作家中，直到 20 世纪都带有普遍性。德国获诺贝尔文学奖作家托马斯·曼的为作者带来世界声誉的长篇小说《魔山》，背景是瑞士阿尔卑斯山中一所肺结核病疗养院，来自欧洲乃至世界各国的病人，一些有思想的知识分子，在这里经历了健康、疾病、死亡的思考，也经历了浪漫的爱情。来自苏俄的有夫之妇克拉芙迪娅·舒夏特患肺结核，而且病得不轻，但是男主人翁、出身富有的资产者家庭的年轻工程师汉斯·卡斯托普就是摆脱不了对她的得不到回报的爱。小说描写这种爱情时，认为这仿佛是不可理喻的，但却是普遍的，寻常的，必然存在的。

肺结核病对中国的浪漫主义作家来说，也同样是他们的偏爱。

既然肺结核病标志着才华和智慧，意味着多情善感和优雅纤细的感情，而且还被认为有比较强的性欲望，而这三方面都是爱情所不可或缺的精神和肉欲的要求，那么，在现实生活或文学作品中，不但生肺结核病的作家有一段浪漫的爱情史，是十分自然和十分诱人的；同时从表现自我和吸引读者上来考虑，把这样一位具有爱情经历的生肺结核病的作家作为自己作品的主人翁，即是说将自己的这种情感投射在这样一位生肺结核病的主人翁身上，不但是不少作家所乐意和期望的，也是许多读者所欢迎和期待的。倡导浪漫主义的创造社的作家郁达夫的著名小说《迟桂花》是这位生肺结核病的作家 1932 年 10 月在杭州"静养沉疴"之时，在游览石屋洞大仁寺时，见到一位相貌像他所爱的王映霞的年轻女子，又闻到一阵"似乎要触发性欲"的桂花香气之后，激发起灵感而写成的。郁达夫在日记中说：他是"想在这篇小说里写出一个肺病者的性格来"。这个愿望的确已经实现了。小说里的"肺结核者的性格"也即是他自己这位肺结核病患者的性格，体现在作家郁先生和他的好友翁则生两人的身上。生肺结核病的翁则生，大学时代曾经与一位也是生这种病的日本少女有过一段热烈的浪漫爱情，以后在多年的独身生活中，偶尔也不免说几句猥亵的笑话，来发泄他被压抑的性心理。郁先生起初虽然有点欲说还休，仍然承认自己在老友幽深的山间居住，那浓艳

63

的撩人的桂花香气，"似乎要起
性欲冲动的样子"；后来又坦率
地承认自己面对则生的妹子，
恍恍惚惚，为她所迷醉，产生
贪鄙的肉欲和邪心。两位人物
的性格和感情，都表现出浪漫
的爱和性，都是作者本人性格
和感情的折射，也是作家心中
浪漫爱情的理想情调。同时，
读者自然注意到，翁则生的浪
漫爱情，也是郁达夫前期的小
说《南迁》中的主人翁伊人和
日本女学生之间的爱情关系的
复现。在后来的小说《蜃楼》

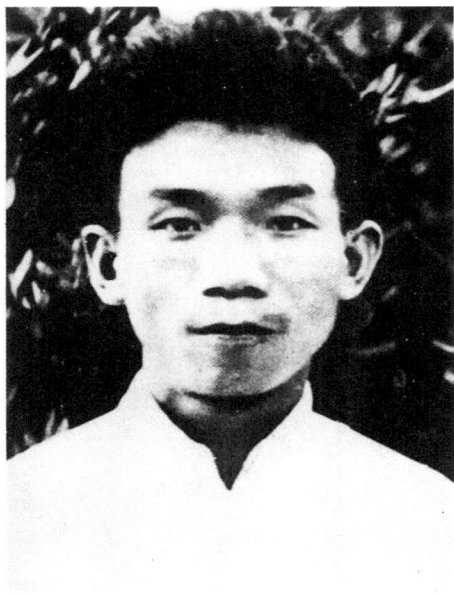

中国现代作家郁达夫

里，郁达夫又写了主人翁陈逸群与叶秋心两位肺结核病患者的浪漫
爱情。

像郁达夫这样将自己的情感赋予一位生肺结核病的主人翁，让他经
历一场浪漫的爱情，在中国其他许多作家的作品中也常常看到。如另外
两位创造社作家叶灵凤的小说《忧郁解剖学》《肺病初期患者》和王独
清的小说《三年以后》中，甚至在丁玲的《莎菲女士的日记》中，都
可以窥见这些男女作家对表现肺结核病人的浪漫爱情的喜爱。在《三年
以后》中，男主人翁对那位身体纤弱、脸色苍白、神态疲倦、心情忧
郁、爱好艺术的少女，肺结核病的"症候已经过去"，竟然深深感到失
望，说是要不然，在相爱中"等到最后你可怜的生命告终的时候，也正
是我得了你肺病的分赠，随你消失我这无谓的残生的日子"，并喟叹：
"哦，像那样的情死，像那样你身中有我，我身中有你的情死，我想是
再美也没有的，再美也没有的了！"而现在，既然病已康复，已经失却
了那病态的"凄楚而易感"，那么，她也就"不再是那使我想她一同害
肺病而死的少女了"，也就是不再是他所爱的那个肺结核病人了。

在古今中外的文学中，描写爱情的故事总要比别的故事多得多；而在爱情故事中，爱又终究不得所爱的悲剧，总是要比大团圆的喜剧故事更吸引读者；这爱情悲剧的关键，就在于主人翁由于某种原因在适当的时刻死去，这某种原因，其中之一便是因病亡故。在这样的作品中，爱情是欢乐的、美丽的，疾病是幽怨的、忧愁的，死亡是悲痛的、哀伤的，于是，随着情节的发展，读者与作品中的人物一起，共同经历欢乐到哀切到悲伤的心灵感受，一步步抒发出心中的郁积，消除紧张状态，获得宣泄的快感。在作品中设置一位患肺结核病的人物，对作家安排这样的情节是非常有利的。只要想想，一位年轻少女，当然有着漂亮的容貌，她家庭物质条件优越，不然怎么维持得下生活和生命？她由于天性敏感，又好忧郁，饮食挑剔，生活浪漫，于是染上了肺结核，由她的父亲，最好是一心一意爱她的丈夫——她自然并不爱他，这也是她患此病的原因之一——送到一处景色幽美的僻静之处疗养，邂逅一位年轻英俊又情投意合的男性，于是一见钟情，彼此相爱。不过最后仍然没有战胜肺结核菌，死于两人相爱得最热烈的时刻。这就把浪漫爱情引向了极点，引向了无法再跨前一步的时刻。浪漫爱情的情节结构模式不外乎是这样：爱情与死亡联姻，死亡被安排在爱情的关键时刻；或者是出于情人个性和心灵上的原因，因失恋而自杀，为殉情而自杀，因爱她而杀她，为报复而杀他；或者是出于情人间外在的原因，直接或间接地受恶势力迫害而死，或因某一偶然的事故或某种疾病的侵染而死等等，重要的是这死必须在情节发展的特定时刻。《红楼梦》就写尽了这种浪漫爱情。

《红楼梦》中的林黛玉小时受父母宠爱，纯真而任性，这种性格的人，却要寄人篱下，一切小心戒备，自矜自重，需得付出多大的忍耐和克制，却仍难见爱于人；更有甚者，她的敏感的心灵，使她在与宝玉的爱情上，备尝伤感、忧郁之苦，而且封建的婚姻制度，使他们两人真心相爱而终究不得所爱，这些都迫得她罹患肺结核病。小说写她"身体面庞怯弱不胜"，"态生两靥之愁，娇袭一身之病。泪光点点，娇喘微微。闲静时如姣花照水，行动处似弱柳扶风。心较比干多一窍，病如西子胜三分"。作为肺结核病容的描写，虽然不免有点俗套，但曹雪芹选择女主人翁患肺结核病来表现她与男主人翁宝玉之间感人的浪漫爱情，是非常合适的，而且安排得也相当妥帖。因为肺结核不仅可以使女主人翁获得一种病态的美，而且它作为一种慢性病，便于作者把患者的死任意安排在他认为需要的时刻，因此林黛玉在经过一段时间的病情加剧、吐血恶化过程之后，遇到一次大打击，最后数次昏倒，死于"薛宝钗出闺成大礼"之日，在"焚稿断痴情"之后，直叫一声"宝玉，宝玉，你好……"，终于"气绝，正是宝玉娶宝钗的这个时辰"。强烈的对比，表现浪漫爱情毁灭于最炽热之点，美殒落于最渴求时刻，来获得读者的同情与怜悯的热泪，完成悲剧的使命，却不会使人对死亡与结亲的安排感到难以置信。

在文学艺术中，爱情只有与死结缘才能达到最具感染力的顶点。在这里，主人翁的肺结核病是有它特殊作用的。肺结核病人苍白的脸及其时而泛起的红晕，既使人想到"热情"和"生命"，又使人想起这生命正在一天天萎谢和消逝，想到这生命的美的被摧残、被毁灭；年轻的美丽的生命似乎在一小瓣玫瑰红中，顽强地表现出它那被压抑的热烈的爱情，苍白却表明那象征生命的殷红的血液在逐渐退去，预示了死亡的必然，这样一来，就可以使爱情—疾病—死亡，演出一场感人心弦的爱情悲剧。

坏血病：航海殖民的惨重代价

　　殖民和扩张不是一个好听的名词，因为主权国对殖民地人民的剥削、奴役、蹂躏甚至杀戮的残酷行径是谁都不喜欢听到的。但是爱德华·M.伯恩斯和菲利普·L.拉尔夫在《世界文明史》中说："某种程度的扩张主义几乎是所有文明的共同特征"；而且由于经济生活不断复杂化和对一种制度的真正优越感或虚假的优越感的增长，"扩张主义似乎是必然的结果"。（罗经国等译文）这是因为原始资本积累急剧增加

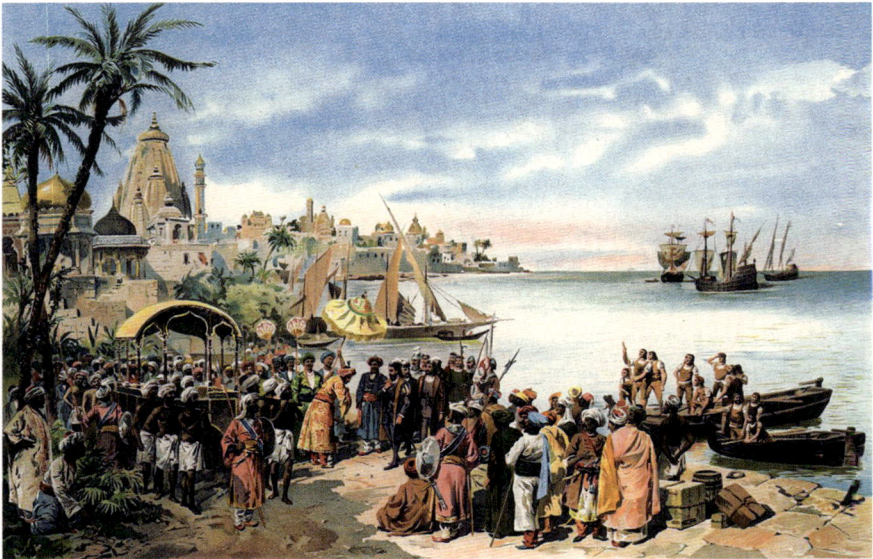

画作描绘达·伽马的航海

后，资本主义工业革命需要向海外拓展市场、获取原料，于是，殖民扩张就不可避免；反之，如果没有殖民扩张，人类的历史甚至会因为缺少资本主义这一环而无法延续。

世界史上最早向海外殖民扩张的是葡萄牙、西班牙和荷兰。17世纪开始，英国资本主义制度确立，增强了实力，深信已经能与这几个殖民先驱抗衡了，于是便进行大规模的殖民扩张。到了维多利亚时代（1837—1901），英国的殖民扩张达到了顶点，殖民地从英伦三岛扩张到冈比亚、纽芬兰、加拿大、澳大利亚、马来亚、香港、新加坡、缅甸、印度、乌干达、肯尼亚、南非、尼日利亚、马耳他等地，占世界陆地总面积的20%，全球四五亿人口中的四分之一都属大英帝国的子民，大英帝国成为一个"日不落的帝国"。但是，代价也是十分高昂的：在殖民航海中，一种所谓的"海员病"（Sailor's Disease），成为海员们的最大杀手，极大地打击了大英帝国的殖民扩张。

"海员病"即"坏血病"，正式的学名叫"维生素C缺乏症"。早年因看到都是海员患有此病，才取了这个名字。这是一种营养性疾病，是人类最早发现的疾病之一。约在公元前1550年的埃及医学文集《埃伯斯纸草文稿》中，就已经提到过此病。古代印度三大医学家之一的素什腊塔的著作中，也曾描述，说发此病时，患者"齿龈突然出血并逐渐腐烂、发黑，并分泌出黏液，发出臭气"。1736年的一份材料也说到，坏血病患者的"手臂上，尤其是腿上出现红斑，这些红斑逐渐变黑，再变青；人特别虚弱，齿龈发红，发痒，然后烂掉，牙齿松动脱落……口腔发臭，肌腱烂死，肌肉全掉下来"……这都是严重的坏血病病人的症状，疾病初期的临床表现，病人一般只是感到倦怠，全身乏力，食欲差，精神抑郁，觉得口腔和皮肤有些干燥，因此不容易发觉患有什么病。现在，通过科学研究，已经了解，长期出海的人是因为饮食中缺乏维生素C（抗坏血酸），才患上坏血病，特别是在群体活动中，由于含维生素的食物不能得到及时的补充，因此这种病例就更容易发生。殖民扩张活动中此病大量增加，就全是这个原因。

基督教组织反对伊斯兰国家的十字军远征被历史学家称为"中世纪

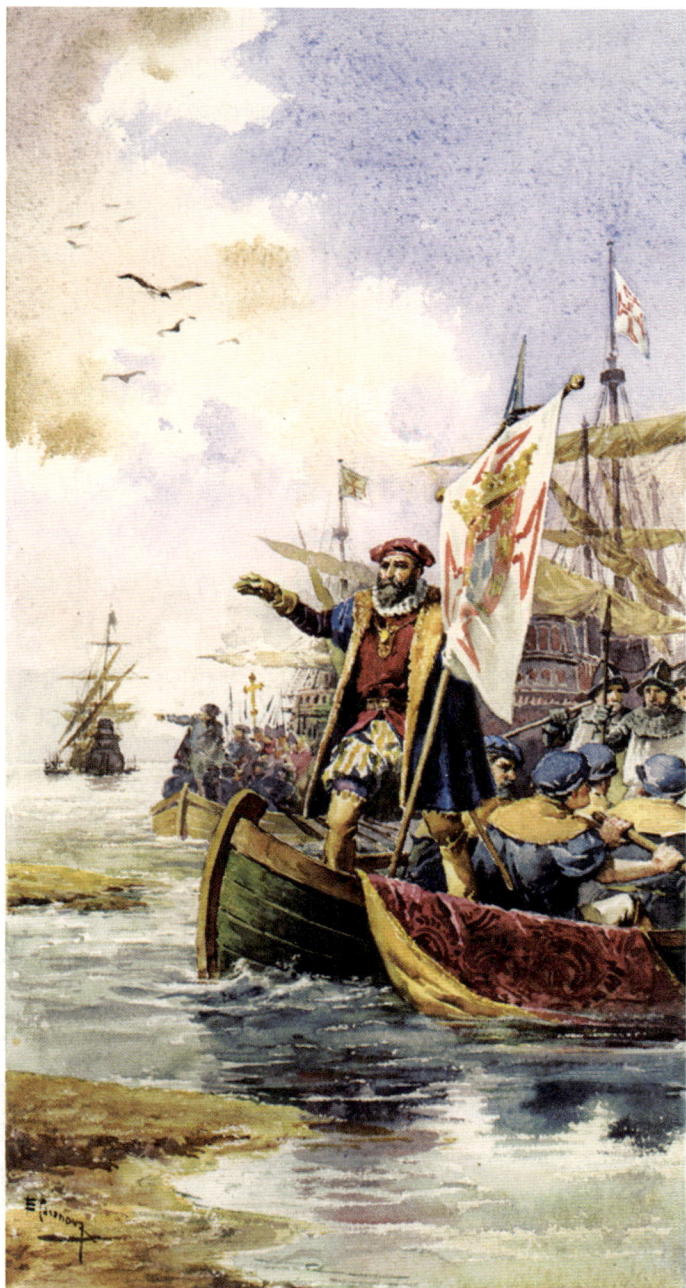

达·伽马 1498 年登陆图

的一次扩张主义"，在这从 1096 年至 1224 年间共计八次的远征中，尤其是 1218 年到 1221 年的第五次和 1248 年到 1254 年的第七次远征中，都有大量人员死于坏血病，是欧洲医学文献中最广为人知的事。以后，也不时有文献记述这一病状。葡萄牙人文主义者和历史学家若昂·德·巴罗斯（约 1496—1570）1522 年受国王约翰三世之派，作为殖民代表前往几内亚。他曾以自己的亲眼所见，这样描述停泊在东非海岸的海员们所患的坏血病：

> ……许多人都害了病，有一些已经死亡。……他们的齿龈都肿了起来，肿得连嘴唇都包容不下，而且齿龈萎缩，一直萎缩到皲裂溃决的地步，好像肌肉全已经坏死：这是最可怜、最惨不忍睹的事。此种病害，我们后来发现，是由于吃的是藏得过久、已经腐烂了的肉类、盐鱼和硬面包的关系。

在近代的殖民扩张活动中，随着科学技术的发展和历史经验的积累，对那些长期在海上过惯漂流生活的水手来说，大自然和海洋已经不再成为他们最大的威胁了，最折磨他们的是坏血病，它是他们卧床无法行动和死亡的主要原因。达·伽马的船队就是这样。

1497 年，葡萄牙航海家瓦斯科·达·伽马（Vasco da Gama，1460？—1524）受国王之命带领 170 名船员，从首都里斯本出发，经加那利群岛和佛得角群岛，绕过好望角，于第

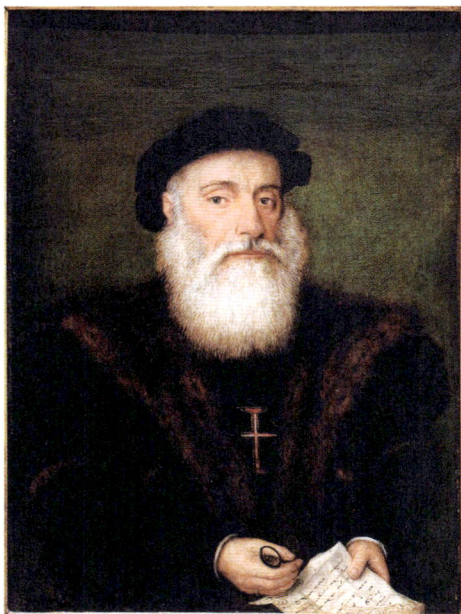

葡萄牙航海家达·伽马

二年的 4 月 7 日到达今日肯尼亚的蒙巴萨和马林迪，然后穿过印度洋，最后于 1499 年返回里斯本，为葡萄牙打开了对印度贸易的大门。但是这次远航造成的损失也异常惨重：这些船员中，仅 55 人生还，其余的大部分都死于坏血病。此后，从 16 世纪到 19 世纪，坏血病依然一直是海员们的最大杀手，大英帝国也深受它的打击，统计材料表明，在 18 世纪中，英国的皇家海军，差不多七分之一的士兵都死于这一疾病。"安森的环球航行"是一个著名的例子。

在"西班牙王位继承战争"（1701—1714）中，根据 1712 年至 1713 年的和谈结果，在荷兰乌德勒支签订了《乌德勒支条约》。条约允许英国每年从西班牙的殖民地供求无限量的奴隶和五百吨商品。这让英国的商人和走私者有机会入侵传统上不开放的西班牙在美洲的市场。但是有些私商的——主要是牙买加制造的船舶，常运载西班牙试图拦截的违法物资，致使两国常常发生摩擦甚至战争，如 1718—1720 年的"四国同盟战争"，1726 年的"封锁波托韦洛"和 1727—1729 年的"西英战争"。

在殖民扩张上，英西两国本来就有利益冲突。1739 年，全欧洲都在议论西班牙从南美新大陆掠夺财富：大量的白银从秘鲁起运，过巴拿马海峡后，再在加勒比海岸的波托韦洛转装到另一艘船上运往西班牙；另一批船只从马尼拉把奢侈品运往墨西哥的阿卡普尔科港，然后到维拉克鲁兹港，再带上墨西哥的白银运走。西班牙在加勒比海的属地还提供有糖、烟草、染料和香料……大英帝国怎么会不觉得眼红呢？而且 1731 年罗伯特·詹金斯船长出席英国下议院的一个委员会，展示他的一只耳朵，说是这年 4 月间他在西印度群岛时被西班牙海岸警卫队割下的。这就更激怒了英国公众的舆论，最后导致 1939 年 10 月爆发的"詹金斯的耳朵战争"和乔治·安森的一次大行动。

乔治·安森（1697—1762）是英国的海军上将，他主持的英国海军改革对提高英国舰队的作战力起到至关重要的作用。1747 年，他指挥英国舰队，在"菲尼斯泰尔战役"中，击败法国雅克-彼埃尔·容基耶尔（1685—1752）海军上将，俘获四艘战列舰、两艘护航舰、七艘

71

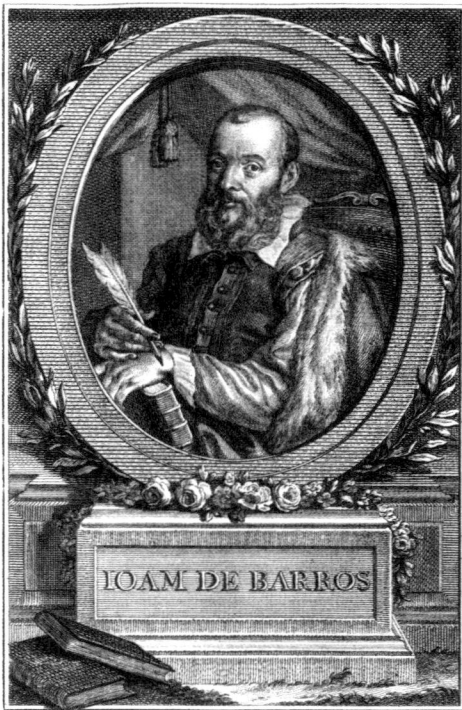

葡萄牙历史学家巴罗斯

商船，声名显赫。由于他一贯的功绩，使他受封为"男爵"贵族爵位。

"詹金斯的耳朵战争"中，在爱德华·弗农带领的六艘战船和安森率领的海军中队于1739年11月攻占了西班牙的殖民地和商品转运点波托韦洛之后，安森又奉命环球航行，去截获西班牙的财宝转运船。

安森率领六艘皇家海军舰艇：配备四百名水手和六十门大炮的王牌舰"百人队长号"，同是配备三百名水手和五十门大炮的"格洛斯特号"和"塞弗恩号"，还有分别配备二百五十、一百二十和七十名水手，四十、二十四和八门大炮的"珍珠号""赌博号"和"特里尔号"，外加两艘商船，开往南太平洋，去截获西班牙每年从南美到马尼拉的财宝运输船并攻击其南美的海港。

安森的舰队是在1740年9月18日从英格兰的圣海伦港起航的。在最初两周穿越大西洋的航行中，安森的两名船长和主任医师就病逝了。等舰队在巴西的一个岛上着陆，又有八名船员因病不得不被留在陆上。舰队后来试图绕航合恩角时，首批"海员病"病例出现了。此后，连续的灾难先是让两艘舰艇尚未到达火地岛最南面的合恩角便不得不中途折回，另一艘则在智利海滨附近沉没。绕过好望角，在异常强大的风暴中又损失了两艘。最后，安森就以他仅存的"百人队长号"，越过太平洋，在菲律宾附近俘获了一艘西班牙运送财宝的大帆船。最后1744年6月以英雄的身份回到了英国，被当时的政府、舆论和历史学家看成是海军英勇行为的壮举。但是，付出的还不仅仅是物质上的损失，更多的是人员的死亡。

维生素 C 广泛存在于自然界的许多新鲜水果和蔬菜中，尤其是柑橘类水果。在安森那个时候，有关新鲜水果对海员病的重要性已经有所闻知，因为仅在几年之前，就有荷兰的医生、路德派神学家和作家扬·弗雷德里克·巴赫斯屈隆（1688—1742）在他 1734 年的

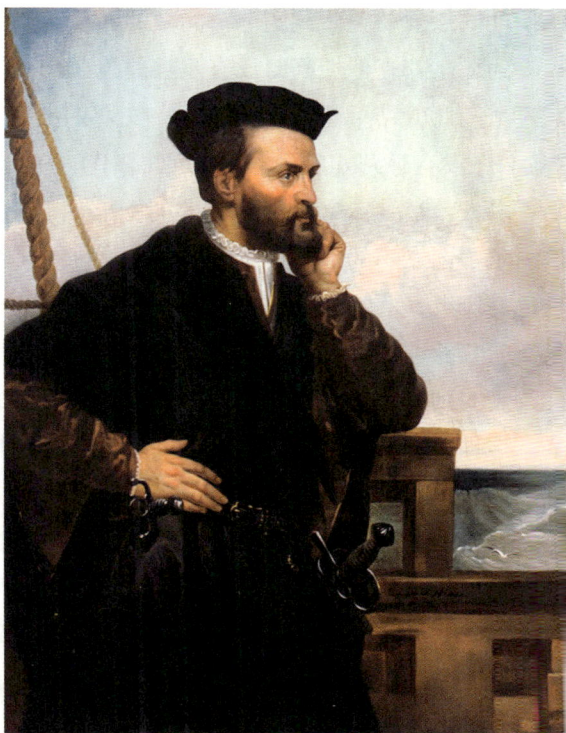

雅克·卡蒂埃

《有关坏血病的观察》一书中写道："坏血病不过是由于人的机体缺乏新鲜的食物和绿色蔬菜，基本上这是此病的唯一原因。"此前还有葡萄牙史学家若昂·德·巴罗斯（1496—1570）在 1522 年作为殖民代表，奉国王约翰三世之命去几内亚时，以自己的亲眼所见，描述过停泊在东非海岸的海员们的坏血病。另外，法国探险家雅克·卡蒂埃（1491—1557）1534 年被国王弗兰西斯一世为扩张做准备派遣去北方探险时，被急流阻在一个孤岛上，随行人员中有一百一十人患坏血病，其中二十六人死亡。后来，当地的土著建议他们喝松树叶子浸泡过的水，颇有功效，使他认识到"这种树木的液汁……是防止此（坏血）病的唯一药品"。更有詹姆斯·兰开斯特爵士（约 1554—1618），作为东印度公司派遣的远征队领导人之一，在海上航行了二十九个星期到达好望角时，由于坏血病暴发，使远征队完全瘫痪，但因他为水手们提供了柠檬汁，

才使他的探险船免于此病。

问题是安森他们当时没有足够的蔬菜和水果来预防一千名水手的坏血病，因此，结果就可想而知了。安森的牧师理查德·瓦尔特记述说，"我们还没有等到 6 月中着陆，死亡率就一直在上升，以致已经丧失了二百多人，最终竟聚集不起更多的能够尽职的人来担任警戒任务。"他描写水手们发病的症状说："（病人）的共同表征是全身体表全是大块变色的斑点，两腿肿胀，牙龈腐烂。最重要的是，整个躯体都觉得异乎寻常的疲惫，特别是在任何运动之后，即使是最轻微的运动。这种疲惫使人衰弱到近乎昏厥的地步，感到无力喘气，或者没有力气动一动。通常，这种疾病就像是被意外的恐怖袭击吓得颤抖不已、精神沮丧。"

在绕到合恩角的这个月里，光是安森的航船就有四十多人死于坏血病。安森打算将航路转向西北的索科罗岛。但在到达该岛的大约五十天时间里，在与风暴的斗争的同时，每天平均又有六人死于坏血病。以后，又陆陆续续不断因同一疾病而死亡，如在到达智利附近胡安·费尔南德斯群岛的途中，七百五十人几乎全都死于坏血病，甚至在抵达该岛之后，也有大约八十人在被带上岸或上岸不久即死于此病；在抵达西太平洋的马里亚纳群岛时，又有一百多人因坏血病而被送上岸住进医院，入院后，最初几天即有三十人死亡。总的来说，安森这次历时四年的远航，一千名船员中，只有四人在战斗中阵亡和少数人受伤，死于坏血病的人数高达八百五十五人，占 67%。

理查德·瓦尔特神父出版于 1748 年的书《安森的环球航行，1740—1744》虽然是一本只有十五万字的小书，但它异常地感人心腹。英国大史学家托马斯·卡莱尔在他的《腓特烈大帝传》中赞美说：此书"写得简要而又清楚明白，在同类作品中是一首真正的诗或者罗曼司，是当时世界文库中最吸引人的书籍之一"。安森及其一行人的英雄事迹，受到卡莱尔的热烈歌颂。但与此同时，他们中很多人的病逝也给人留下了难忘的印象，让英国的很多医学家都觉得自己有责任去攻破坏血病的难关。在这个问题上，詹姆斯·林德和詹姆斯·库克做出了卓越的贡献。

詹姆斯·林德（James Lind, 1716—1794）生于苏格兰爱丁堡一个上层中产阶级家庭，接受古典教育后，他先于十五岁时去外科医师乔治·朗兰兹那里做他的徒弟，随后在1739年二十三岁时，加入了英国海军，成为一位外科军医的助手。那些年正是英国全球殖民和世界贸易扩张的黄金时期。在海军

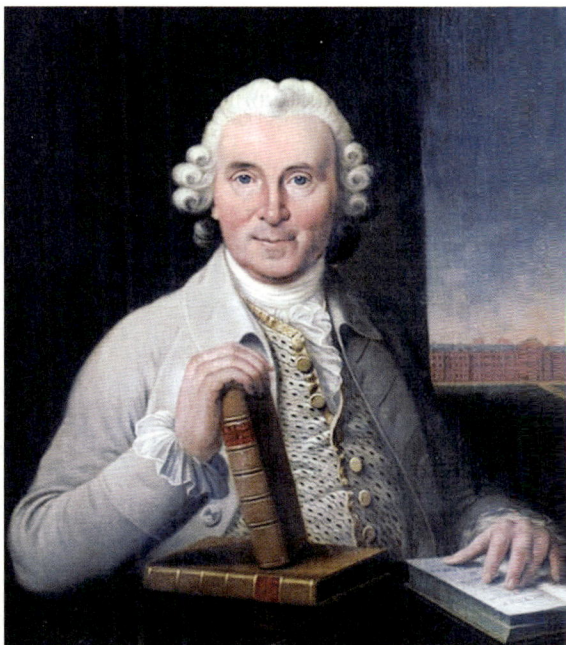

英国医生詹姆斯·林德

九年的生活和工作中，林德随军出英伦海峡，远航地中海、几内亚、西印度各地，目睹了各种热带病，对海军的卫生健康产生了浓厚的兴趣。长期的经验使林德对坏血病的危害有特别深刻的感受，并通过观察，对此病的预防也有所发现。林德先是根据十个星期巡航中所收集的材料，写出了他的重要著作《论坏血病》（1753）；四年后又出版了另一部重要著作《保护皇家海军海员健康的最有效的方法》（1757）。

　　林德是一位一丝不苟地专注于研究对象的医师，早就对坏血病做过特别细致的观察。他注意到，患有这种疾病的人起初是脸孔变了颜色，从平日的本色变为一种像烟熏过似的发青的肤色，他们懒于行动，任何活动都使他们感到倦怠甚至厌恶。不久，他们的齿龈发痒，并肿胀了起来，连很轻微的摩擦都很容易引起出血；除齿龈外，他们身体的其他部分也容易出血。这时候，他们觉得皮肤非常干燥，检查时可以看到出现有淡红色、浅蓝色或者不如说是黑色和铅色的斑点。跟皮肤的外观一样，仿佛是由于皮下出血，才从皮肤的下面溢出血来的。后来，许多病

人的腿也肿胀起来了，虽然一般不会肿到脚指头，但很长时间都一直保持这种肿胀，比真正水肿病人肿胀的时间都要长。

林德深刻感到这种坏血病的可怕，他写道：

> 军队因疾病而遭受的损失显然比因战争的损失还大。这一观察在我们舰队和分队进一步得到证实；仅是坏血病，在上一次的战争中就证明，比敌人的破坏性更大，它摧残的宝贵生命，超过法国和西班牙联合兵力的作用。

这使林德深感痛苦。不过前人的观察启发了他，使他以科学的态度，通过亲身的研究，证实了如他在论文中说的，只要重视食物的搭配，坏血病还是可以预防的。林德报道说，某些绿色植物，还有酸泡菜、洋葱、葡萄酒，特别是苹果酒，都是抗坏血病的食物；他特别强调柠檬汁和橘子汁的用途，指出它们对于治疗坏血病具有重大的价值。只

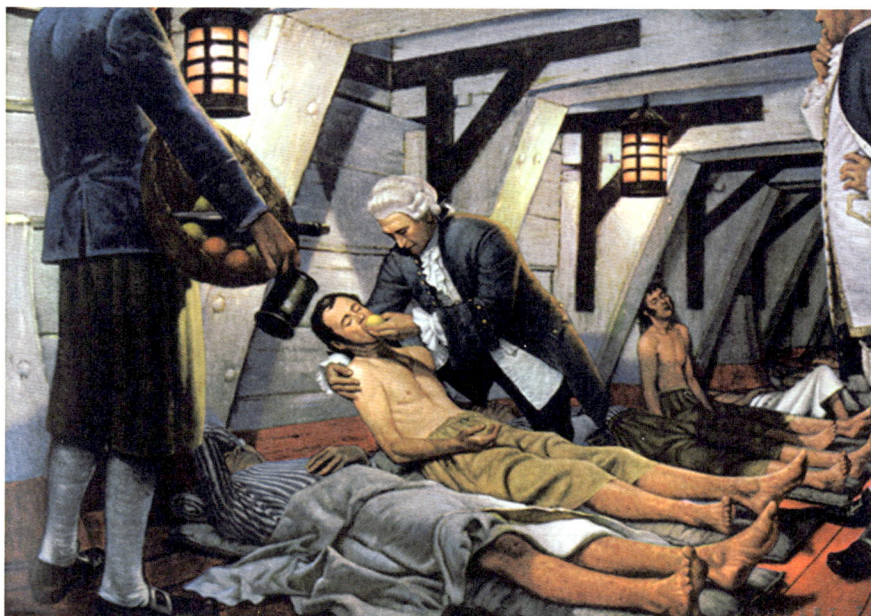

林德实验治疗坏血病

是，橘子和柠檬容易腐烂，又不是任何一个港口都能够得到，更不是一年四季都十分充分，也许还不便在航船上装载，而出海的船员往往一走就是一两年。考虑到这些具体情况，林德提出一种既能使抗坏血病的全部效能得以保持又能甚至在一艘小货轮上保藏多年的方法。

据林德计算，两打新鲜橘子，重五磅四盎司，能够榨出一磅九盎司半的纯橘子汁；经过蒸发后，可以留下五盎司左右的精品液体，但又仅相当于货轮上三盎司左右水的占用面积，只需要普通的四分之一瓶的容积就可以装下，却能保藏好几年，并且抵得上十二打柠檬或橘子的效能。林德的这个方法对英国的海军事业真算得上是功德无量，只是由于官僚主义，此法直到1757年，才为英国皇家海军所正式采用。有关的报道说到，由于应用了林德的这一"饮食疗法"，坏血病就像"使用了魔术一般"地在军队中消失了。由此，林德被称为"英国海军卫生的奠基人"。

农业工人和村妇的儿子詹姆斯·库克（James Cook，1728—1779）从十五岁被带到斯泰兹小海港的一家杂货店做学徒时起，就对大海怀有感情：闻到海水的咸味、听到海鸥的鸣叫，特别是入夜时分，传来海风的呼啸和海浪拍岸的声音，都使他从心底里感到喜欢。于是，他要求离开店铺，于1746年进入著名的沃克兄弟船公司当学徒。

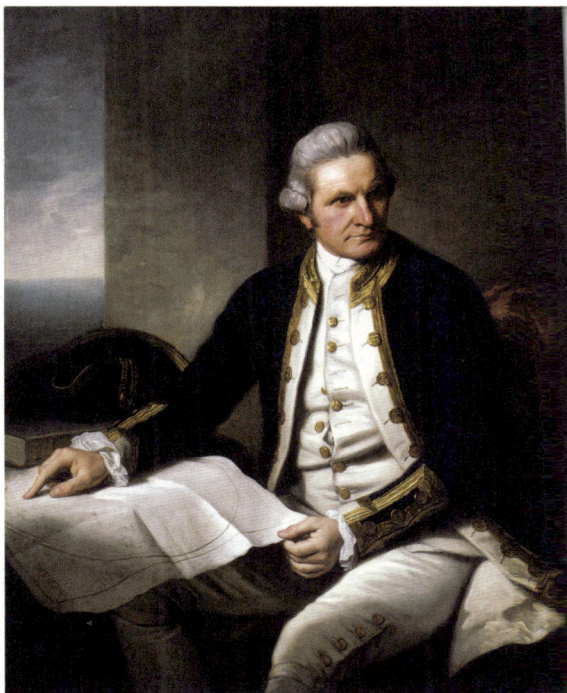

英国海军上将詹姆斯·库克

在这以后九年中的大部分时间里，库克相继在公司的几艘运煤船上，来往于纽斯卡尔、伦敦、挪威和波罗的海沿岸的港口。虽然库克的工作使他有机会担任运货船的船长，但他希望远航，只要能让他外出远航，他宁愿做一名普通的海员。为此，他在1755年参加了皇家海军。1768年，英国海军部接受皇家学会的建议，共同组织对南太平洋的首次考察。海军大臣霍克宁勋爵任命库克为考察队的指挥官，任务是护送皇家学会的科学家到塔希提岛观察金星凌日的情况。

1768年8月26日，一艘重三百六十八吨、长一零六英尺的运煤船"努力"号，带着九十四名海员以及几名随员，由普利茅斯湾起航出发。该任务完成后，考察船又向南、向西去找寻南方大陆，发现新西兰岛，并花六个月时间绘制出该岛的海图。接着又向西穿过塔斯曼海，1770年4月到达澳大利亚东南海岸，沿岸北上成功地驶过昆士兰的大堡礁，越过珊瑚海和托雷斯海峡，于1771年7月返航回国。在此以后，库克还有过1772—1775年和1776—1779年的两次航行，最后在一次与夏威夷人的冲突中被杀。

18世纪的科研情报传递还是非常缓慢的，许多发明和发现，过了好多年，他人还一无所知。有的学者推测，库克可能不十分了解林德的工作，他只是听说过使用柑橘类水果和其他食物，有防治坏血病的功能；也有学者相信，库克是"学习了林德的方法，尽管他没有一成不变地采用林德的抗坏血病食谱"。总之，库克一直非常注意海员的健康，他规定把保持船上的整洁作为纪律的一部分，坚持所有人员每周至少要换两次衣服，用海水和浮石擦洗一次身体；定时用木柴烟熏船板，往甲板下面的木质部分洒上醋。他特别注意对坏血病的防治。

库克知道，坏血病是因为缺乏新鲜食物引起的，因此，出航时，除了带通常的食品：三万四千磅面包、一万磅面粉、一百二十蒲式耳小麦、一万块咸肉、一千五百磅食糖、二十蒲式耳食盐、二千五百磅葡萄干、一百二十加仑食用油、五百加仑醋、一千二百加仑啤酒外，他特地备了大量的麦芽、泡菜与由柠檬和柑橘做成的糖浆。但是，提供食品是一回事，让人吃下去却又是另一回事，原因是有些人不习惯，有些人则是因为晕船，不但吃不下东西，甚至一想到这些食物就恶心。库克有时不得不强制他们吃，甚至对某些拒绝吃新鲜食物的人责以鞭打。库克还利用人们的普遍心理，让他们爱吃这些能预防坏血病的食品。库克在他的航海日记里曾记有这样一件事：

> 9月17日，星期六，船上的每个人都分到二十磅葱头，并上了泡菜和方便汤……一开始，船员们不愿吃泡菜。于是，我利用了一种在水手中屡行屡验的办法：我每天在餐桌上放上一些调剂好的泡菜，准许让所有军官食用，对船员，则须自行选择，或者尽量食用，要不就唇舌不沾。这一做法施行了不到一星期，我就发现必须给船上每个人都分一份泡菜了，因为海员们都有这么一种习惯和心理，如果只是按一般的方式给他们吃，尽管对他们有好处，他们也不肯吃，私下里还会抱怨提倡吃这些东西的人；可是当他们发现他们的上司珍视某样东西时，这东西便变成为世界上最美好的，它的发明者也便成为最可敬的人了。

库克对船上人员健康状况的关怀收到了效果。在第一次长达三年的航行中，船员中虽然有死于事故的，但据说没有一人死于传染病，曾经有几个人出现过坏血病的症状，可是没有几天即被库克用大量的柑橘和柠檬汁治好了。第二次航行的记录也是如此。由于库克的功绩，在第二次回国后，他被选入皇家学会，他所写的有关坏血病的论文获得了金质科普利勋章。

在欧洲殖民扩张活动的第二阶段中，英国从1763年到1875年这一百多年里发展得非常快速，它拥有无与匹敌的海上力量，遍及北美洲、南太平洋、远东、南大西洋及非洲沿岸。这一活动能够如此顺利，坏血病能够得到防治，是一个重要的原因。医学史家甚至相信，在1814年与拿破仑的战争中，英国能够获得胜利，部分与英国能够让海军士兵食用富有维生素C的柑橘、柠檬、酸橙的液汁来控制坏血病也有一定关系。英国海军对这些果子汁的依赖，使"酸橙汁"（limey，lime-juicer）一词变成为"英国水兵"的俗称。

但是，当皇家海军于 1860 年开始转向西印度购买酸橙，而不再像以前那样，购买马耳他的昂贵的柠檬后，1875 年，英国两艘去北极探险的船只里的船员流行起了坏血病；以后也发生过同样的情况。直到第一次世界大战，经过伦敦李斯特研究院里的一些女科学家的辛勤工作，了解到，不同种的含抗坏血酸——维生素 C 的水果，其维生素 C 的含量是大不相同的。1928 年，维生素 C 首次被分离了出来，四年后，被证明为抗坏血病因子。虽然对维生素 C 详细的作用原理，目前还了解得很少，但是服用合成的维生素 C，对预防坏血病仍然具有良好的效果。这样，坏血病不再是远航人员的严重障碍了。

艾滋病：同性恋者的苦果

　　德尔图良（Tertullian）是一位活动于公元 2 世纪的基督教著作家和雄辩家，他曾声称："正因为荒谬我才信仰（Credo quia absurdum）。"这话自然令人费解，但确有不少事物实际存在。就说那些有关宇宙、创世、末世、风俗等似乎极端荒谬的"起源神话"吧，有哪一种不能以自然现象和人类的生活现象做出解释的呢！例如有一个著名的神话故事，听起来显然会使人感到荒谬可笑，但仍然是真实可信的。

　　那是古希腊伟大哲学家柏拉图在《对话录》的《会饮篇》（据朱光潜的译文）中借阿里斯托芬之口讲述出来的，说从前的人，不管男女，形体都是一个圆团，一个圆颈上安着一个圆头，头上有两副完全一样的面孔，朝前后相反的方向；其他器官的数目，同样也都是今日的人的一倍。这种人，体力精力十分充沛，但非常自高自大，甚至敢于图谋向神造

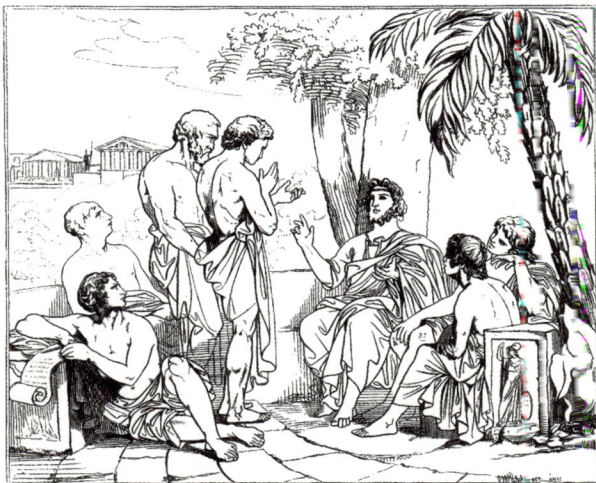

画家描绘柏拉图在他的学园里

81

反，使众神不能容忍。于是主神宙斯就将人截成两半。人被分成两半之后，彼此十分思念，若是这一半死了，那一半还活着，活着的一半便到处寻求配偶，不管那是男人截开的一半还是女人截开的一半。宙斯看到后，觉得这样下去，人类渐渐将会消亡，于是便将人的生殖器移到前面，使男女可以通过交媾来生殖，而不再像此前那样，如蝉似的只是把卵下到土里。如此一来，这些被截开了的人在寻求配偶时，便出现两种情况：除了男的找到女的和女的找到男的，通过交媾繁殖后代、传下人种之外，还出现男人与男人相恋和女人与女人相恋这样的"同性恋者"。故事里这些同性恋者，他们或她们之间，两者也是"抱着求合"而相爱，为的是"平泄情欲，让心里轻松一下"……

故事叙述人种形成的过程自然是神话式的，而所说的雌雄同体，或叫半男半女，不但存在于多数显花植物和多数无脊椎动物身上，也存在于人类，尽管极为罕见。有趣的是连这个词的外文基本上都是 Hermaphroditism，取之于古希腊神话传说赫尔墨斯和阿佛洛狄忒的儿子赫耳玛佛洛狄特。至于"男人与男人相恋和女人与女人相恋"，美国布朗大学的发育遗传学家和医学教授安妮·福斯托·斯特林就曾在 1993 年发表论文，论证在确定人们的性别类型时，不应该只限于在"男"和"女"之间选择，认为实际上，人类的性别共有五种——除了男性和女性，在两者之间，还有另外三个性别：两性人或曰雌雄同体，男性假两性人，女性假两性人。而且柏拉图转述的故事中说的异性、同性三种爱情及其作用，是在于由分求合，以平泄情欲、缓解心理的压抑，也合乎现实实际和人的生理机制。只是所谓的"同性恋"算不算是性爱，历史上存在不同的认识。

从本质上看，无论是产生的依恋情绪，即所谓"性感"或性冲动，或者是用情的方法、性行为过程以及性的满足，同性恋与异性恋都没有两样。唯一不同的只是性的对象。不过从性与延续生命、繁殖种族的关系这一生物性特征来看，同性恋的习性和癖好却又有悖于生物进化的宗旨，因此它就常被看成是性的偏离（sexual deviation），认为是一种病态的表现。而事实是，动物界里，尤其是哺乳动物，特别在灵长类动物中，同性恋就相当普遍；在人类历史的无论哪一个文明阶段，同性恋的百分比也都相当的高，而且许多同性恋者竟都是极具天赋的著名人物。这就使人们和政府对同性恋往往产生不很一致甚至截然不同的评价和态度。

《圣经·创世记》中一再说到，所多玛和蛾摩拉两个城市在耶和华面前"罪恶甚重""罪大恶极"，以致耶和华要用硫黄和火将两城连同城里的所有居民都毁灭殆尽。这"罪恶"是什么呢？耶和华和两位天使去所多玛实地查看的那天夜里，见亚伯拉罕的侄儿罗得正坐在城门口。亚伯拉罕看到来了宾客，就宴请并留他们住宿。可是还没有躺下，所多玛城里各处的人都跑来将房子围住，要求把来人带出来"任我们所为"。罗得劝他们"不要做这恶事"。他表示，宁愿献出他自己的两个处女女儿"但凭你们的心愿而行"，对方仍不肯罢休。于是天使就使他们眼睛昏迷，找不到房门，才免于此祸。研究者们认为，这些所多玛的居民想干的"恶事"便是"强行同性恋"（Homosexual assault）。

看得出来，《圣经》对同性恋是抱否定态度的。但是在古代的希腊，却只有极少数的人才把同性恋看成是丑恶的堕落行为。那时，男生之间，从言语调情到热烈亲吻、拥抱直至发生性关系，都非常流行。那

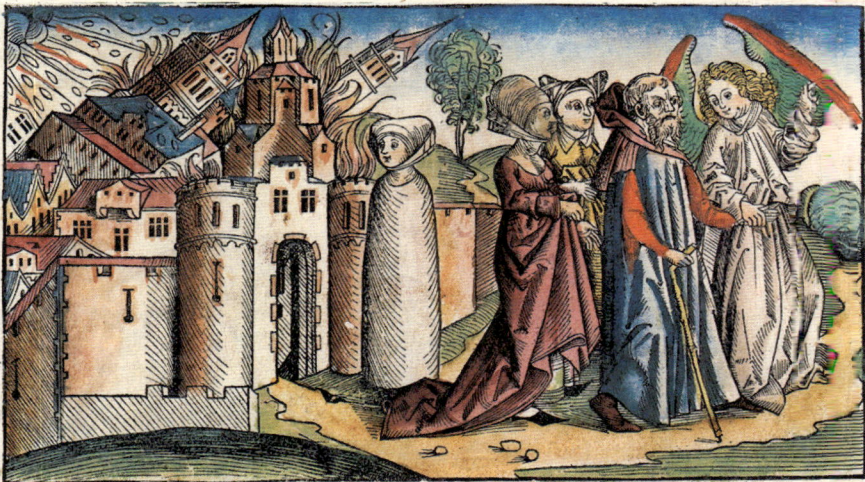

1493 年《纽伦堡编年史》里的木刻：罗得妻变成盐柱

83

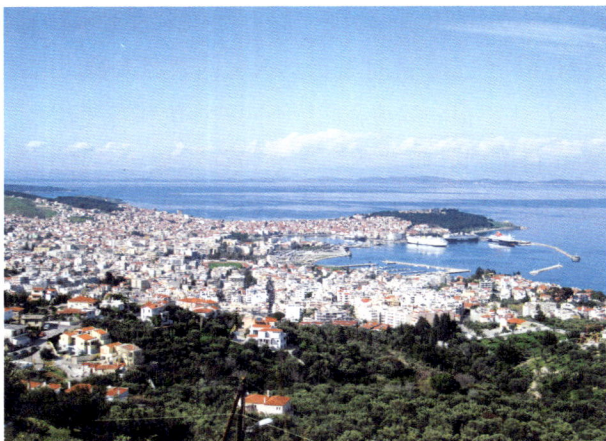
希腊的莱斯沃斯岛

时，作为"爱者"的成年男子与作为"被爱者"的男性青少年之间的爱情是被视为高尚的，甚至比异性恋更受到尊重，很多人都相信这种关系的发生与人的理智、审美甚至道德都有联系，以至亚里士多德都声称："最完美的友谊和爱情大多产生于男人之间。"

从基督教作为国教统治罗马帝国起直到 10 世纪这段时期，同性恋就普遍地被看成是罪恶的了。这不只是由于《圣经》抨击同性恋的传统，还在于基督教虽然允许生儿育女，却绝对禁止性的享乐。在基督教的《赎罪书》中所详细列出的种种"罪行"当中，就有多处提到同性恋。

在古代，希腊著名的女诗人萨福（活动期约前 610—约前 580）是最为人知的女同性恋者，她写的诗主要是描写自己与同性伴侣之间的感情。有史以来人类爱情中所曾发生过的种种情绪，几乎都被她感人地描写过了。她的影响之深，使她的主要生活之地莱斯沃斯岛（Lesvos）成了女同性恋的同名词，以致产生出 Lesbian Love（女同性恋）这样的词语。在萨福之后，还可以列出这么一些赫赫有名的同性恋者的名字：大画家和雕刻家米开朗琪罗（1475—1565），法国国王亨利三世（1551—1589），路易十四（1638—1715）和他兄弟，为伟大的莎士比亚开辟了道路的英国诗人和剧作家克里斯托夫·马洛（1564—1593），近代科学先驱弗朗西斯·培根（1561—1626），著名瑞典史学家约翰内斯·封·米勒（1752—1809），世界著名的俄罗斯音乐家彼得·柴可夫斯基（1840—1893），20 世纪最著名的英国小说家萨默塞特·毛姆（1874—

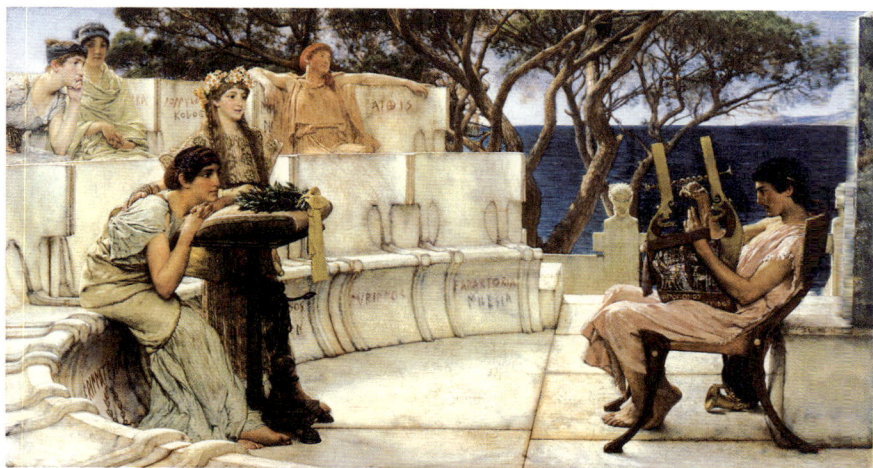

名画描绘萨福倾听诗人阿尔塞斯弹奏基特拉琴

1965），还有普鲁士第三代国王、最威武的腓特烈大帝（1712—1786），16 世纪西欧最重要的宗教改革家约翰·加尔文（1509—1564），著名的奥地利剧作家法朗兹·格里尔帕策（1791—1872），等等，这些人的同性恋历史，每一个都可以写出一篇曲折的故事。

在中国，同性恋同样也古已有之。"断袖余桃"之癖的成语，说的即是春秋时代卫灵公与弥子瑕等人的同性恋。前汉一代，几乎每个皇帝都有一个同性恋的对象。晋代六朝时，同性恋的风气也非常盛行。学者潘光旦在他翻译的英国性学家哈佛洛克·霭理士的《性心理学》中，有一篇数万字的附录"中国文献中的同性恋举例"，详细谈到中国历史上的同性恋。

有意思的是，尽管同性恋为许多人所不齿，甚至为法律所不容，却仍有那么多智力极高的人迷恋同性的恋情，例如在英国的维多利亚时代，同性恋行为是犯罪的，仍有众多著名的知识精英在过着隐秘的同性恋生活。

著名的爱尔兰作家、诗人和剧作家奥斯卡·王尔德（Oscar Wilde，1854—1900）是英国唯美主义的主要代表。他不但以留长发、穿奇装异服和谈吐机智锋利而闻名于伦敦艺术界，还因与昆斯伯里伯爵九世之

85

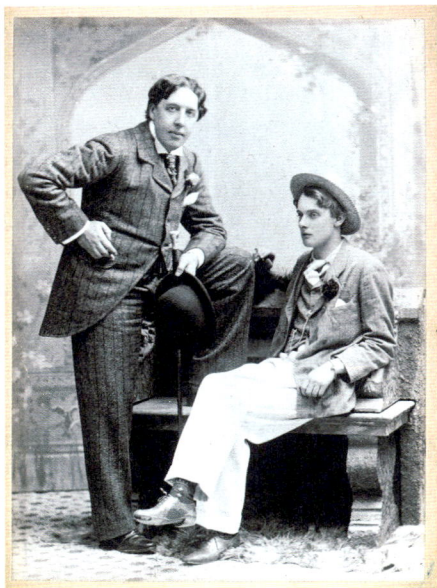
王尔德和道格拉斯

子、青年艾尔弗莱德·道格拉斯的同性恋关系而震惊全英国。王尔德在长篇小说《道连·格雷的画像》（1891）中对同性恋有隐秘的描写；道格拉斯赠予王尔德的诗《两种爱情》里著名的四行："'我是真正的爱情，我使/少年男女的心彼此燃起火焰。'/另一种爱情叹息说，'你会如愿/要说出我属何种爱情，我可不敢。'"后面两行即是暗指同性恋。王尔德受到指控，《道连·格雷的画像》被作为证据，于1895年被捕入狱，判处服劳役两年。

获释后，他逃往巴黎，于1900年病逝。

就是受到如此强大的法律和舆论的压力与威胁，同性恋者仍然在活动，执意表现自己。约翰·阿丁顿·西蒙兹（John Addington Symonds）是一位诗人和随笔作家、传记作家，七卷本的《意大利文艺复兴》使他赢得了很大的声誉。西蒙兹自己是一个同性恋者，还喜欢大肆宣扬同性恋。他虽因此而失去牛津的英诗讲座，逃离英国后，他仍写出并私下印行《希腊伦理学问题》和《现代伦理学问题》两本小册子，为自己的这一癖好辩护。西蒙兹于王尔德案件前两年去世，不然，很多人都相信，他一定会为王尔德辩护的。但是，宣扬同性恋甚至同情王尔德的，仍然大有人在。瓦尔特·佩特（Walter Pater）是一位著名的文艺评论家，他不但在《伊壁鸠鲁信徒马利乌斯》（1885）中描述了他心目中人与人之间这种同性的理想友情，更在他去世那年写的《加斯通·德·拉陶尔》中对同性的情爱和友谊做了更为不加隐讳的叙述。学者和著名诗人、伦敦大学和剑桥大学的拉丁文教授阿尔弗莱德·爱德华·豪斯曼（Alfred Edward Housman）也是一个同性恋者，王尔德入狱后，他送给王尔德一本自己写的诗集《施罗普郡一少年》（1896），以表示对这位忍辱负重的作家的支持。还有一位同性恋者埃德蒙·戈斯（Edmond Gosse），他是英国著名的文学史家、评论家和翻译家，1925年受封为爵士。在西蒙兹印行了小册子之后，他给西蒙兹写信说："我完全而亲切地同情你。"……此类例子举不胜举。

法国的情况怎样呢？

自18世纪起，到1840年左右，在巴黎，存在一个仅限于同性恋王子、伯爵、男爵等人的联谊组织。在爱丽舍宫附近，从协和广场到鳏寡巷（Allees des Veuves）一带的林荫隐秘之处，每天薄暮时分，同性恋者就在这里会面，寻求和发现爱情，活动的中心便是寡妇巷，即今日的蒙田林荫大道。那时，这一地段就完全被这些同性恋者独占专用，不容许有其他人士出现。他们用绳索将出入口拦起来，设置警卫，进出都有暗语口号，连警察也不敢跨进这个暗区。大诗人维克多·雨果1833年住在离此很近的让·古戎街（Rue Jean Goujon）时，夜晚常由拜访他的朋友陪伴着来这一带散步，一直到协和广场才与友人分手，单独回家。雨果不止一次发现，在他穿过鳏寡巷的当儿，总有一些人在远处暗暗地监视着他。有一次，当他在回家的路上正在沉思诗句的时候，有一个人从幽暗的灌木丛中跑到他的跟前，很有礼貌地对他说："先生，我们恳请您不要再待在这里。我们知道您是谁，我们不希望我们当中有不认识您的人会招您不快。""那么，你们在这里有什么事？"雨果问，"每天晚上我都看到许多人在这里走来走去，又在树丛中消失。""不要管它，先生，"对方回答说，"我们不妨碍和伤害任何人，也不允许有人对我们有任何妨碍或伤害。我们是在我们自己的地域之内。"雨果明白了，点了点头，就走了。以后，再次与友人一起散步时，雨果就避开而走另一条路。这时，他发现，此处已经被一条条用绳子串起来的椅子封锁起来了。他先是听到有威胁的话语"此路不通"，随后是另一个比较平静的声音："我们恳请维克托·雨果先生这次从爱丽舍宫林荫路的另一面走。"

第二帝国时期（1852—1870），鳏寡巷一带仍然是同性恋者幽会的处所。当时，有一个同性恋俱乐部，成员都是帝国宫廷、上院议员、大金融家等最高等级人物，在鳏寡巷一家设备华丽的旅馆聚会，有帝国的卫兵（龙骑兵）和禁卫军百人团任保卫。一次，警察检查该旅馆时，找到一些女人的服装和类似拿破仑三世之妻欧也妮皇后在节日时经常穿戴的那些饰物。警察向国王报告了检查情况，但结果不了了之。

那一时期，在柏林，专供同性恋者聚会的地方达 18—20 处。1864 年有一段时间，半个月内便开出两家同性恋者垄断经营的舞厅，一处在马德莱娜广场，属巨商 E. D.；另一家在里沃利街的罗昂馆内，由 M 子爵主管，至少有 150 名男子是这里的常客，都穿女子的服装。

这些都表明，不只是有如此众多的重要人物，更在于所形成的那种同性恋的风气。

从 19 世纪末到 20 世纪，同性恋仍然很盛行，还掀起了同性恋解放运动。1897 年，一个有关同性恋问题的组织——"科学人道主义委员会"在柏林成立。他们发行刊物，组织游行，鼓吹在德国、荷兰、奥地利等德语国家修改禁止同性恋的法律。到 1922 年，它的地方分会已达 25 所。1950—1951 年间，在美国洛杉矶成立了男同性恋组织马塔辛学会；1955 年在旧金山成立了女同性恋组织比利蒂斯女儿会。这些组织后来还有发展。今天，还有一个世界性的同性恋人权委员会在活动。

努里耶夫可能算是 20 世纪尤其是近年最著名的同性恋者了。

鲁道夫·努里耶夫（Rudolf Nureyev, 1938—1992）原是苏联的舞蹈家，1961 年 6 月在巴黎演出结束、克里姆林宫急召他回国的最后一分钟投奔西方，第二年与英国（伦敦）皇家芭蕾舞团签下了"永久"特邀艺术家的合同。努里耶夫不仅是著名芭蕾舞女演员、获"贵妇人"称号的玛戈·芳廷的最佳舞伴，并以此而闻名；他在维也纳演出《天鹅湖》时曾赢得史无前例的 89 次谢幕，更以自己的艺术打破了著名芭蕾舞编导乔治·巴兰钦所确立的芭蕾第一律——"芭蕾是女性的"，使男舞蹈演员在芭蕾舞剧中占上了优势地位，取得了巨大的成就。但是这位芭蕾王子在 1993 年 1 月 54 岁那年于巴黎病逝。他患的是什么病呢？公开说法是他巴黎的医生和朋友米歇尔·加内西的话："一场重病之后的

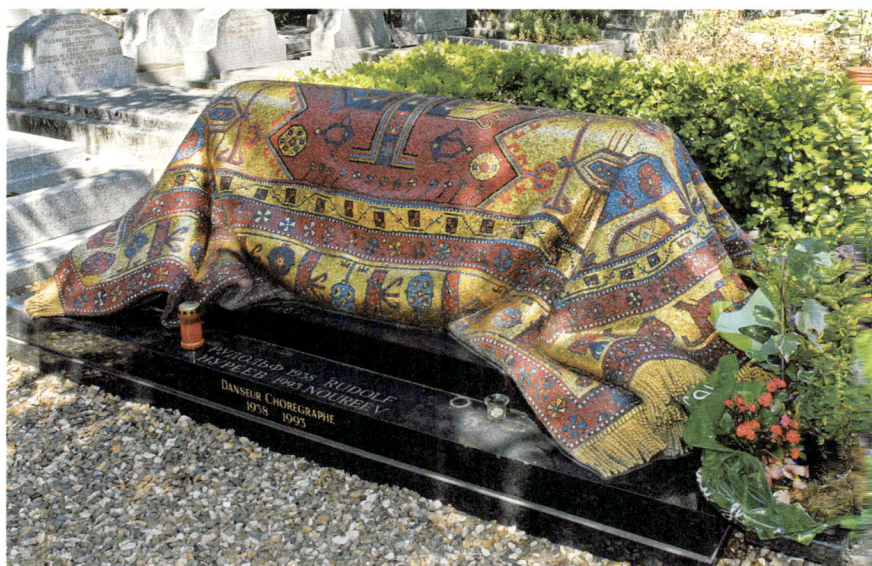

努里耶夫的坟墓

心脏并发症。"面对媒体的追问，加内西拒绝做进一步的说明："遵照努里耶夫先生的意愿，我不能再说什么。"但是人们普遍相信，这位巴黎夜总会的常客和同性恋者多年前就染上了艾滋病。杰克·安德逊载于1月7日《纽约时报》上的《鲁道夫·努里耶夫，赋予芭蕾光辉意象的天赋舞蹈家，死于五十四岁》一文，直接提到，努里耶夫的许多朋友都说他患有艾滋病。随后，1月15日的法国的《费加罗报》发表了对米歇尔·加内西的独家采访《鲁道夫·努里耶夫的最后时日……》。在答问中，加内西声称，努里耶夫确实死于艾滋病，他这样直接解释前些时的说法：

　　如果说我现在才阐明真相，那是因为此病已经不属于可耻的了……鲁道夫由于他的魅力和他的斗争精神，才携带艾滋病毒活了十三四年。人们会理解这一点的。他是太有名了，才不得不隐瞒真相。

努里耶夫是 20 世纪死于艾滋病的最著名的人士之一。这不由使人想起被视为西方思想界最后一位大师的法国哲学家米歇尔·福柯（1926—1984）和 60—70 年代在美国非常走红的电影明星洛克·霍德森（1925—1985）。努里耶夫死后一星期，美国《新闻周刊》曾以《失落的十年》为题，列出舞蹈、戏剧、文学、音乐、设计、时装、艺术、电视、电影遍及几乎每个文化领域的"名人、天才和尖兵"，多达 94 人。一声何等令人沉痛的警钟啊！

艾滋病（AIDS）是获得性免疫缺陷综合征（acquired immune deficiency syndrome）的缩写。这是一种比较新的病，1981 年才第一次确诊。它是由人类免疫缺陷病毒（HIV）造成的，通常都是通过性交、输 HIV 污染的血、共用受 HIV 污染的针头或乳房哺乳而传播。同性恋者往往比异性恋者有多得多的性伙伴，疾病就很容易被传染，艾滋病也就成了同性恋者的苦果。

当然，如今整个人文环境都已经变得有利于同性恋者了。科学研究发现有利于同性恋者的证据。1995 年，美国生物学家迪安·赫莫发现同性恋者与异性恋者基因的脱氧核糖核酸（DNA）之间的差别，影响着人的性取向。"这就是说，"迪安·赫莫指出，"受到同性吸引的男同性恋者染色体的这个部位有一种形式，而异性恋的男子则有另一种形式，它影响到一个男人最终是被女人吸引还是被其他男人吸引。"另一位美国生理学家西蒙·列维在几年前也发现同性恋者大脑里下垂脑中有一个使人产生饥饿、口渴、性欲等基本欲望部分比异性恋者的要小三倍。这些科研成果都为同性恋的人权立法提供了依据，影响所及，在有些国家同性恋不但不被禁止，甚至得到法律的保护，很多基督教徒和父母亲也改变了对同性恋朋友和子女的态度。但是这一切的同情和爱护能防止被传染艾滋病吗？所以，仍然得提请：

人们，你们可要警惕啊！

霍乱：成功的英雄和失败的英雄

英国维多利亚女王和她丈夫艾伯特亲王的外科医生威廉·弗格森爵士（1808—1877）从医数十年，对各种疾病见多识广。在出版于1845年的《职业生涯札记和回忆》中，他曾这样描述霍乱流行时的情景：

当有如雷暴雨那么大传染性的亚洲霍乱蔓延的时候，种种残酷的场面都出现了。怕从受染的国度传来疾病，失事的船员被阻挡在苏格兰的K海滩上，避居在爱尔郡公路旅馆里留宿分娩的女旅客也从房内被赶了出来……

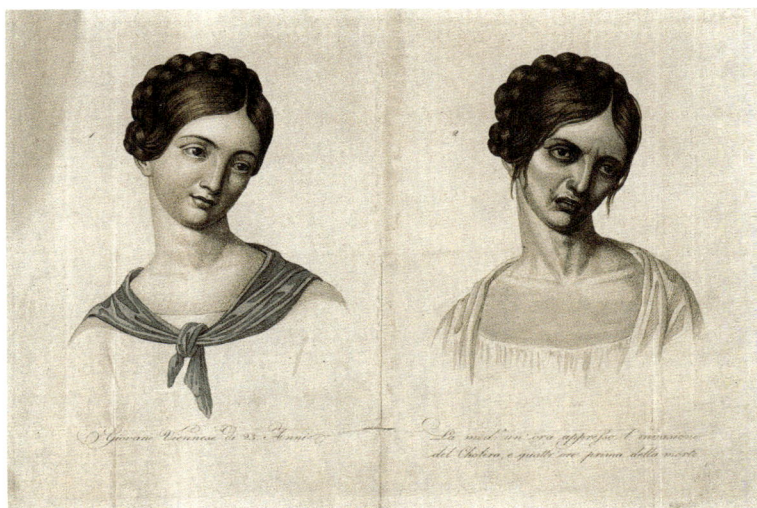

患有霍乱前后的形体变化

恐惧使人与人之间再也没有爱心，而变得冷漠甚至极端的冷酷无情。多亏那些无畏的医学家，弄清了此病的性质和对付它的办法，才减少人的受染以至死亡。在这项工作中，不仅是对霍乱的病因及预防方法做出有效贡献的科赫，即使是佩藤科弗，虽然他的研究所得出的结论是错误的，但他那近乎严酷的科学精神，甚至以死来为自己的理论辩护，显示他对受染病人的无比的爱和崇高的人道主义精神，也是十分感人至深的。

　　霍乱的滋生地是印度。在古代，由于交通限制，印度与世界各国隔绝，此病的传播比较慢，医学史家形容说是"霍乱骑着骆驼旅行"。因此，直到19世纪初，霍乱主要都还只是局限在当地。在此之后，世界经济贸易的发展打开了历史性的霍乱封锁线，于是，100多年来，就出现六次世界性大流行的记录。第一次大流行是在1817—1823年，只到达欧洲边境。但1826—1827的第二次就远多了，分三路穿越俄罗斯到达德国，又从德国的海港汉堡被船只带到英国东北的森德堡。后来于1832年6月被爱尔兰的侨民传到加拿大，并于大约同一个时候到达美国，于1837年冬至1838年春之间停止。第三次的世界性霍乱大流行时间特别长，流行起于1846年，中间1850—1852年有一次暂息，一直到

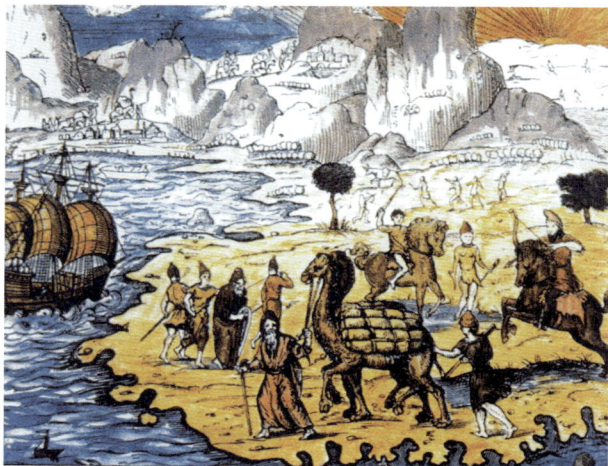

霍乱骑着骆驼旅行

1853年。它于1848年到达北美并波及整个北半球。从1865年到1875年的第四次世界性大流行是通过一艘从埃及的亚历山大港到英国南安普敦的航船于1865年传到英国的。1866年5月又从鹿特丹传到利物浦。这年，霍

乱袭击了新苏格兰的哈利法克斯，纽约和新奥尔良也受到干扰。俄罗斯是这次流行的中心。后来，霍乱还曾再次在英国出现。第五、第六次的世界性流行分别发生在 1883—1896 年和 1910—1926 年。

1883 年 6 月，霍乱越过海洋和沙漠来到埃及，使亚历山大港突然间开始第五次世界性的大流行。埃及政府完全被吓坏了，立即向在微生物学和细菌学研究方面占世界领先地位的法国和德国求救。医学人

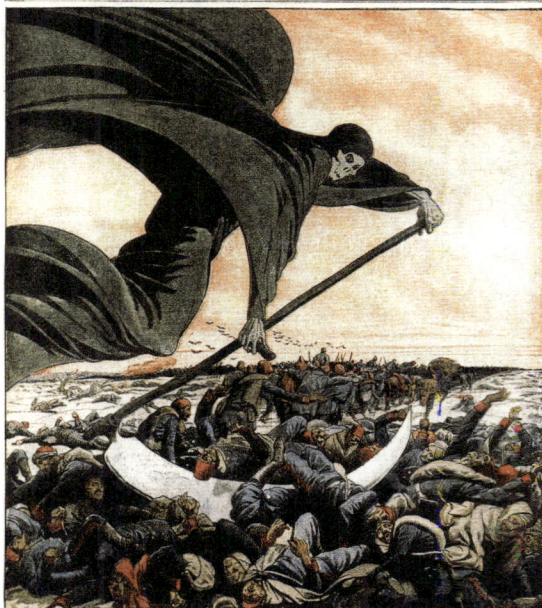

《小报》杂志的封面画

道主义是没有国界的，两国立即派了医疗组。德国的那一组是由著名的细菌学家、帝国卫生局的正式官员罗伯特·科赫（1843—1910）领导的，成员有格奥尔格·加夫基和伯恩哈德·费舍尔及一名技术人员。法国的路易·巴斯德正在为征服狂犬病而斗争，忙得无法脱身，就派了杰出的微生物学家埃德蒙·诺卡尔、艾米尔·鲁、路易·特威利尔和伊西多·斯特劳斯去。后来，特威利尔，这位年仅二十七岁、欧洲最年轻的微生物学家因受感染，于 9 月 19 日死于霍乱。

科赫的小组于 8 月 14 日到达亚历山大港，几个小时之后就在希腊医院开始工作起来。医疗小组冒着可能被感染的危险，对十二名霍乱病人和十名死者进行了尸体解剖和细菌学研究，发现死者的肠黏膜上总是有一种特别的细菌，却又与腹泻病人肠内找到的细菌不同。在此前一

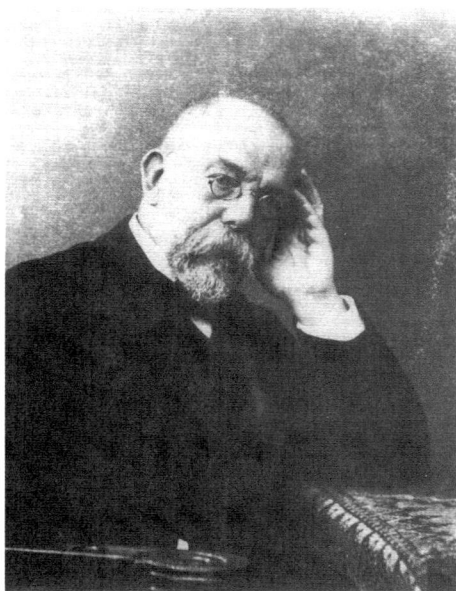
德国细菌学家科赫

年，科赫就曾从印度寄给他的部分霍乱死者的肠中观察过大量的细菌，但他当时没有认识到这有什么特殊的意义，因为他认为肠内总是有很多细菌的。此刻，他回忆起那次的发现，心想，也许这些微生物正是自己所要找的、与霍乱病程有关的致病菌，只是无法验证。问题是在于不能拿人的生命来冒险做实验，而在大鼠、鸡、狗、猴子等实验动物身上进行的试验又都没有生效，况且不久流行病在埃及也慢慢平息下去。于是，科赫怀着无比沉痛的心情，参加了特威利尔的葬礼，在他的墓地上放了一个花圈，并致辞说："它们是很简朴的，但它们是桂冠，献给勇者的桂冠。"随后经柏林同意，科赫就带领小组于11月13日离开埃及，经开罗旅行去苏伊士的摩西诞生地，去西奈半岛埃勒门的大检疫站，然后乘船经锡兰，在12月11日他40岁生日那天，到达霍乱流行的印度首都加尔各答。

在加尔各答，除了继续进行尸体检查和进一步对动物做细菌学实验感染研究外，他还研究了土质、用水、空气、流行区的环境和居民的特性等问题。经过一个阶段工作之后，科赫在1884年1月7日宣称，杆菌的纯培养成功，尸解中的发现与在埃及时见到的一样；但在他检查过的数百名健康的印度人身上却总是找不到。于是科赫相信，这种杆菌是非霍乱病人体内所不能发现的。到了2月2日，科赫报告说，这种杆菌不像别的杆菌那么长直，它"有点弯曲，有如一个逗号"；它其他方面的特性是，能在潮湿污染的亚麻布上或湿润的土壤中繁殖，对干燥和弱酸溶液明显敏感。科赫还说道，霍乱初期时，它们在排泄物中比较少，而当粪便成为"淘米水样"的时候，杆菌就几乎像是纯粹培养出来似

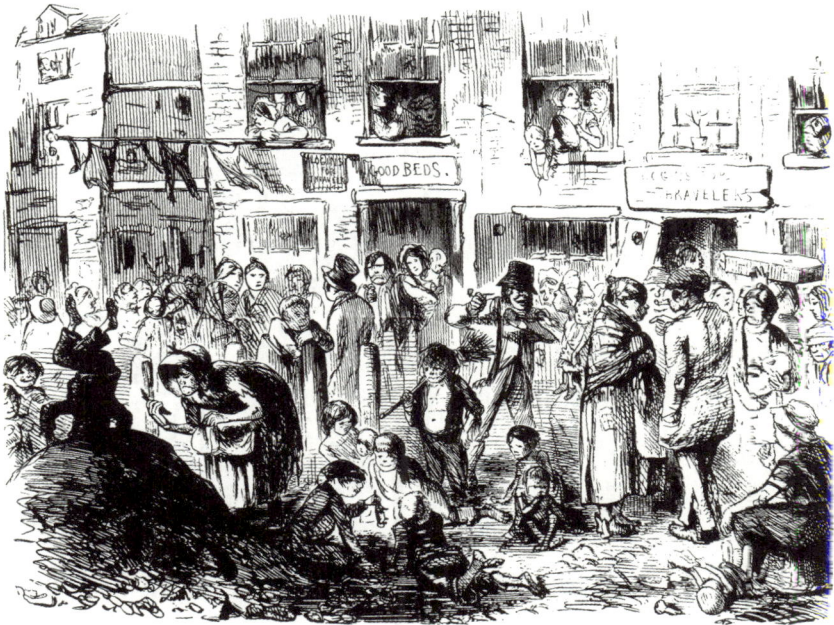

1852 年《笨拙》杂志上的漫画:《霍乱的王宫》

的。等这些病人恢复后,杆菌又逐渐从排泄物中消失。科赫特别提到,这种独特的有机物总见于霍乱患者,从不见于其他症状类似的病人;不能使动物感染此病,甚至在全年流行霍乱的地区,都找不到有动物受它自然感染。

小组人员在可怕的霍乱流行区无畏地工作,共研究了四十名霍乱病人,并对五十二名患霍乱的死者进行了尸体解剖。到了 3 月,天气已经开始"热得难受",在那里,"别无选择,除非停止工作"。当科赫返回祖国的时候,在柏林,受到民族英雄一般的款待,皇太子授予他二级加星皇冠勋章。他向同行们做了学术报告,结论是:"霍乱的发生绝不是没有起因的,没有一个健康的人会染上霍乱,除非他吞下了霍乱弧菌,而这种细菌只能从同类产生,不能由别种东西产生,或者无中生有;它只能在人的肠里或者在印度那种十分污浊的水里繁殖。"

科赫相信自己发现的"逗号"杆菌即霍乱弧菌是霍乱的致病菌,这后来已被事实所证明。但在当时,远不是所有的人都这样认为。

半个多世纪来，很多人都相信，大批大批的人患上霍乱，是由于大气、气候、地面状况和不利健康的废物这四种因素同时起了作用。在1886年君士坦丁堡的第三届国际卫生会议上，一致决议，说空气是霍乱"发生因素"的主要媒介。1874年，更有二十一个国家的政府一致表决，认为"四周的空气是产生霍乱的主要媒介"。这都影响人们不能接受科赫发现的真理。在德国，有科学家指认科赫的结论是异端；在法国，医学界人士几乎全都对科赫的研究持否定态度，说"这位伟大的微生物猎人走的是一条完

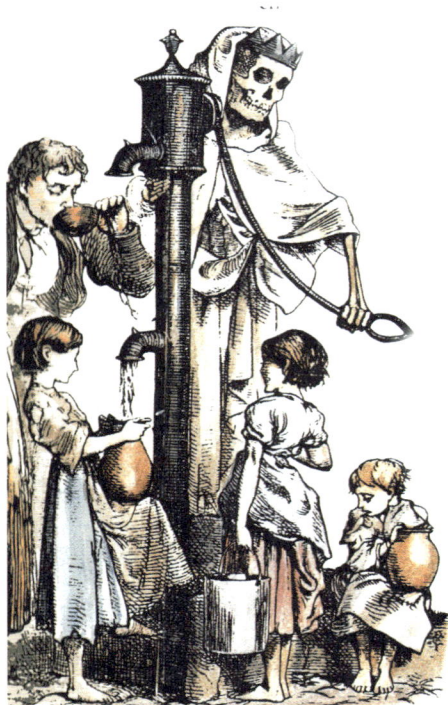

漫画《死神的药房》

全虚伪的道路"。英国的态度是最强烈、最坚决的。1884年6月，英国组织了一个小组，前往加尔各答核实科赫的发现；回来后写的报告，直截了当地否定了科赫的论断，排斥了饮水对霍乱的作用。为了表示对这个报告的尊重，印度国务大臣任命了一个由十三名著名内科医生组成的委员会，其中八名医生提出了一份备忘录，支持这个小组的结论，总的看法可以约翰·伯登-桑德森委员在一次公开演讲中说的，认为科赫的研究是"一场不幸的大失败"。这股反对科赫的势力甚至强大到，在1885年5月于罗马召开的有二十八个国家政府派代表参加的第六届国际卫生会议上，英国代表团成功地阻止了会议对"霍乱病因学的理论性的讨论"，虽然科赫本人是德国的参会代表之一。

反对科赫霍乱病原学的正确观点的人，大多都是受了德国卫生学家佩藤科弗的影响。佩藤科弗在全欧洲，尤其在霍乱的发源地英属印度，

都是一个很有势力的人，他的影响非常大，上述英国小组的报告中就特别称颂佩藤科弗"理所当然可以被认为是当代最伟大的霍乱研究的权威"。

马克斯·封·佩藤科弗（Max von Pettenkofer, 1818—1901）是巴伐利亚一个农民的儿子，最初是一位化学教授。一次，他因奉命查明减堡里的空气为何干燥，使国王感到喉头发痒。由此，他从研究住所的卫生开始，研究起卫生学，研究空气、穿着、通风、热度、照明、土壤、给水、食物、排泄和与人的生活环境有关的一切问题，甚至人死以后的尸体处理。他这方面的二十八篇学术论文，使他在当时被公认为是为现代卫生学奠定了基础。

防止居民得病是卫生学家的任务之一，因此，佩藤科弗当然也研究传染性疾病。在所有的传染病中，佩藤科弗最感兴趣的是霍乱。这不只是因为那个时期德国经常暴发霍乱，还因为他与霍乱似乎有一点私怨。他不但自己患过霍乱，在1836年到1837年的霍乱大流行期间，他的女厨师得病死于医院，他的一个双生女儿安娜也病了，好容易才医转了过

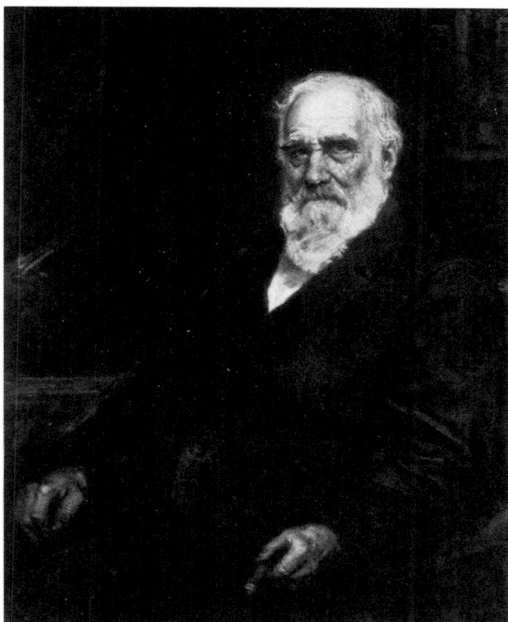

德国卫生学家佩藤科弗

来。"这些体验在我的心中留下不可磨灭的痕迹，并驱使我去研究霍乱传播的途径。"——佩藤科弗后来这样告白说。但是佩藤科弗研究的结论是错误的。尽管他曾做过前帝国的霍乱委员会主席，他在1869年发表的论文《霍乱的成因》中却错误地认为，霍乱的流行必须同时具备特定的病原菌和适应的地理条件、相当的气候状况以及个人的易感性这么四个因素。他还提出奇怪的"地下水"理论，说光

有一种霍乱菌 X 是不可能引起霍乱病的，在地点和季节相适应的条件下，土壤地下水中有一种作用物 Y，在 Y 与 X 结合成为 Z 后，这 Z 才是"真正的霍乱毒素"。为了证明自己这个结论的正确，同时自然也要否定那个被他嘲笑为"热情猎取逗号"的科赫的理论，佩藤科弗勇敢地在自己身上做了一次危及生命但具有历史意义的实验。

1892 年 10 月，汉堡和巴黎发现很多霍乱病例，居民们都被疾病的恐惧震慑住了。但是在慕尼黑，虽然正值一次民族的节日，从外地来的人数量很多，却并没有流行霍乱。两地情况的对比使佩藤科弗更坚定了自己的见解，相信决定流行病的是否发生不是由于微生物，而是由于季节和土壤的特性等因素。为此，佩藤科弗向柏林科赫那里订来霍乱杆菌的培养物，这种培养物尽管已经被稀释了上千倍，在每立方厘米中仍然有无数的"霍乱逗号"。

10 月 7 日早上，佩藤科弗来到课堂讲台上，随身带了一支试管，对坐在下面等待听他讲课的学生们说了一大段话：

想必你们都已知道科赫博士的发现了，大概还了解他新近研究霍乱的全部情况。科赫博士断言霍乱是从刚果三角洲那边传来的，照他看来，那里是这一疾病的摇篮，并说它是微生物传播的。真是有趣，根据科赫博士的说法，好像譬如说汉堡这个地方的霍乱就是由那里传过来的。谁都知道，汉堡城与刚果河不仅位于两个国家，而且分别在两个洲呢。他还说这种微生物是栖居在人的体内，后来从霍乱病人身上掉落到饮用水里，于是传到了另外的人身上。这么说来，加尔各答某地有某一个人患上霍乱，后来，这人把河水污染了，而另一个完全健康的人正好喝了这水，于是被感染上了疾病。后来，这患上病的第二个人仍然通过用水又感染了另一个人，如此一直这样一个个感染下去，疾病从一个国家来到另一个国家，从一个大陆来到另一个大陆……这样的理论不是太荒谬了吗？我个人感到惊奇，如此一个严肃的人——科赫博士无疑就是这么一个人，却捏造出这类妄诞的理论，还把它混充为是经过严格检验的科学事实。实际上，这些都算什么科学事实呢？你们都是明白的，因为你们都熟知我的理论。我注意到，在某些有地下水的地方，土壤里会产生出霍乱毒素，跟糖溶液中的酵母产生酒精一个样。是从土里蒸发出来的这种毒素，被许多人呼吸了进去，才致发病，发病的性质就是这么回事。因此霍乱从来不是传染一两个人，而总是同住一个地方的数十数百个人。不存在也不可能有人与人直接传播疾病的事。至于科赫博士的假设，我认为是没有得到证实而且也是可能性很少的，所以现在我准备在你们，我亲爱的听讲者们的面前，用最可信的办法来驳倒他这理论……

说到这里，佩藤科弗把试管举到头上，宣布说那里面有数百万的科赫"逗号"，此刻他就要一个不留地把它全部吞将下去，却不会使他发呕和致病……

立刻，在讲堂里引起很大的骚动。大学生们从座位上跳了起来，跨过凳子，冲到教授跟前。无数双手伸向那装满致命细菌的试管，无数的人歇斯底里地呼叫，阻止他做这样一次危险的实验，因为"我们不允许！""我们不愿亲眼看着你死去！"……

佩藤科弗被这场面惊呆住了，他又是生气又觉得可笑：学生们对他的关怀使他感到欣慰，可他坚信，他们所担忧的危险性实际上是根本不存在的啊，这些年轻的大学生却完全不知晓。于是马克斯·佩藤科弗有如雷鸣般地，用绝对不像老年人的声音盖过了大厅惊慌的喧闹：

大家坐到位置上去！都不许动！在科学实验面前，怎么一个个都像歇斯底里的小姐！我不准有谁妨碍我做我想要做的事！……

随着这一阵咒骂，学生们被惊骇得垂头丧气，都不敢动一动。人群慢慢后退，从教授周围散开，但仍下不了决心离开讲台。这时，佩藤科弗说得比较温和平静了：

> 我亲爱的同学们！你们担心我的健康和生命，我当然很受感动。不过我向你们担保，我绝对不会有什么危险。我应该完成这一实验，为的是使你们，使整个学术界，也使罗伯特·科赫本人相信他的假设是错误的。我应该当着证人做这实验，而你们就应该同意做这证人，为了我，也为了科学！

老教授说完这一长段激动人心的话后，趁学生们正处于混乱之中，还不能决定到底对他怎么办的一刹那，就将头向后一仰，一气把整个试管的培养物全都喝了下去。天知道他到底喝下了多少有害的霍乱弧菌。他真的竟不作呕，甚至神态自然地矗立在讲台上，表现出对自己的行为和健康的欣赏。

佩藤科弗后来说："在一毫升的液体中，我显然服下了十亿个这种叫人害怕的微生物，无论如何，比被污染后没有洗干净的手接触嘴唇时留下的要多得多。"为了使实验确能证明仅仅霍乱菌一个条件不能致病，佩藤科弗事先没有做过任何预防措施，相反，他用一克苏打冲入一百克水中，掺到霍乱弧菌的溶液里，以防止溶液被喝到胃里之后胃酸对细菌的抑制作用；而且在实验之后，他更没有服药。

奇怪的是，佩藤科弗确实并没有因此而患上霍乱病而死亡，他只是在实验以后三天患了肠黏膜炎。但他的自我感觉是正常的，也不见食欲减退。随后只感到肠道有点不平息。到了10月13日，情况差了一些，这时他改变了一下食谱，只吃些有益的食物。但第二天，肠道又正常了。在此期间，他始终没有服药。当然，经检查，他的粪便里有大量的霍乱弧菌，多水分的排泄有如霍乱弧菌的纯培养物。到10月10日排泄重又正常时，内中的微生物已经很少，两天后，便已完全消失，表明他已不是一个霍乱带菌者了。几天以后，10月17日，佩藤科弗原来的助手、现在已经成为教授的鲁道夫·埃米利希也吞下了十毫升的霍乱培养物，内含的霍乱弧菌数量要比佩藤科弗的少得多，结果也患了肠黏膜炎，而且比佩藤科弗要严重得多。于是他很快就去求医，直到24日才饮食转为正常，可在28日，排泄物中仍然找到不少的霍乱菌。

这两次的实验似乎证实了佩藤科弗的理论，以致他立即在不久以后于柏林召开的第二次霍乱会议上扬扬自得地宣布说："看，先生们，我还活着，并且还很健康，我用最直观的方法证明了，微生物对霍乱疾患不起任何作用。""一切都在于机体的素质，在于它对从土壤里呼吸进去的毒素的反应如何。"

其实，佩藤科弗是不正确的，而科赫是完全正确的。医学史上的大量事实都证明这一点。奥地利当代著名的医学史家雨果·格莱塞就此说道："从当时和后来的学者们所进行的许多自体实验看，——这种用霍乱培养物做实验，最著名的就有四十人之多，一般可以确定，没有一个人是以死亡而告终的。"佩藤科弗之所以没有患上严重的霍乱，是因为当佩藤科弗向科赫索取霍乱培养物时，科赫猜想到他要这培养物的用途，为防止这位固执的老人在实验中可能发生的悲剧，他有意把经过多次稀释、毒性已经衰弱到了极点的培养物给了他，这样才没有能使佩藤科弗死于这次实验。但实验还是毁坏了这位科学家的机体，大大影响了他的健康。由于在实验中受到有毒霍乱菌的侵入，佩藤科弗的抵抗力大大降低了，致使他百病丛生：他患了慢性脑脊膜炎，严重的动脉粥样硬化，颈化椎性炎症等等。老科学家的晚年是十分悲惨的。他的健康严重恶化，他的妻子、两个儿子和一个女儿又先后相继去世。在严重的疾病和极度的孤独中，这位八十三岁的老人深深感到"终生失却健康是一种痛苦，一种折磨"，并觉得在此种情况下，自己对科学已经再也无所作为，于是便于1901年一个星期六的晚上，用一支左轮手枪打穿了自己的头颅。

在与科赫的理论较量中，佩藤科弗是失败了：他这样用最可悲的方式来维护自己有关霍乱的理论，当然是一个悲剧。但是他为了科学的精神，难道不是值得称颂的吗？在这位算得上是真正科学家的事迹里，人们获得的认识是：英雄可以被击败，但他的信念、他的真诚之心，却永远值得赞美！

精神疾患（一）：从冷酷到仁爱的人道进程

　　每个人在思维、感觉、情感、行为等方面，都可能出现不同程度的异常。换句话说，每个人有时候都会表现出不同程度的病态。但是如果这种异常状态超过一定的界限，如发展成痴呆、缄默、木僵、幻听、多疑、妄想，甚至萎靡、谵妄、惊厥抽缩、定向失调、行为紊乱、恐怖性

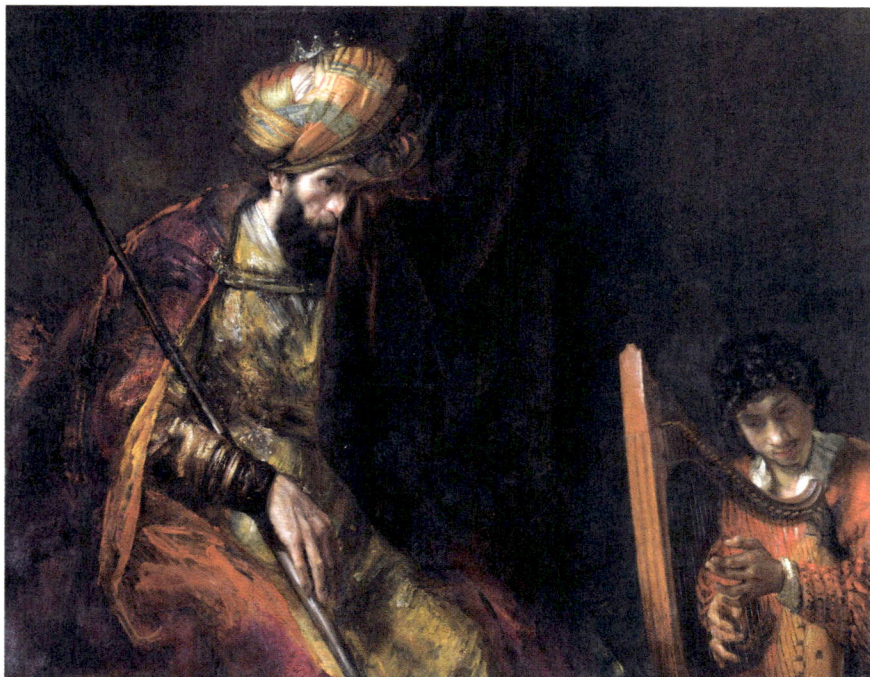

伦勃朗的画：患精神病的扫罗请大卫为他"驱魔"

错觉、惊叫哭闹，直至狂暴凶杀，而且反复发作，循环发作，尽管这些异常状态今日已被查明是属于精神疾患的症状，是一种精神病；症状的主体，却往往不被看成是值得同情的病人，而会被视为异类，人们不是把他们看成作践害人的恶魔，便是看成低人一等的贱民，以致像对待家畜和野兽那样地对待他们。从基督教被定为罗马国教之后，一千多年里，特别在黑暗的中世纪，西方的史学家们记下了一件件这种人对人的极端冷酷的态度。

古代的人相信，人的一切疾病的产生，都是由于有恶魔扰乱，治疗的唯一办法就是"驱魔"。《圣经》里写道，古代以色列的第一代国王扫罗患了精神病，是由于"有恶魔从神那里来扰乱"；每次恶魔降临时，都有人拿琴弹起来，把恶魔赶走。这就是所谓的"驱魔"或叫"袚魔"。

《圣经》的教导一直为人们所继承。即对待像扫罗这类"魔鬼附体"的精神病人，都要施行"驱魔"或"袚魔"的办法。但是目的虽然一样，渐渐地，"驱魔"或"袚魔"的手法却不断增加、不断变化。最常用的一种手法是，在一定的仪式上，使用认为魔鬼对它有天然恐惧的基督教十字符号，同时象征性地用吹气来袚除妖魔；或者是泼洒基督教认为的"圣水"，或者诵念《圣经》，或者使用圣人的遗物，以及以上帝的名义命令恶魔离开等等。做这类事时，常常有一定的规则，如让"着魔者"即精神病人坐在椅子上，把他的头按向冒烟的硫黄，并强迫他喝下一剂混有圣油和芸香的白葡萄酒。还有，据认为，朝拜圣地也能对"驱魔"起重要作用。此外就是用捆绑、鞭笞精神病人，尤其是女精神病人来驱逐恶魔。这是应用得最普遍的手法，因为在一般人的心目中，相信既然意志自由是上帝之所赐，那么，意志失常，即发疯则大抵是由于恶魔受神或妖巫派遣进入人的体内的结果，而女人是最容易受魔鬼影响的。于是这样一来，欧洲差不多有三百年，就掀起一场场的审判女巫的浪潮，这浪潮在天主教多米尼加教派的两个修道士雅可比·斯普伦格和海因里希·凯雷墨所写、受到罗马教皇和罗马皇帝赞许、被称为"残酷百科全书"的专论巫术和对"行巫者"进行审判和施刑的《女巫

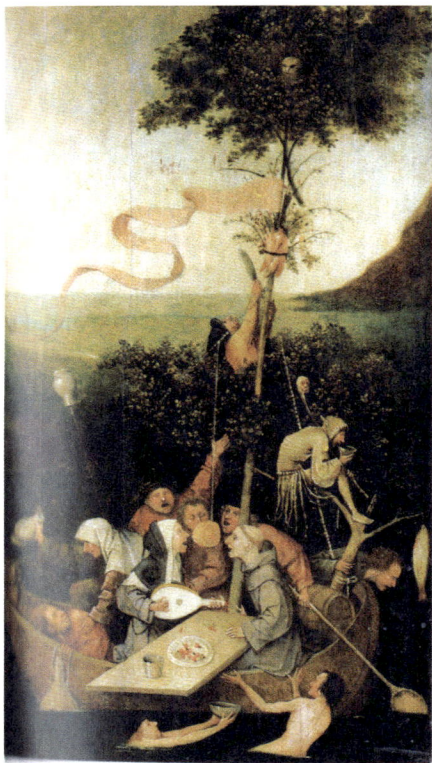
名画：满载精神病人的"疯人船"

之锤》一书出版之后达到了高潮，使成千上万被认为妖巫的人，大多是女子，在成日成夜的酷刑和逼供这种活着不如死去的迫害之下，承认自己是"妖巫"，终致被烧死或绞死。

在文艺复兴时期的文艺作品里，时时出现一种所谓"愚人船"的意象。"船"并没有什么特别之处，不同的是乘在船里的大多都是精神病人。那时的文学和绘画作品常常描绘这种奇特的"醉汉之船"缓慢地行驶在莱茵河区或费勒米什运河的平静的水面上……这并非是艺术家的虚构或空想。那个时期，从欧洲各国一些城镇的档案上可以看到，城镇都要定期驱逐那些精神上有缺陷的或者疯癫的人，不管他们是本地人还是来此游荡和探亲访友的暂住者。当局设法租一艘船来遣散他们，或者转手把他们交给海员、水手和商人、香客带走。档案材料记载，15世纪前半叶，纽伦堡已登记的六十三名精神病人中，有三十一名被驱逐；在以后的五十年里，又有二十一名被强行遣送。这还只是已为城镇当局拘留的疯癫病人，还有在街头临时抓住之后立即遣送的。常常是还没有等到规定的时刻，船员和水手们就提前把这些令人厌恶的受难者赶下船。人与人之间已经完全丧失同情之心。更有甚者，这些遭驱赶的人，常常会受到鞭笞，目的是使他们不再返回，如果有谁对这种警告不予理会，第二次就会遭到更重的惩罚，常常是棍击棒打，因为人们相信这是惩罚渎圣罪的通用形式，对待疯子会特别有效。事实上，这种鞭笞也已经成为放逐和驱赶疯癫病人的一种常用手段了。

不错，并不是所有疯癫的人都被驱赶和遣送离开城镇，事实上欧洲各城镇都专门建有"疯人塔"或专供疯人生活的单人房；疯人们也被集中在医院里。巴黎几个著名的医院，如主宫医院为疯癫病人另设专门小房，埃宾的条顿骑士医院设有"疯人院"，爱尔福特的格罗兹医院所设的叫"疯人棚"。伦敦伯利恒圣玛丽医院 1403 年入院的名单上，记录着有六名"丧失理性的"男人。

不要认为，既然被收进了医院，还有什么不满意呢？事实是，这些疯癫病人只是被关押了起来，而根本得不到任何的治疗。俗称贝德兰姆（Bedlam）的伦敦伯利恒皇家医院建立于 1247 年，是英国第一家精神病院，在全世界都是有名的，但这家医院同样还以对待精神病人异常残酷野蛮而臭名昭著，以致"贝德兰姆"这个词竟变成为"可怕的精神病院"的同义语，为英语中的一个普通名词。

十六七世纪的欧洲，战争不断，还有大屠杀、恐怖事件，以及瘟疫等等，把社会搅得一片混乱，这对皇家国王的统治自然是一个威胁。他们感到，要维持自己的绝对权力，唯一的办法就是要使社会保持稳定和

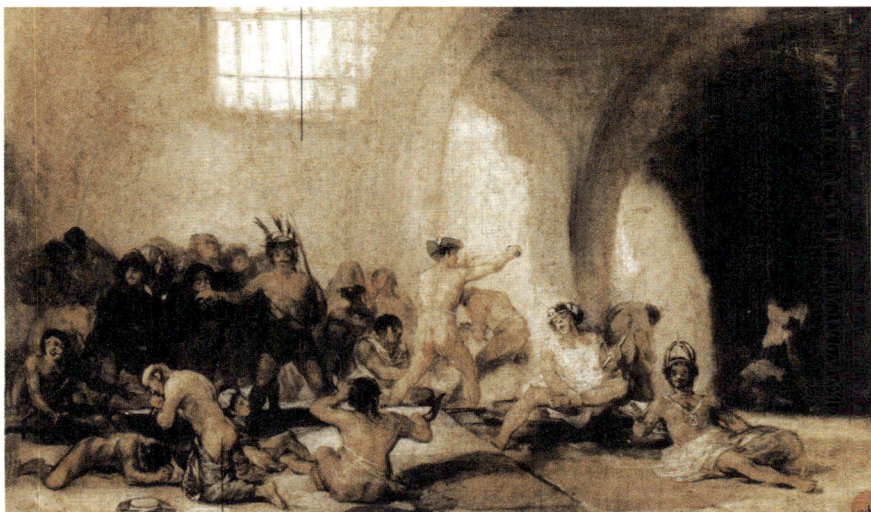

戈雅的画《疯人院》

105

秩序。这就预示着要对一切可能影响社会秩序的人，采取强硬的、严厉的态度，最好是使他们与社会隔离。日益增强的理性和有效的政治制度加速了这一进程。试图通过解决无秩序来建立社会秩序，施行得最有系统的是法国，这项措施以 1656 年 4 月 27 日的皇家诏书开始，诏书中提出要在巴黎建立"总医院"。法国社会思想家和历史学家米歇尔·福柯在他的巨著《古典时代疯狂史》这样叙述其具体做法，就是：

> 把原有的种种机构集中起来，统归单一行政单位管理：比如说，在前王的治下，为了储藏军火而加以改建的硝石库院、路易十三有原意赐予圣路易骑士团封地的比塞特院，原均为伤残军人养老院保留地。"大小慈善院中的平民之家和救护院，坐落于圣维克多郊村的避难所，席匹安的平民之家和救护院，古肥皂厂织毯局中的平民之家，和其附带的所有属地、堡垒、花园、房舍和建筑物。"以上这些场所，现在都拨交（给总医院）收容巴黎的平民，"不论其性别、出生地和年龄，不论其身份和出身，不论其现状：强壮或残疾、生病或正康复、有希望治愈或身罹绝症"。（林志明译文）

建立"总医院"的根本目的是清除街头的穷人和其他妨碍秩序的闲散之人，把他们转化为稳重的劳动者。但是在当局看来，非理性的精神病人要比任何一个影响社会程序的人都讨厌，因为这些人是"不可教"的，因此，在这所谓"大禁闭时期"中，精神病人就与穷人、乞丐、罪犯、妓女、老年人、慢性病人、失业青年等一起，被扫荡进这种新型的"总医院"里，占所有被逮捕者的十分之一，是最有可能要无限期地被"禁闭"在那里的人。

不要以为总医院是一个医疗机构。只要想想，在这里共收容了六千人之多，可是仅配备一名医生，就可以知道了。它是一个具有半司法权限的行政实体，且看它所属那所原来收受男性精神病人的"比塞特"和专收女性精神病人的"萨尔佩特里埃医院"，国王的诏书赋予它们可于法院以外自行"配备火刑柱、镣铐、监狱和地牢",完全依照内部制定的条例处理各项事务,"不接受任何上诉"的特权。这就不难想象待在里面的精神病人和其他人过的是怎样的日子。据一些参观过这类机构的人说,被禁闭在"比塞特"和其他类似的单人房里的精神病人,房门都被关得死死的,并安了铁条或窗板,门旁只有一个小洞口透光,食物就从这洞口送进去。病人的全部家具往往就只有一条草垫,他躺下时,头、脚和身体都紧贴着墙,入睡时浸泡在墙壁上渗出的水中。"萨尔佩特里埃"里精神病人的住处是与阴沟同等高度的牢房,常常遭到一群群巨鼠的袭击,有的病人的脸、手、脚都被老鼠咬伤。这些病人通常还被用铁链锁在墙上或床上,或者用一条长长的链条通向室外,病人在室内虽然可以活动,但在室外受到控制;还有在脖子上被套上链条的,被锁在天花板或地板上的活动铁棒上的……一位参观过此种病人的英国旅游者愤怒地挖苦道:"我和其他人一样,知道比塞特既是一座医院,又是一座监狱,但我并不知道建造医院的目的是滋生疾病,建造监狱的目的是滋生罪恶。"

与"总医院"类似的机构,在法国到大革命前夕,三十二个省中差不多"每一个城市都建立总医院";在欧洲各国也先后都普遍建立了起来。在德语国家,汉堡、巴塞尔、布雷斯劳、法兰克福、柯尼斯堡、莱比锡、哈雷、卡塞尔等地有名称不一、实质相同的"总医院"。在英国,禁闭的历史更长,早在1575年,就建起了"教养院",然后在布里斯托尔、都柏林、普利茅斯等地建起"济贫院""感化院"等同样的机构。这样,正如有关的著作中说的,"经过几年,整个网络已遍布全球"。精神病人在这类机构里不仅遭到肉体上的摧残,还被当作展览品向公众展示。有一位外国旅行者报道说,比塞特把精神病人"像一个稀奇古怪的动物,展示给那些愿意付出一枚硬币的头号傻瓜观看"。18世纪初,伯利恒医院每个星期天也都要展览院里的疯癫病人,收费一便士到二便士。据统计,在英国,每年从这种展览中收入四百英镑,表明每年参观的高达九万六千人次。

精神病人遭受的不人道待遇引起人们广泛的注意。英国慈善家约翰·霍华德（John Howard，1726—1790），1753 年任贝德福郡郡长时，在一次巡视监狱时，发现狱政积弊惊人，立志改革。1775 年，他出访法国、荷兰、德国、意大利、西班牙、佛兰德斯的监狱，行程八万余里，返英后又再度视察英国的监狱。他发现，在同一围墙内，同时关押了触犯刑法的人、扰乱家庭的人、失业游民和精神病人，而且对这些人都同样运用绳索、刑枷和囚笼。他感到，实际上，医院—监狱—牢房就是同一回事。霍华德主张，法律必须与人道主义相结合。于是，他联络了一些同样看法的人，与他们一起，共同倡议改革监狱管理。霍华德还有其他众多有识之士都看到了对精神病人的这种极不人道的情景，并著述呼吁、倡议法案，可惜均未达到有效的作用。直到勇敢的菲利普·皮内尔站出来，才使精神病人的境遇开始发生改变。

生于法国南部拉瓦尔的菲利普·皮内尔（Philippe Pinel，1745—1826）1772 年在图卢兹医学院获得博士学位之后，去著名的蒙彼利埃大学做进一步的研究，然后于 1778 年来到巴黎。在巴黎，多年里他都靠翻译科学和医学著作以及教授数学谋生；他这时发表的有关骨和关节结构方面的论文，引起人的注意，使他获得"巴黎植物园"的一个职位。

皮内尔有一位朋友患有精神病，一次发作时逃进了大森林，结果被狼群吃了。这位朋友的死使皮内尔深感震惊，他下定决心，要献身于精神病学的研究，很快，他就成为这方面的一名专家。1792 年，皮内尔成为比塞特的一名医生；在看病的同时，他私下走访被禁闭的精神病患者，发现他们中许多人都

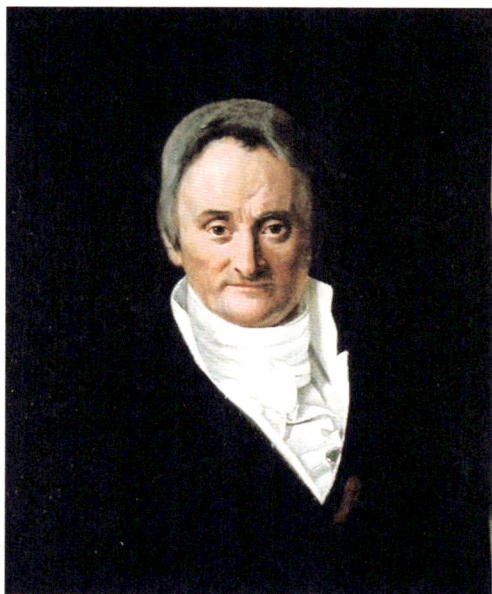

法国医生皮内尔画像

108

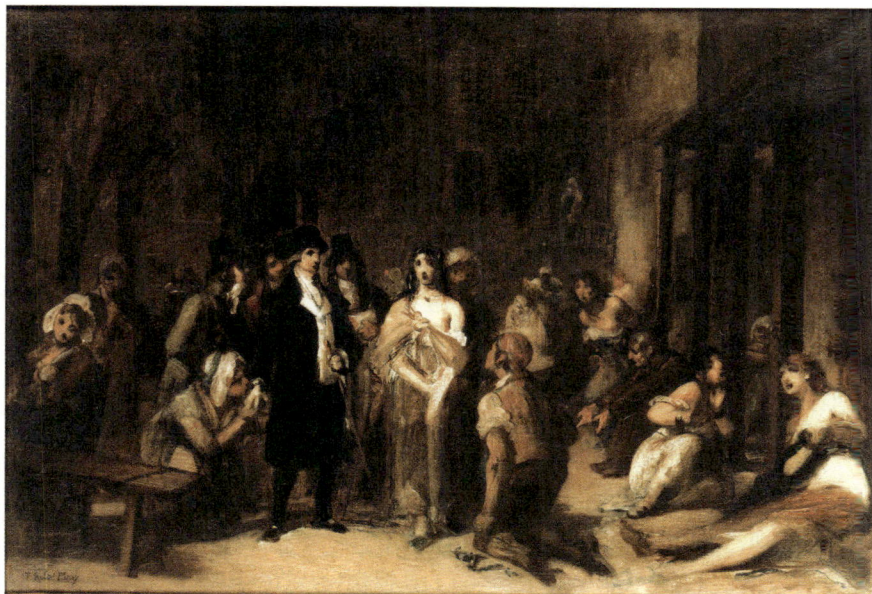

画作《皮内尔在萨尔佩特里埃医院》

被锁在那儿，有些已经锁了三十年，遭到像野兽一样的对待。他非常同情他们的遭遇，他把自己与这些精神病人接触的经历，以及治疗的设想都写进一本1801年在巴黎出版的名为《有关精神错乱或狂躁症的医学哲学论文》的专著里。在此书和他的另一部1798年出版的著作《疾病的哲学分类》中，皮内尔确信疯癫病人是确实有病，而不是简单的怪异或邪恶，更不是因为什么魔鬼附身。他一方面论述了精神紊乱即是脑部的紊乱，才引起人格的紊乱，同时又在概括人道主义运动的时候，着重指出要减轻患者的痛苦。皮内尔的工作一扫以往对待精神病人的旧观念，使疾病和魔鬼学截然决裂；他的著作，特别是《有关精神错乱或狂躁症的医学哲学论文》，被认为是精神病学史上的一个里程碑。

在与精神病人的接触中，皮内尔深信，精神疾病的发生是患者遭受过度社会和心理压力的结果。例如，他遇到过一位女子，她在与一位体弱多病的男性结婚之后，幻想自己被魔鬼缠住，结果发作歇斯底里。这使他认识到："婚姻对于妇女来说是抵御两种类型癫狂的保护剂。"他在有关的医学文献上也读到，有几位妇女，参加了一次传教活动，由于受到种种可怕意象的困扰，认为自己陷入了地狱，没有什么能够扑灭正在吞噬着她们的烈火，结果得了狂躁症和忧郁症。于是，皮内尔考虑，应该设法使这些可怜的人摆脱锁链的束缚。

这正是"恐怖时期"的最高潮。大革命中负责人犯和医院方面的三执政之一乔治·库东（George Couthon）是以严厉闻名的，他坚决主张处死国王路易十六，在国民公会中猛烈抨击温和的吉伦特派的议员；发表演说时，他要求杀绝共和国的一切敌人。皮内尔不顾个人安危，勇敢地去面见库东，说要对治疗精神病人做一项实验，因为如果实验失败，就很容易被看成是一项政治阴谋，这就可能威胁到皮内尔自己的生命。库东跟着皮内尔到了精神病人所待的牢房，看到这些其中不少已经被锁了三四十年的疯子之后，库东不无惊异地问皮内尔："公民，你寻求解放这些牲畜该不是疯了吧？"皮内尔镇静地回答说："公民，我确信这些人之所以难以驾驭，是因为他们被剥夺了呼吸新鲜空气和享受自由的权利。""那好，对于他们，你喜欢怎么办就怎么办吧。"库东答应了，但他随即警告说，"不过我担心你可能成为你自己所提的假设的牺牲品。"命运帮了皮内尔的忙，使他避免陷入一场政治牺牲中。

1793 年，皮内尔先是在比塞特谨慎地挑选了一些他相信能够对自己的行为负责的精神病人进行心理治疗的实验，取得了戏剧性的成功。于是，大部分病人都予以释放。另一些病人在治疗中有足够的改善，也给解除了镣铐，获得了自由。还有一些病人，特别是具有攻击性的疯癫病人，虽然还得监禁控制，也尽可能给以人道的对待。在这一工作中，皮内尔不但为自己理想的实现而感到无限的安慰，还因与精神病人的感情交流而获得极大的愉快。他深深感受到："我在其他地方都看不到有谁会比大多数有幸处于康复阶段的精神病人更加温和，更值得爱，更充满情感和更忠于职守。"

皮内尔在比塞特的成功，使他有信心在萨尔佩特里埃也以同样的方式处理那些病人。他又收集整理和出版自己这种治疗的资料向他的学生们介绍。

皮内尔最著名的学生之一让-埃丁涅-多米尼克·埃斯基洛（1772—1840）目睹过好多这类"总医院"、收容院、教养院中的情形，对精神病人的遭遇深表同情。深受震惊的埃斯基洛满怀激情地写道："……那些不幸的人们与犯人一起被用手铐脚镣禁闭在地牢里，这是多么可怕

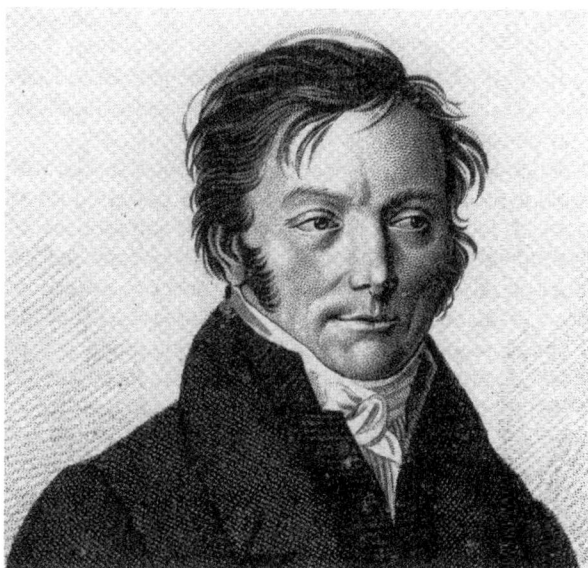

法国医生埃斯基洛

的情景啊！这些缄默的精神病人比犯人所受的待遇更坏。"埃斯基洛根据自己直接的观察，坚持与他老师一样的看法，即认为精神病是由社会和心理压力造成的，他还注意环境对精神病的治疗的重要性。埃斯基洛相信，收容所本身应是一个"治疗机构"，收容所里的一切活动，甚至是它的活动背景，例如院所的建筑以及其他一切场地，都应该是有利于疾病治疗的，他十分强调精神病人应该获得人道的待遇。埃斯基洛在1826 年继承皮内尔任萨尔佩特里埃医院的主任医师后，进一步发展了皮内尔的诊断、治疗方法和治疗技术，确立了新的精神病理概念系统，努力使精神病人得到人道的对待。埃斯基洛的努力，在使精神病人从冷酷到仁爱的人道这一总的历史进程中也起到相当大的作用。

在皮内尔勇敢的开拓性工作之后，除了埃斯基洛之外，还有美国费拉德尔费亚的本杰明·拉什、德国柏林的克里斯蒂安·雷伊和英国的图克一家等。1792 年，威廉·图克在约克郡建立起了一所精神病院，这所病院与当时的许多同类病院不同，它最显著的特点是对疯癫病人的文明治疗，以致人们常常并不把它看成精神病院，而普遍都看成是一个收

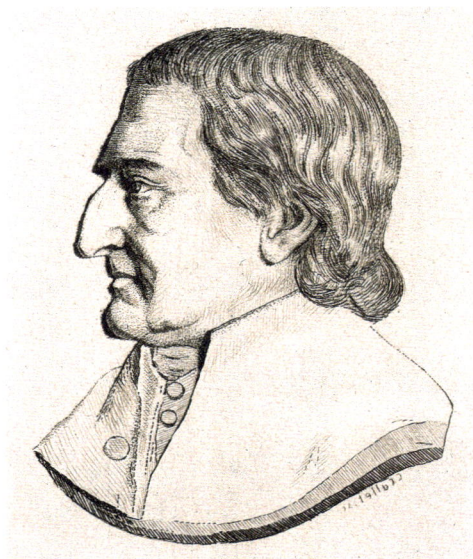

英国慈善家图克速写像

容院，并以此而闻名。虽然图克一家都不是医生，威廉是教友会教徒和茶叶商人，丹尼尔·哈克·图克也是到1853年才获得医生资格，但是他们的这所精神病院在精神病院发展史上起到了重要的作用。此外，迪克斯小姐在为精神病人获得人道待遇上的积极努力，也深受精神病学史或心理学史的关注。

多萝西娅·琳德·迪克斯（1802—1887）是美国的一位社会改革家和人道主义者。1841年，这位波士顿的教师应邀在家乡马萨诸塞州东剑桥监狱的主日学校教课时，看到精神病人和男女罪犯关在一起，深感痛心。从这时起，她便开始关心起这些人的处境了。在以后的十八个月中，她一一查访州中各个"禁闭"精神病人的监狱和拘留所，并于1843年给州的立法机构写了报告，揭露自己目睹的这种令人震惊的事例，希望唤起他们和公众的道德意识。随后，迪克斯小姐又把注意力转到临近的和西部南部各州，做她力所能及的工作。她的努力收到了效果。三十年里，迪克斯小姐促使二十个州

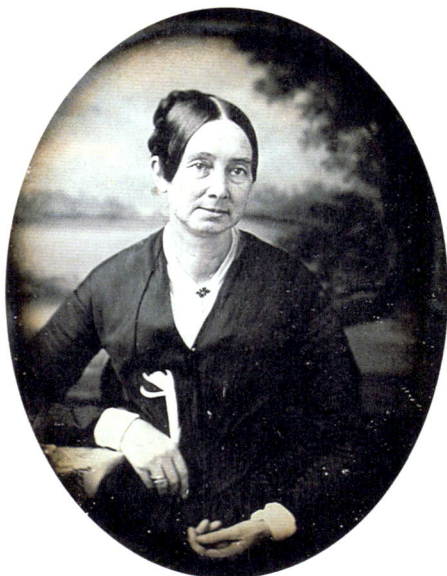

多萝西娅·迪克斯，约1850—1855年

和加拿大专为精神病人建立了医院，使精神病患者获得了人道主义的待遇。迪克斯小姐尽管自己经年多病，仍不忘精神病人的痛苦。在取得国内的业绩之后，她又把她的工作扩展到法国、意大利、奥地利、希腊、土耳其、俄国、瑞典、挪威、丹麦、荷兰、比利时以及德国的一部分，她甚至通过日本驻华盛顿代办的影响，在日本建立起两个疯人收容所。迪克斯小姐的功绩获得人们的普遍称颂，有一部传记曾经这样称颂她：

在历史上还很少有这样的事例，一个如此规模的社会运动，竟然能归功于单独一个人的工作。

但愿今天的人们在回顾对待精神病人从冷酷到仁爱的人道进程时在看到那些历史人物做出一次次的努力、取得一个个功绩的同时，不要忘记他们当时要有多大的勇气，要冒多大的风险。这是何等伟大的人道主义精神啊！

精神疾患（二）：智慧的痛苦

只要回顾一下扫罗的行为，就可以了解，人类多么早就注意到自己精神上的疾病，并且作了文字的记载。虽然，事实上，在动物进化到人类阶段、具有超越动物的正常心理活动之后，一旦这心理活动严重发生紊乱，人就会在思维、感觉、情感、行为等方面表现出被科学命名为精神分裂、偏执狂、麻痹性痴呆、情感性精神病、癫痫伴发精神病等精神病症状，比扫罗时期还要早得多。文字命中注定要落后于历史。

《圣经》里所记载的不少大事件都有一定的历史根据。对扫罗（活动期公元前11

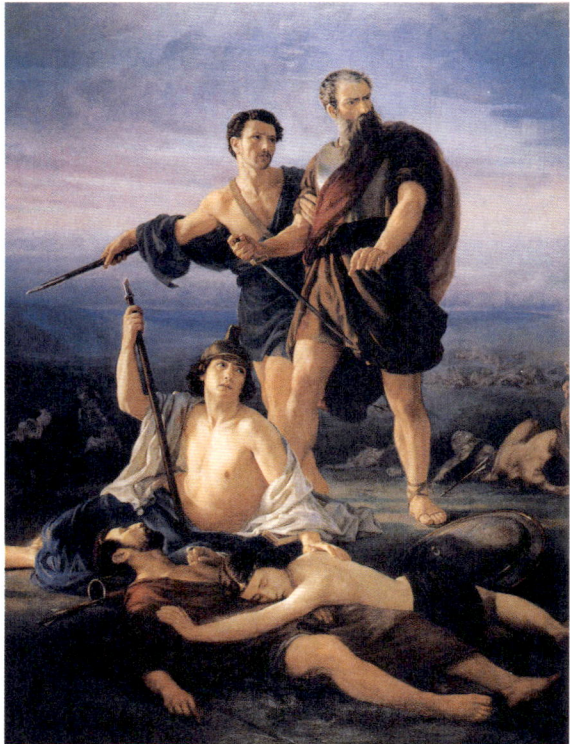

画家描绘扫罗刺死了自己

世纪）这个"又健壮、又俊美，在以色列人中没有一个能比他的"历史人物，除一些大事外，《撒母耳记》（上）还写道，说他不但经常"在家中胡言乱语"，有一次，还要杀死他的儿子，声言"你定要死，若不然，愿神重重地降罚于我"；另一次，他又当着他人的面，"脱了衣服，……一昼一夜，露体躺卧"。无疑，那时人类的羞耻之心早已出现，他这种行为自然不属正常。医学史家把《圣经》中对扫罗的这些行为的描述，看成是人类历史上最早有关精神病症状的文字记载。

读古希腊历史学家希罗多德的经典著作《历史》，人们会看到两位著名的患精神病的重要人物。居鲁士国王冈比西斯（活动期公元前6世纪）经常"处于疯狂状态"。在这种状态下，他娶自己的姐妹为妻，又杀了不少人，包括他的亲兄弟和亲姐妹，还踩在一位孕妇的身上，使她流产死亡。一次，他用一把短刀去戳牛犊的腹部，因为神志不清，戳中的却是它的腿部。斯巴达国王克莱奥梅尼一世（？—前490）患了癫狂症也是非常明显的："他不拘遇到任何斯巴达人，都要用他的王笏打击对方的脸。"由于他得了这种精神病，他的近亲将他看管起来，并给他上了足枷。但他威胁看守，最后要来一把匕首，用这把匕首"开始从自己的胫部向上切了起来，从胫部向上切到大腿，从大腿又切到臀部、腰部和胁腹部，而且都是顺着切，切成了条条的肉，他便这样死了"……

自古以来，对疾病，特别是精神病的产生，就出现两种不同的看法：一是相信有恶魔扰乱的关系，而恶魔是由神派遣的，如《圣经》写到的，臣仆们相信扫罗的病是"恶魔从神那里来扰乱你"。还有，多数的希腊人都相信，克莱奥梅尼一世是因为"蹂躏了女神们的圣城"，才遭到惩罚，患上了精神病。与这种恶魔—神的说法有关的是，认为精神病是一种"圣病"。希罗多德记载说，人们认为冈比西斯从一生下来的时候，"就染上了一种有些人称为'圣病'的严重疾病。如果一个人的身体得了这样的重病，则他的精神也会受到这种病的影响，这一点并不是不可想象的"。但是，就在那时，也已经有人认识到，精神疾病与严重的心理冲突有关系，希罗多德的《历史》中也记载，有人认为冈比西斯的"这些疯狂行动"也许是由于"经常遭遇到的许多痛苦烦恼当中的某些而产生出来的"。

什么人对"痛苦和烦恼"最敏感呢？这是一个自古以来就引人思考的问题，思考的结果就产生出一个有趣的理论：相信疯狂与天才有密切联系。

早在公元前 4 世纪，西方最大的思想家和哲学家之一亚里士多德就提到很多诗人、先知和女预言家的精神病，他特别强调的就是才华和发病的联系，说是"在他们躁狂症发作的时候，（他们）就是优秀的出色的诗人，而此病一旦治好，就再也写不出诗句了"。为证明他的看法，亚里士多德举了一些例子：说像"诗歌里、政治上和艺术中的许多杰出人物都是患有神经忧郁症的，又像（《伊利亚特》里的）埃阿斯是疯癫，或者像（《伊利亚特》里的）柏勒洛丰是极端的厌世者。甚至在现代，也可以在苏格拉底、恩培多克勒、柏拉图和许多别的人物身上看到这类特点"。

古希腊另一个大哲学家柏拉图（约前 428—前 348/347）也抱有同样的看法，他在著名的《斐德若篇》中就说到精神病中"谵妄"（delirium，朱光潜先生译为"迷狂"）对创造的作用。柏拉图认为：

> ……有一种迷狂是神灵的禀赋，人类的许多最重要的福利都是从它来的。就拿得尔福的女预言家和多多那的女巫们来说吧，她们就是在迷狂状态中替希腊创造了许多福泽，无论在公的方面或私的方面。若是在她们清醒的时候，她们就没有什么贡献。（朱光潜译文）

抱有类似说法的还有法国思想家布莱斯·帕斯卡（Blaise Pascal），他曾不止一次地说，极度的才智与极度的疯狂非常接近；而另一个天才的法国思想家和哲学家德尼·狄德罗（Denis Diderot），则更是在"猜想只有那些非凡绝世的近乎神性的人才是忧郁和忧郁质的人"之后，疯狂似的直接欢呼说："啊！天才和疯狂多么相近啊！"

对于天才和疯狂有关的说法怀有最大信念的人要算是著名的意大利

精神病学家切萨雷·隆布罗索（Cesare Lombroso，1835—1909）了，他甚至写了整整一部专著《天才的人》，来详细论证"极端聪明的人都是极端癫狂的"。隆布罗索坚信：

> 事实是，不要说有众多的天才人物在他们一生的某个时期，都是妄想幻觉的人或者精神错乱的人，或者像（意大利哲学家）维科那样伟大的一生都是在发狂的人，还有多少的大思想家，他们的一生都表明他们是偏执狂或妄想狂。

天才与疯狂是否具有必然的联系，尤其是为何具有这种联系，或许还是一个尚未在理论上得到充分研究的问题，但是这两者的关系确实令人迷惑。因为许许多多被公认为天才的人物，的的确确都带有几分疯狂，甚至极端的疯狂。这就表明，虽然并不是每一个疯狂的人都具有天才，可仅仅这一点，也真够令人感到惊奇万分了。

请看一些天才人物的精神病态行为。

拿破仑的右肩和嘴唇甚至四肢总是时时在习惯性地震颤、抽搐，他自己也知道这一点。一次，在流放地圣海伦岛，与在那里严厉管制他的英国将军赫德逊·洛爵士吵过一架之后，拿破仑说："我的发怒一定非常可怕吧，因为我感到我的两腿在震颤，这已经长久没有发生过了。"一生患精神病、最后陷入精神崩溃的奥地利大诗人尼古拉斯·莱瑙和法国著名的政治学家孟德斯鸠也有这种震颤的精神病症，这两人房间的地板上，都留有他们写作时两脚震颤的印记。还有法国大博物学家和作家乔治·L.L.布丰和英国18世纪中叶以后的文坛领袖塞缪尔·约翰逊，以及俄国的彼得大帝，脸部都会常常出现痉挛性抽缩，使他们脸上的肌肉有明显的扭曲。约翰逊走在伦敦街上的时候，总是要强迫自己去碰一碰路旁的每一个邮筒，如果漏掉一个，也非要回去再碰一次；他进出大门或任何出入口，总是要按自己心里规定的，或者右脚或者左脚先跨过门槛，要是有错，就一定要重新跨一次，直到自己心中满意为止。苏格拉底也有这种古怪的病态动作，他经常无缘无故地在街上跳舞或跳跃，

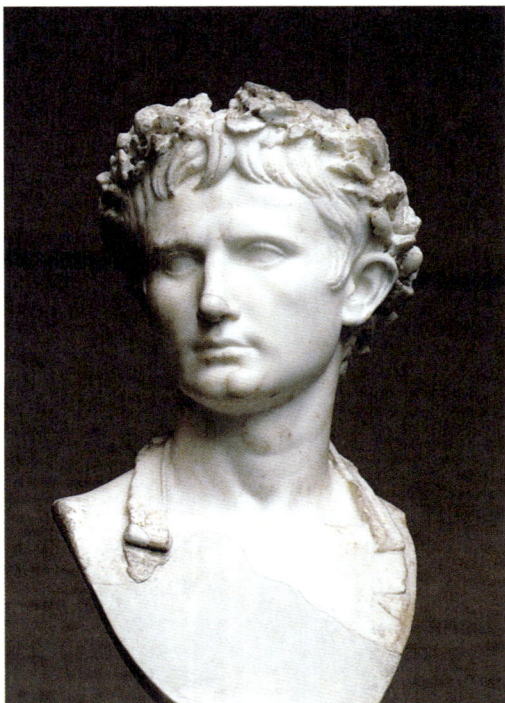

恺撒胸像

像是一直处在极度兴奋状态。

天才人物最引人注意的病态是癫痫。

裘力斯·恺撒（Julius Caesar）是一位使古代希腊、罗马历史改变进程的政治家和军事家，但他是一名癫痫病患者。在战场上，他曾两次由于癫痫发作几乎严重影响到他的命运。另一次，当元老院要向他发布最高荣誉时，他坐在执政官的席位上，因为丧失意识，怎么也站立不起来，只能像对待普通市民那样地来迎接元老院议员。不过议员们并没有对他的这种不敬的举止表示不满。恺撒恢复意识后，立即回家，脱去衣服，伸出脖子，大声说，他准备让他的喉咙给任何一个想割的人去割。他解释说，他对元老院这样的态度，是由于他有病的关系，他是一个病人，患有这种病的人无法在大庭广众中站立着说话，病一发作，他们立即会感到头脑昏晕、手脚休克，最后完全失却知觉。莎士比亚在著名历史剧《裘力斯·恺撒》的第一幕第二场，通过凯斯卡和勃鲁托斯两人的对话，描述了恺撒的这一病况，说那次玛克·安东尼要给恺撒献王冠的时候，因为是在人群众多的市场上，以致使"恺撒一闻到这气息，便晕了过去倒在地上"，"嘴里冒着白沫，话都说不出来"。等到恢复意识，苏醒过来后，恺撒表示，"请他们各位原谅他是一个病人"。莎士比亚还特地让勃鲁托斯说了一句：恺撒"素来就有这种倒下去的毛病"——癫痫病。

118

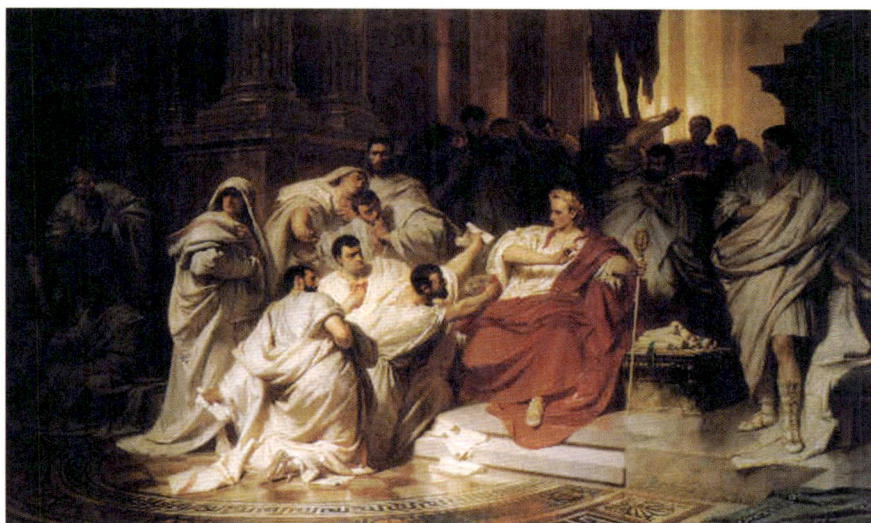

恺撒迎接元老院议员

除了恺撒之外，像文艺复兴时期意大利的天才诗人弗朗西斯科·彼特拉克、法国的伟大剧作家和小说家莫里哀和居斯塔夫·福楼拜、德国伟大作曲家乔治·弗里德里克·韩德尔，以及法国国王查理五世和古代基督教的圣徒保罗等等，都是癫痫病患者。

隆布罗索相信癫痫病可能与艺术创造有关，是因为"艺术创造中出现的瞬间的间歇和意识经常的突然缺失，即是癫痫的特征"。这一解释是否正确尚待研究，但俄国天才作家费多尔·陀思妥耶夫斯基的情况，确实是这样的。

陀思妥耶夫斯基是一个非常奇特的天才。他在室内一边走一边口授创作时，经常像约翰逊那

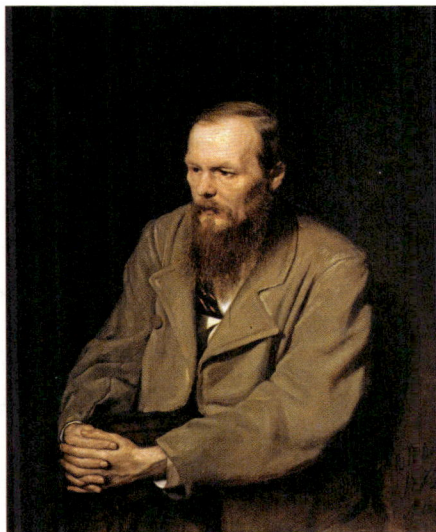

陀思妥耶夫斯基

119

样，每回走到壁炉跟前都要在炉上面敲两下。更奇特的是他的情绪变化很快，常常随着焦躁不安而发作癫痫：手脚发抖、全身抽搐、嘴唇青紫、脸颊通红。但在这发作和苏醒中间的一个间歇的瞬间，他的意识会出现一个短暂的理想境界，在这个时候，他的知觉异常地灵敏，他的意识异常地清晰，他的思维异常地活跃，这是他自己平时和其他一般的人所难以企求和达到的。这使陀思妥耶夫斯基能够像他的研究者、著名学者米·巴赫金说的，有可能：

> 对特定瞬间横剖面的理解力达到异乎寻常敏锐的程度，并使他能够在别人只看见千篇一律事物的地方看得见许许多多、各式各样的东西。在旁人看见一种思想的地方，他会找得到和探摸得到双重思想、双重人格；在旁人看见一种品格的地方，他可以从中挖掘出另一种相反品格的存在。一切原本显得简单明白的东西在他的世界里却成为复杂而且多成分的。他善于在每一个声音里听出两种争辩的声音，善于在每一个表情里看到沮丧和立时变为相反表情的预兆；在每一个手势里他同时琢磨过信心和不自信；他领悟过每一种现象的两重意义和多种理解。（白春仁等译文）

这就是病态天才的特有禀赋！

英国最杰出的讽刺作家乔纳森·斯威夫特（Jonathan Swift，1667—1745）无疑也是一位天才人物。但他生活狂乱，脾气古怪，他不但以"疯人"而为人所知晓，他甚至为自己是一个偏执狂患者而感到自豪。

经常处于幻觉中的斯威夫特，还在他的青年时代，就曾预言，说自己将来总有一天会在疯狂中死去。一次，他在花园里散步，见到一棵榆树，树顶上的叶子差不多已经全部脱落。于是他就说："我也会像这一棵树那样，在鼎盛之年死去。"虽然是一名教士，后来还被任命为牧师甚至是都柏林大教堂的主持牧师，但斯威夫特写书嘲笑宗教仪式和布道中的一些做法；可是在此期间他又希望给他洗礼。据他自己说，他在二十三岁时眩晕病就开始发作了。这样算来，他这脑病就一直持续了五十年之久。后来他又因所爱的女子斯特拉的死，悲伤得差点儿死去。几个月后，他就丧失了记忆，仅留下不断挖苦人的本领。另外，整整一年里，斯威夫特每天散步十个钟头，

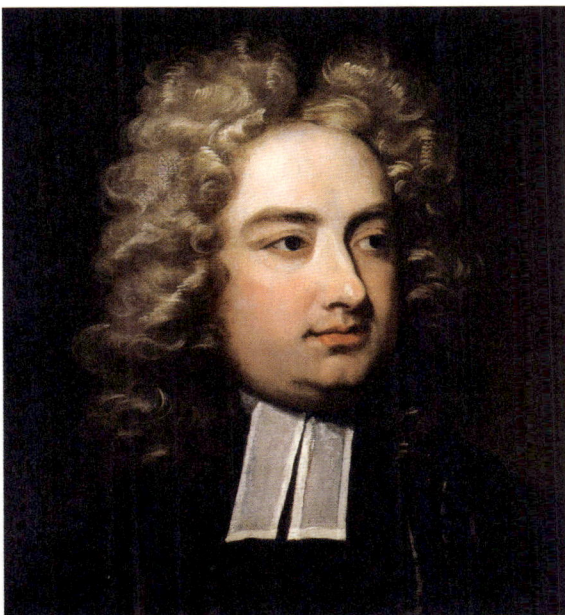

英国作家斯威夫特

总是站着吃饭，要不就拒绝进食，却不看一个字，不说一句话，也不跟任何人接触，若是有什么人要进他的房间，他就狂怒不已，大发雷霆。平时，人们也常听到他说："我是一个白痴"，"我是一个白痴"。最后的岁月里，很长一段时间，除了极其短暂的瞬间，斯威夫特都不省人事，而且常常倒到地上，有如痴呆。结果，斯威夫特也是在全然痴呆的状态中死去的。死的前几年，斯威夫特曾留下一份遗嘱，说要将差不多一万一千英镑的款项赠给疯人院。他的尸体解剖表明，斯威夫特的脑已经软化，有渗透液，头颅因为变厚变粗而显示极不规则、动脉扩张，小脑局部增大，证明他完全是一个严重的精神病人。

还有不少天才人物在一生的某些时候都有明显的妄想症、疯癫狂等严重精神病症状，如英国大诗人威廉·柯珀（1731—1800），二十多岁时就精神异常，后来越来越重，甚至想自杀。在精神病院关了十八个月以后，仍旧时断时续，近于癫狂；德国著名的抒情诗人弗里德里希·荷

尔德林（1770—1843）二十八岁起就精神分裂。另外，像法国数学家、画法几何技术的创立者加斯巴·蒙日（1746—1818）、德国 19 世纪伟大的自然哲学家约翰内斯·弥勒（1801—1858）、德国狂飙时期的诗人和剧作家雅可布·米凯尔·伦茨（1751—1792）、曾担任过公共教育大臣和首相的意大利医生和政治家卢格·卡洛·法里尼（1812—1866）、法国作曲家夏尔·古诺（1818—1893）、德国现代社会小说的先驱人物卡尔·古茨科夫（1811—1878）、曾教授过音乐大师贝多芬并担任过奥地利宫廷乐长的意大利作曲家安东尼奥·萨利埃尔（1750—1825）等等，还可以举出一连串患有这类病症的人的名字，特别是艺术家中，这类精神病人可说是最多不过了。

伦勃朗以后荷兰最伟大的画家、画的价格今日已经高到六七千万美元天文数字的文森特·凡·高（Vincent van Gogh，1853—1890），是很多人都知道的；他同样著名的还有因精神病而自杀的结局和曾经割下自己的一只耳朵，包好要去送给一名妓女。凡·高明白自己的精神疾患，但他却把这病看成是他绘画艺术所不可缺少的部分。他声称："一些人尽管疯了或是病了，还是喜爱自然，这些人就是画家。"这是他的信念；他甚至深信，他自己如果真的疯癫了，那么，"我愈是疯癫，就愈是艺术家"。

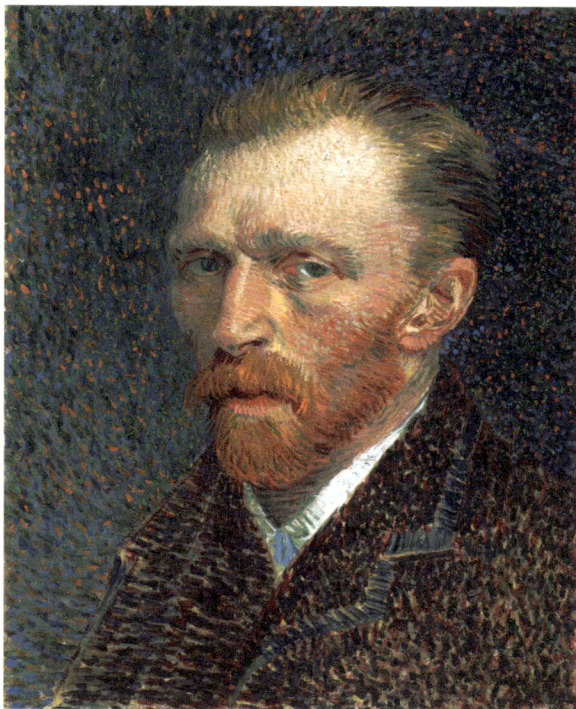

凡·高自画像

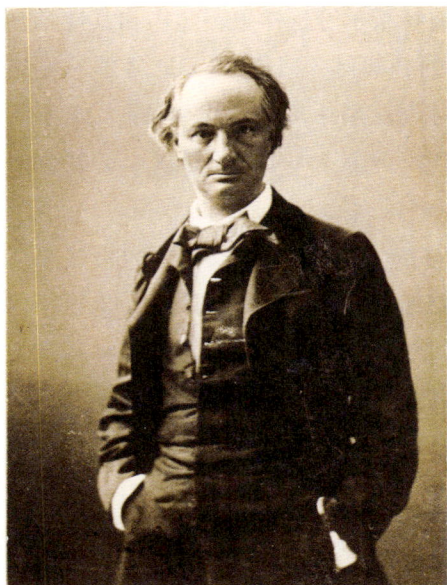
法国诗人波特莱尔

夏尔·波特莱尔（Charles Baudelaire，1821—1867）是法国现代派的著名诗人，他写的有几首情诗被认为已经达到不朽的艺术顶峰；同时他还被认为是"19世纪最大的艺术批评家"。但他却是一个十足偏执反常的人。波特莱尔从家族遗传来精神病，使他从童年时起就充满幻觉和妄想；对生活的狂喜迷醉和恐怖战栗，知觉时而极端敏感时而又麻木迟钝，是他自己也感觉到的一种对立的情绪。这导致他把人生看成是"可厌沙漠上恐怖的绿洲"，从而决心要设法逃离。六岁时父亲去世，第二年母亲改嫁，波特莱尔与继父关系不好，争吵不止。一天，当着朋友的面，他试图要扼死继父；他还拒绝继父为他提供的职位，独个儿过放荡的生活。为使他改变这种生活，继父送他去印度经商，可是船到中途，他就登岸回去国，空着手，什么也没有带回来，除了一个黑女人，一个他要献给她情诗的黑女人。是的，波特莱尔的爱也是病态的，他所爱的异性是丑陋的、一般人看到会感到毛骨悚然的黑女人，或者是非常高大或非常矮小的女人。他在一首叫《种马》的诗中这样写一个女子："她很丑，却很惹人喜爱"；说这个女子是一只蚂蚁、一只蜘蛛或一具骷髅，"确实生得奇丑不堪"，但"总之，她有味道"……他向一位非常漂亮的女人所表达的欲望是，把她的双手悬到天花板上，以便可以吻她的脚；亲吻裸露的脚在他便是性行为的等同物。波特莱尔也有一些抑制不住的强迫症行为，例如他每个月都非要改换一次住处不可。另外，在陷入痴呆状态之前，他经常难以克制地向商店的窗子投掷瓶子、罐子一类的东西，仅是为了能听到击破玻璃等物件的声音，使他感到愉快。

123

像陀思妥耶夫斯基、凡·高、波特莱尔等这样患癫痫病和其他精神病的天才人物，还可以举出意大利的"鬼才"小提琴家尼科罗·帕格尼尼，奥地利音乐家沃尔夫冈·阿迈兑斯·莫扎特，德国大作家约翰·克里斯托夫·席勒，英国大物理家伊萨克·牛顿，以及文艺复兴时期德国最重要的画家阿尔勃莱希特·丢勒，法国作曲家夏尔·卡米尔·圣-桑，德国著名剧作家奥古斯特·斯特林堡，波兰伟大钢琴家弗里德里希·肖邦，美国著名作家埃德加·爱伦·坡，俄国大音乐家华西里·康定斯基，法国象征主义诗人阿尔蒂尔·兰波，美国获诺贝尔文学奖作家欧内斯特·海明威，英国著名女作家维吉尼亚·吴尔夫……坚信极度才智接近极度疯狂的帕斯卡本身也是一个精神病人，他从二十四岁起就开始发作惊厥病。

　　俄国作家亚历山大·谢尔盖耶维奇·格里包耶多夫写过一个剧本，叫《智慧的痛苦》，描写主人翁、才智非凡的恰茨基从国外回到莫斯科，发现俄罗斯社会仍旧像以前一样的浑浊，他自己原来所爱的女伴也已经堕落。这使他陷入了极度的痛苦之中。他认识到，这是社会的罪恶，于是便向这个社会发出控诉，但结果却被上流社会的人看成"疯子"。剧本说明，一个非凡天才的人物，在遭受极度痛苦的情境中，是会因这心灵的极大痛苦而陷入癫狂的。

　　毫无疑问，是严重的心理障碍和心理冲突致使人患上精神病症，格里包耶多夫的现实主义观察非常正确。发人思索的是：只有极富智慧、对事物极为敏感的人，尤其是天才人物，才最容易产生激烈的心理障碍和心理冲突，这激烈的心理障碍和心理冲突长期下去，就必然会导致主体的精神疾病，最后使他成为一个疯癫的人。无疑是这一点，才使天才与疯狂发生一定的联系。

精神疾患（三）：全球性的环境和世纪性的情绪

　　一个人患病，归根结底是因为人体内器官组织的形态、功能偏离了正常的标准，以致造成生理的或心理的异常。可是这些器官组织的形态和功能为什么会发生偏离呢？原因是多方面的：有先天性异常，有遗传因素所致，有物理化学损伤，有细菌病毒传染等等。这些大多是由自然条件招致的，一般都是属于生理性方面的疾病。此外还有社会条件的原因引起，例如受到某一事物的刺激和影响，导致人心境紊乱，情绪难以控制甚至失却了控制，最后就成了表现为思维或知觉混乱、情感应答过度或者不足、智力活动失调等等的心理疾病，即所谓精神疾病。像这种由社会大环境的关系而产生的心理疾患，有时甚至会是群体性地出现在一大批人的身上，造成所谓的"世纪病"。

　　中世纪的基督教向文明贡献了智慧、哲学和谦让、博爱精神，但同时也给社会留下了一大批神经质的禁欲主义者。

　　基督教的教义只承认天国，承认无穷大的具有"人格"的上帝，承认灵魂的不朽，而极端蔑视现世，贬黜肉体，把一切感官上的欲望都看成罪恶。这种观念使基督教徒们相信，禁欲，亦即通过克服肉体的基本需要，在自我感觉中使灵魂获得解放，达到不朽，就可以与上帝结合或神交。一些被尊为圣徒的基督教徒，如公元 1 世纪的圣保罗、公元 4 世纪的圣哲罗姆等，都曾在这方面做出了范例。这些人清心寡欲，独身隐居，只喝一滴水，吃一点黑面包，还穿破烂的衣服、鞋子，甚至穿用粗硬、刺肉的山羊毛制成的苦衣，守过漫漫的长夜之后，方肯睡在光秃

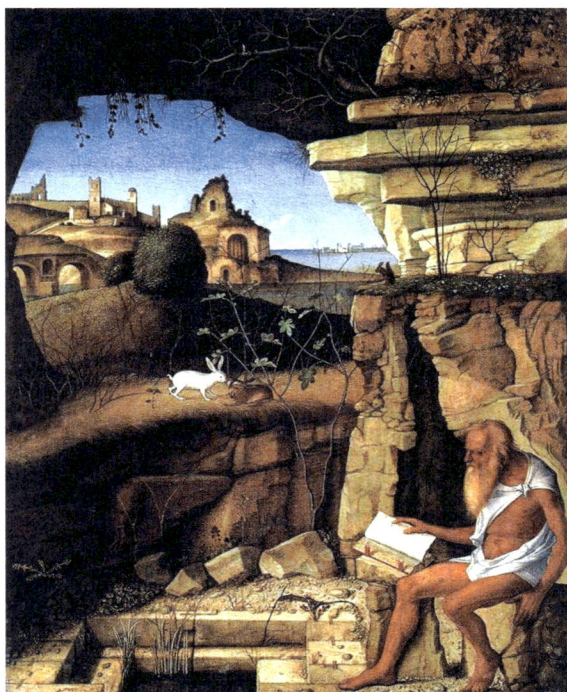
贝里尼的画：圣哲罗姆在沙漠里苦修

秃的冰冷的地面上，每天还要用鞭子抽打自己。圣哲罗姆（Saint Jerome）出身于一个富裕的家庭，他从公元336年接受洗礼成为基督徒时起，便成为一位禁欲主义者，特别有五年时间里，都独个儿隐居在叙利亚的荒野，住一间小屋或一个洞穴，不穿衣服，仅以粗麻布遮蔽身体，过这种禁欲的生活。基督教是世界上最大的一个教派，它的影响就可想而知了。在它的教义和圣人的伟大楷模的感召下，成千上万的教徒也努力仿效这样做。

有这么一件非常典型的事：蒙特利尔一位富商的独生女儿珍妮·勒贝尔性格温柔，待人友善。本来，她一辈子都可以过豪华奢侈的生活，只是由于受基督教理影响很深，一直就有禁欲倾向。家里虽然给她高级的饮食，但她根本不吃，父亲给她买来高质量的外衣，她不得不穿在外面，但贴身穿的是粗布的衣服。成年后，父亲要给她许多嫁妆，并为她找一位理想的丈夫；追求她的人也很多，其中有一位是她童年时代的玩伴。但珍妮却坚决要进隐修院；父母和教父母要求她至少也不要宣誓，于是她退隐在家，并坚称定要守节五年。在这五年里，别说是旁人，连父母和任何家人要想跟她说话，都遭到她的拒绝，他们唯一只能在上教堂时远远见她走过他们的面前。母亲临死时要求最后见她一面，也仍然被拒绝了，因为她自信，除了上帝，她不属于任何人，与任何人都无关。就这样，一个五年过后，又一个五年来了。珍妮取了嫁妆，建起一座小教堂。她在这座教堂里面的圣坛后安排了一处仅够容身的斗室，一个矮窄的石头塔。这斗室分三阶：第一阶是烤架，可以让食物从小窗子外送进来；第二层是卧室，只有她身子的宽度；第三层是她用来刺绣的场地，她在这里为上帝编织漂亮的圣坛桌布和祭袍，有时也为穷人纺织。除了每天深夜去教堂做一小时的祈祷外，珍妮不论何时，始终都不离开到外面去。禁欲主义使她从内心里喜好这斗室远胜于外界的繁华世界，而且她从心底里感到自己的这种生活"是有声有色的"。

古罗马马克西穆斯皇帝时代，有一位出身元老家族、名叫英尤里奥苏斯的富人，求得一位门第相当的少女结为婚姻。当这对夫妇在婚礼之后被安置到同一张床上时，这位少女竟因感到万分悲痛而哀哭不已。经新郎再三询问，她才向他说：

> 纵然我终朝每日哭泣，我也流不出足够的眼泪，以洗净我此时胸中的无限悲伤。因为我已经下定决心，要使我可怜的身体保持纯洁，不与男人接触，以便奉献给基督。可是，多么伤心啊！我在这种情况下遭到他的抛弃，……本来命运注定要进天堂，今天却落下深渊。……这个世界上的珍贵物品在我看来都是可憎的，……我憎恨你这延伸到四面八方的巨大产业，因为我向往着天堂的快乐。当我看见主高坐在星辰之上，我便觉得你的寝室是可厌的。

妻子真诚的眼泪和哀怨打动了英尤里奥苏斯的心，但是做丈夫的他仍顾虑他们两人都是独生子女，属于元老家族最高贵的人，而家族却希望他俩能延续他们的宗嗣，免让异姓的宗支来继承。对此，少女的回答是：尘世、财富、世上的荣华、自己所享受的这种生活，一切都是虚幻，不如寻求那"不会为死亡所终止，不会为疾病所消耗，也不会为任何事故所割断的生活"：

在那里，人们居住在永世的天福之中，生活在不落的阳光里面，而且比这一切更为重要的是，人们转化为天使的状态，在上帝的面前，领会着清新的不尽沉思，享受着无穷的欢乐。

据说，她的这一席话，像一道强烈的光辉照射到新郎的身上，使他感到应该与她"共此决心"。这样一来，她才表示，愿意与他一起"共享我的丈夫"——上帝，使两个人都同样地"在这个世界上一无玷染"。于是，不仅在这新婚之夜，而且在此后的许多许多年里，这两个年轻人尽管同睡在一张床上，却是"以一种令人钦佩的贞操生活在一起"，直到这位贞女结束她的生活，他把她安放在坟墓中。到这个时候，英尤里奥苏斯便真诚地向上帝汇报说："永世的主，我感谢你，我把你委托我保管的这件瑰宝以它完全纯真的形式归还到你的爱抚之下。"

这样的生活，在一个生理、心理正常的人来说，是真实可信的吗？或者说，真的是可能的吗？但这绝不是虚构的故事，而的的确确是历史学家严肃的记述。问题是，可以看得出来，实际上，珍妮·勒贝尔、英尤里奥苏斯夫妇在宗教神秘主义的影响下，他们的生理、心理状态已经变得不正常，完全陷入了心理病态。据历史记载，在中世纪，这样的事并不是个别的，禁欲已经成为许多虔诚基督徒所追求的目标，并形成一种风气。到后来，这风气导致了把个人分散的隐修集中到一个院落，成为隐修院。在这种隐修院里，二十或三十个隐修士，每人一间单身小室，一切的生活举止，从饮食、穿戴到礼拜、斋戒，都按基督教教义有详细的规定。禁欲主义在中世纪作为宗教的狂热，就是那时的"世纪病"。

文艺复兴推倒了中世纪"黑暗时代"的旧秩序，使人的个性和思想获得了解放。当新世纪的人睁开眼睛，第一次看到新的世界展现在自己的面前时，他们是何等的欣喜若狂啊！于是，这些人便天真地认为，从此以后，主观的权利，个人的自由，心灵的意愿，一切都可以实现，再也不会有什么自己想做而做不到的事了。但是一二百年来的现实表明，实际情形并不像他们想象的那么一回事，而且越来越不是那么一回事。于是情绪极端沮丧，热情备受压抑，内心无比忧伤，而且越是有过高愿望、过高要求的人，越是会感到沮丧，感到压抑，感到忧伤；越是心智聪慧、感觉敏锐、富有教养的人，越是会感到沮丧，感到压抑，感到忧伤。这就是从18世纪60年代到19世纪初期和中期流行于浪漫主义诗人和小说家中间的一种普遍情绪，它当时曾被赋予一个专门名称，叫Weltschmerz（厌世），一种抑郁症，个性解放的产物。突出的例子是在法国大革命来临前这一大环境下最先出现在夏多布里昂和勒内身上的一种病症。

弗朗索瓦-勒内·德·夏多布里昂（1768—1848）是一位对当时青年人影响至深的浪漫主义作家。他是在八十岁的高龄死的，但是在三十五岁那年，他就为自己确定了坟墓：建在布列塔尼圣马洛港外的一个孤岛上，不用雕饰不用墓碑，也不用铭文；并在1815年就开始写他的《墓中回忆录》。这些死前的安排，和他在这部遗言中以象征的语句说的话："……我看得见晨曦的反光，然而我看不见太阳升起了。我还能做的只是在我的墓坑旁坐下，然后勇敢地下去，手持带耶稣像的十字架，走向永恒。"表明了他精神病态的个性特点：厌世或抑郁症。

抑郁症或者忧郁

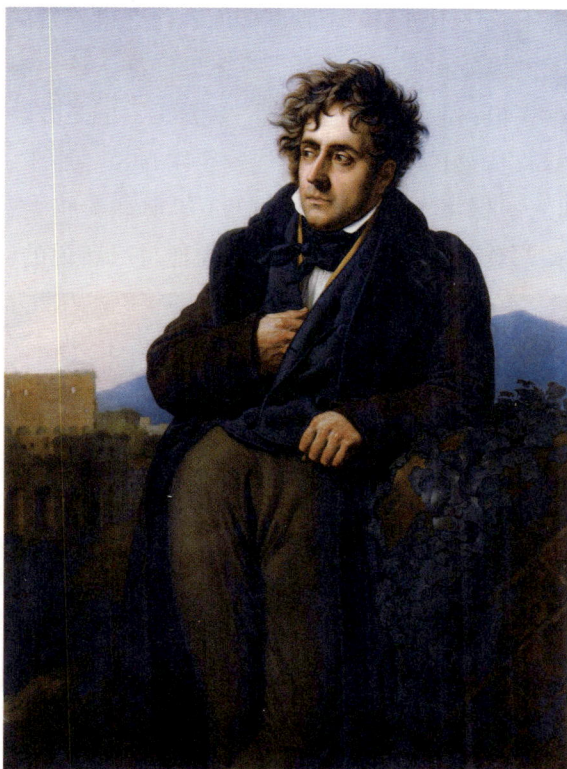

夏多布里昂

症，是一种以悲伤厌世为特征的情绪状态，其最突出的表现是对周围世界的一切完全失去了兴趣，终日只是郁郁寡欢，悲观绝望，心灵厌倦。与另一类的悲伤不同的是，抑郁症患者并不确切地知道自己为什么厌倦绝望，到底是什么事使他感到这么的悲伤和绝望，他只是预感将会有什么使他悲伤的事发生。于是在他身上就出现了这么一种恶性循环：越是悲伤，便越有这种预感，越有这种预感，便越是悲伤。

或许是先天气质的关系，贵族出身的夏多布里昂从小就是一个心情抑郁、沉默寡言的孩子，带有一点病态。到了青年时代，这种气质就更加外化了。他最喜爱一个人孤独地待在那里，沉醉于幸福幻想的梦境之中，他想象，在意大利那不勒斯或西西里的皎洁的月夜，有一位天仙一般的女子或者年轻的女王与他在香气馥郁的鲜花丛中相爱。可是从梦境中醒过来之后，意识到实际上自己不过是一个默默无闻、什么也不是的卑微人物时，便就陷入更大的孤独和抑郁之中了。家人曾经准备让他参加海军，但军队的纪律使他害怕；他自己也曾想做一名教士，但是教会自我克制的生活又是他所极端厌恶的。绝望中，他曾企图自杀。后来，家里的决定，使他终于加入了保王军。退伍后，1793 年前往英格兰，以翻译和教书为生，并开始写作。但是，无论什么，像他自己所说的，荣誉也好，工作也好，幸运也好，不幸也好，都不能使他振作，"一切都使我厌倦。我整天痛苦地拖着疲乏的身子，打着呵欠度我的一生"。

1792 年，夏多布里昂坐在伦敦肯辛顿公园的大树底下，写出了主要人物相同的两部中篇小说《阿达

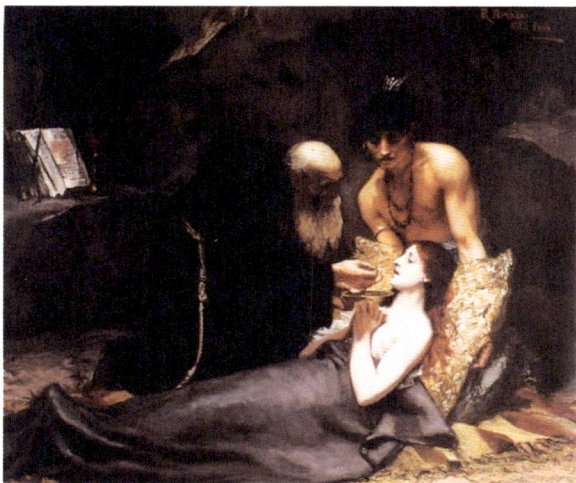
《阿达拉》插图：阿达拉之死

130

拉》和《勒内》，前者是写印第安老人夏克塔斯向勒内讲述自己早年的一出爱情悲剧；后者则是勒内向夏克塔斯讲述自己当时的抑郁心情。在以作家自己的第二个名字命名的主人翁勒内的身上，夏多布里昂寄寓了自己的生活经历和感情经历，使作品具有较多他个人传记的色彩。

与夏多布里昂一样，勒内也是一个"出身贵族的欧洲人"；与夏多布里昂一样，勒内也早年丧母，沉默抑郁，先天性喜孤独，唯有和个性与他相同的姐姐一起，才感到舒适自在；与夏多布里昂一样，勒内青年时代就"奔往动荡不安的生活的海洋"。但是无论他来到哪里，"身旁总觉有一个裂开大缝的无底深渊"。这使他对一切的人和一切的事都"越来越感到厌倦"，而想去彻底隐居。但这种生活也改变不了他的抑郁心情，因为即使看到一片随水逝去的树叶，他也会升起一缕愁绪，联想起自身也是一个来去匆匆的过客，而感叹："人是多么的软弱！"没有办法，因为他相信"我体内有一股颓丧的暗流"，竟然找不到可以医治自己这种"奇特的创伤"的药物，于是像夏多布里昂一样决定辞别人世。正在这时，姐姐意外地出现了，使他在与她朝夕相处的欢乐中打消了死的念头。但是在短暂的相聚之后，姐姐离开了他，最后献身于宗教。于是，他又与以前一样，沉入持久的抑郁之中……故事的结尾是说勒内的这种情绪受到夏克塔斯和另一位一起听他叙述这个故事的索黑尔神父的斥责。不过这种正面的尾巴是无力的，深刻长留在读者心坎中的是一个患抑郁症的贵族青年的形象。

格奥尔格·勃兰兑斯指出：

19世纪早期的忧郁是一种病，这种病不是哪一个人或哪一个国家所独有的，它是一场由一个民族传到另一个民族的瘟疫，就像中世纪常常传遍整个欧洲的那些宗教狂热一样。勒内只不过是第一个和最突出的一个病例而已。一些最有天赋才智之士都患同样的病。（张道真译文）

勃兰兑斯同时提到，从勒内这个抑郁症病人开始，浪漫主义文学中跟着出现了一系列的勒内式的人物："新文学中的忧郁和厌世情绪可以说就起源于这个人物"，而且这些作品中的人物那种带有作家本人的气质和病态的所谓"世纪病"，在当时简直是"多到遍地皆是"。勃兰兑斯的这一论断不难证明，例如法国就有与夏多布里昂一样贵族出身的阿尔弗莱德·德·缪塞笔下那个像作家一样深感生不逢时、幻想破灭、信仰丧失，因而颓丧忧郁的沃达夫（《一个世纪儿的忏悔》，1836 年）；德国有弗里

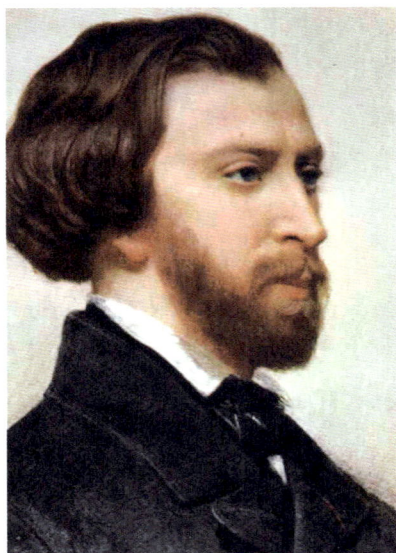

法国诗人缪塞

德里希·封·施莱格尔的心灰意冷、萎靡不振、懒散倦怠的青年艺术天

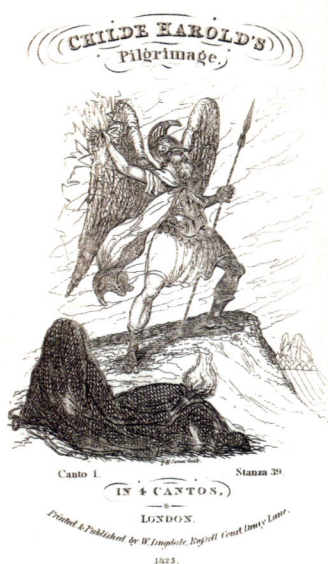

《恰尔德·哈罗尔德游记》的扉页

才尤里乌斯（《卢琴德》，1799 年），及路德维希·蒂克的认为"我整个的生活不过是一场梦幻"，对一切都感到冷漠、无聊、苦恼、厌恶的英国青年洛维尔（《威廉·洛维尔》，1795 年）；在英国，则有与诗人乔治·拜伦本人一样悲郁、厌世的哈罗尔德（《恰尔德·哈罗尔德游记》，1816—1818 年）。后来，这种伤感、绝望、悲观、厌世的"世纪病"又出现在俄国和东欧，起先是在亚历山大·普希金的《茨冈》（1827 年）和米哈伊尔·莱蒙托夫的《孤帆》（1832 年）中。渐渐地，在作家们从浪漫主义向现实主义转化时，他们笔下的那些多

少仍有作家本人气质和情感的病人便出现了该病的"并发症"，使这些病人最终变成为一个个"多余人"：精神病的一种变体，如普希金的奥涅金（《叶夫盖尼·奥涅金》，1823—1830 年）、莱蒙托夫的毕巧林（《当代英雄》，1840 年）、伊凡·屠格涅夫的罗亭（《罗亭》，1856年），还有波兰作家尤里乌什·斯沃瓦茨基的科尔迪安（《科尔迪安》，1832 年），等等。

从 19 世纪起，西方社会工业的发展和繁荣，商品的生产和积累，给居民带来较大的社会福利，显示了物质文明的增长，但同时也给他们的心灵造成严重的精神伤害。20 世纪以来，这种情况就更加严重、更加糟糕了。伴随着高度发达的物质文明，纷扰絮烦的经济动荡，出现一次次工业危机，生产竞争和失业、贫困、污染、公害……人们一天到晚都处在无比紧张的工作、生活或失业的状态下，已经衰弱的神经，只有靠强烈的刺激才能振作一点，而在一次次的刺激之后，却是变得更加衰弱了。于是，整个西方的人，就都像是不同类型、不同程度的精神病人。许多作家，特别是现代主义作家，都敏感而深切地体验到这一点，

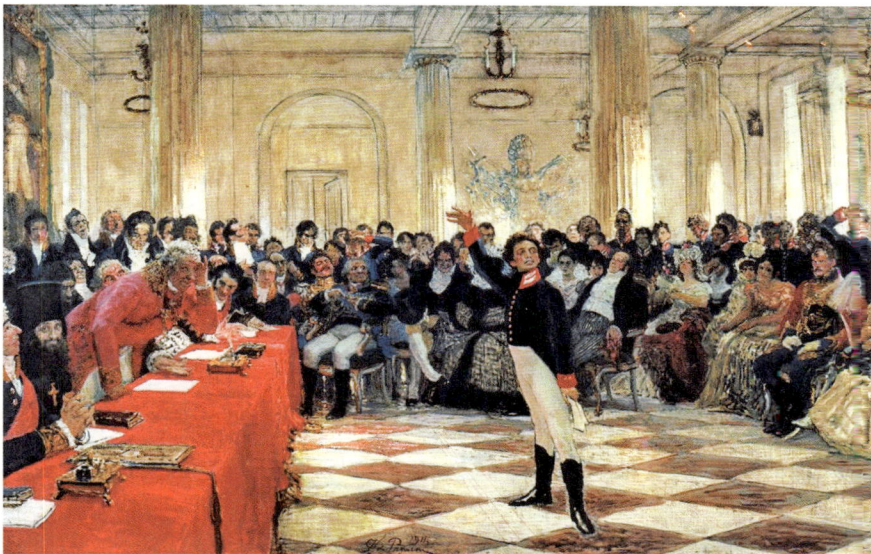

普希金在皇村朗诵他的诗

133

并以自己的亲身感受，把这种情绪表现在他们的作品中。半个多世纪前，丹麦哲学家索伦·克尔凯郭尔（Soren Kierkegaard）在日记中曾经说自己："我就像是一棵被孤零零地排除在外的孤独的松树。"由于克尔凯郭尔的这种体验表达了后来生活在西

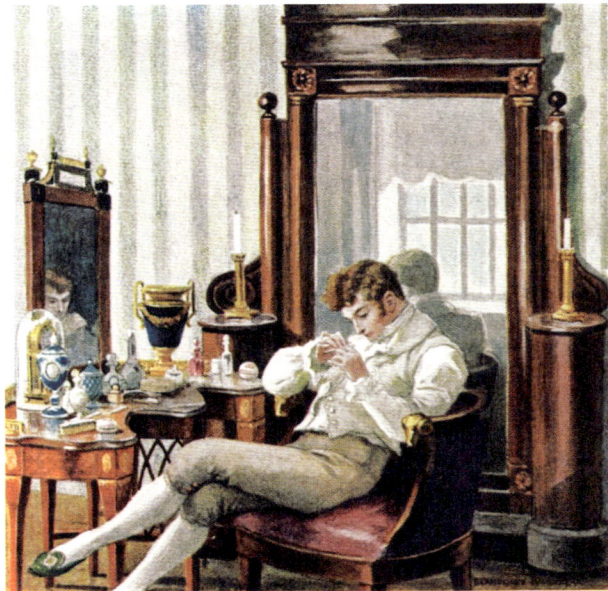

《叶夫盖尼·奥涅金》插图

方物质文明社会中的一大批人所共有的孤独感和恐惧感，因而被视为未来主义的鼻祖。未来主义这一派的人不相信在这个世界上人与人有真正可靠的交往、真正诚挚的情感，因此，他们认为，主体之间的关系的基础便是恐惧，"他人是我的可能性的潜在的毁灭者"。在法国作家保尔·萨特的小说《恶心》中，社会就是一个污垢、罪恶的世界，孤独、精神病态的安东纳·洛根丁对一切事物所感到的就只有"恶心"；另一位法国作家阿尔贝·加缪的小说《局外人》，向读者展示了一个极端冷漠的世界，主人翁、疯子一样毫无感情的莫尔索在这个异己的世界里，完全是一个"局外人"。表现主义产生和发展于第一次世界大战前后，其起因同样也是一种社会的危机感。德国剧作家奥古斯特·斯特林堡（August Strindberg）本人在这个社会里，就陷入了精神变态的半疯癫状态，他的剧作《鬼魂奏鸣曲》就把一个人与人像狼的罪恶而可怕的世界搬上了舞台；表现主义在小说领域的代表、生于布拉格的弗朗茨·卡夫卡，一个在奥匈帝国统治之下的犹太人，他的处境也就是他的《变形记》《地洞》《审判》等作品的主人翁的处境，整天精神病态地在孤独、

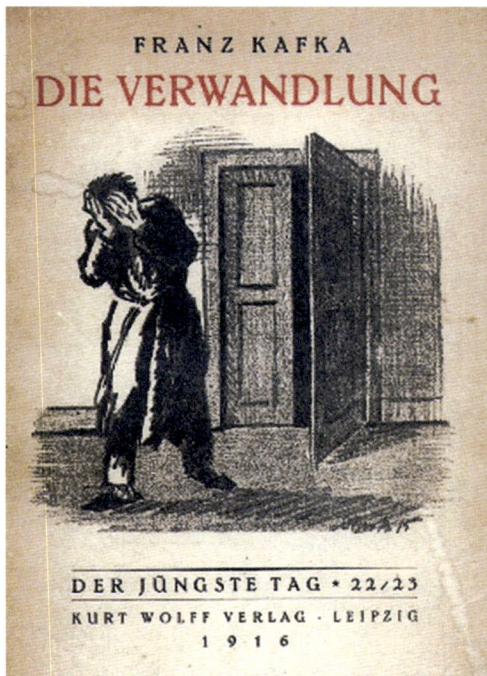

卡夫卡初版《变形记》

压抑、恐惧、惶惑中苦度时日；还有荒诞派作家的笔下的人物，所感到的人类荒谬尴尬境遇，世界和社会混乱不可测的病态感受等等，苹无不是体现出 20 世纪的人门所共有的一种"世纪病"。

在如今的世界大环境下，像抑郁症这种"世纪病"是越来越多了。现在，甚至可以说，没有一个社会能够摆脱此病对人的骚扰了。西方工业化社会是滋生抑郁症生温床，黎巴嫩首都贝鲁特则是因为长期的战乱，有一羡时间使 19% 的市民心情极度忧郁，很多人患上此病。1996 年一期《美国医学协会杂志》发表一个研究人员的统计，巴黎的抑郁症患者高达 16%，意大利的佛罗伦萨和新西兰的患者是 12%。以美国来说，据从属于全国心理学家协会的一个专门研究抑郁症的科学小组在 1990 年底的调查，当时有 700 多万的妇女"由于生存制度造成的"原因而患有抑郁症和类似精神疾病，正在接受治疗。

世界卫生组织为抑郁症的迅速发展向人们敲响了警钟。它在 198 年的一份报告中就提道：现在，"全世界抑郁症患者的人数已达 2 亿人，比 70 年代增长了一倍"。7 年后，1996 年 9 月，该组织在另一个报告中再次警告，说抑郁症在 1990 年是人类健康的第 4 大威胁，"到了 2020 年，将成为第 2 号威胁"，特别是 45 岁以上的人中间，患此病的将会增长 200% 这样一个可怕的数字。"因此，"它强调说，"抑郁病已经成了本世纪的'世纪病'。"

精神疾患（四）：文学典型的共同人格

　　不管千百年来，道德学家们怎样用最美好的词汇来赞颂理性，喋喋不休地教诲要鄙视和克服感官情欲，可是不但普通人，甚至伟大的哲人和宗教家几乎每天都感到，要抗拒情欲的诱惑实在是太难了。这就使法国思想家和社会理论家弗朗索瓦－玛丽－查尔斯·傅立叶不免怅然长叹："上帝给予情欲引力的力量是那么多，而给予情欲引力的敌人（理性）的力量却那么少！"可人毕竟是理性的动物，这就注定人的一生时刻都处在情欲与理性的剧烈撞击之中。

　　文明是社会进化的象征。在知识、技能、信仰、道德、法律、风俗、文学、艺术以及一切由社会成员个人所获得的任何能力和习惯上体现出来的进化方式和进化阶段，都象征了人类的物质文明和精神文明。当然，任何的文明进化都意味着人类在抵御自然界的压力和调节人类本身关系上的进步。物质文明的进化使人类在保护自身不受自然界侵害方面取得了日益巨大的成就，这文明进化越高，取得的成就也就越大，两者成正比例发展。但是精神文明的进化，情况就完全不是这么一回事。这是因为社会精神文明的进化，要求每一个社会成员个人能以进化了的文明的方式，在思想、情感、观念和行为举止等方面，表现得与这进化了的整个社会的价值观念相适应。因此，隐藏在这些社会成员个人的思想、情感、观念和行为举止后面的感官情欲和心灵情欲，就不可能获得充分的满足和自由的抒发，而定然会在某些方面或在某种程度上受到阻碍，而且进化程度越高，这感官情欲和心灵情欲就越会受到阻碍。人类情欲遭遇的困扰，总的根源不外乎是自然界的压力、人性本身的弱点和人与社会、国家及他人之间的冲突，是这些因素使人的天性欲望得不到满足。当个体的人与社会、国家、人际关系的整体人类环境不相一致时，是让个人服从环境、迁就环境，还是让环境适应个人、迁就个人。千千万万的实例都在教训人，在与社会环境之间长期不可避免的矛盾冲突中，受损害的、失败的总是个人；为了个人的生存、种族的繁衍，人只能是适应社会环境，而不得不压制自己的情欲，有时甚至必须做出重大的牺牲，没有别的办法。所以，与物质文明的进化一定会带给人感官上的物质享受相反，精神文明的进化，在教人摆脱愚昧的同时，反而会给人精神上带来更大的困扰和痛苦。但是病理—心理学的研究证明，或者出于社会上的舆论、法律、宗教观念上的压力，或者出于其他人为的作用，在个人的情欲受到阻碍和挫折，发生心理冲突而不得不主动或被迫采取回避或抑制等"自我防御"的方式来处理自我与外界的关系时，由于心理长期处于持续的紧张和焦虑状态，人的这种"自我防御"的能力会渐渐减弱，以致一步一步地导致神经症。开始时可能还属于前期的比较轻微的心理失常的病症，到了后期比较严重的时候，人就开始渐渐地丧失这种"自我防御"能力，而变成为精神分裂症或躁狂抑郁性精神病。

有人说，除了疯子，别的都不是精神病人。但更多的人似乎坚信，文明人都是神经质的，或者说多少都有几分精神病态。当然，人的思想、行为有没有精神病或精神病态，判别起来相当困难，其间的差别常常也是相对的。因为一个人的这种精神病或精神病态的表现，受到客观环境、心理状态、人际关系和社会文化背景等多重复杂因素的影响，而且判别的时候也会受判别者对这些因素所起作用的评价及判别者本身的方法论方面的影响。因此，精确划分"病态""常态"的界限简直是不可能的。不过，可以肯定的是，没有百分之百毫无精神病态的"常态"人，也没有百分之百无时无刻都表现出精神病症的"病态"人。在这个问题上，学者们提出过多种标准，争论从来没有停止过。只是尽管如此，有几条精神病态的标准，绝大部分人的看法还是比较接近或比较一致的，其中最主要的有：一、认为持续存在的失调行为是精神病态的行为；二、认为偏离社会准则的行为是精神病态的行为。前者主要是从人的主观方面来考察的，后者则主要从人的客观方面来考察的。但不管有哪一点表现，都说明此人患有精神病，或至少是精神病态的。

文学是人学，它的任务是写人，塑造出成功的人物形象。中外文学史上留下很多绚丽多姿、光彩照人、令人经久难忘的人物形象。但是只有其中最能激动读者心灵的少数几个，才被文学史家和文学理论家授予"文学典型"这一最高称号。一个人物形象获得"文学典型"这一称号，可能有多方面的条件，但是考察文学史上几个著名的典型人物，竟然让人吃惊地发现，这些最著名的典型人物，他们作为人物的社会自我，其人格特征，在外显的性格上或者内隐的心理上，似乎都带有相当程度的精神病症状，似乎正是这精神病症状，才具有一种激发读者洞察其独特个性特征的艺术魅力。

一个优秀的作家，他的创作总是着眼于刻画人物的性格，而不是热衷于叙述故事和描写情节。情节和故事只会让读者一时入迷，只有刻画得深刻的性格，才能真正感动人，使人永生难忘。一方面，性格决定了情节的发展；另一方面，性格又是在人物的冲突中获得鲜明突出的表现，没有冲突就没有性格。但是冲突，不论是外在的冲突还是内在的冲突——人与人之间的冲突或者个人与社会之间的冲突，形体力量之间的冲突或者精神力量之间的冲突，都会给人带来肉体上和心灵上的损伤，而且冲突越是尖锐、剧烈，人物在心灵和肉体上所受的损伤也便越是明显、越是严重。因此，像在社会生活中一样，经受了这种尖锐、剧烈冲突的文学人物，便必然会产生精神病症，而且越是被刻画得深刻完美的人物典型，便越是具有精神病的症状。

米盖尔·台·塞万提斯·萨阿维德拉（1547—1616）小说《堂吉诃德》中的同名主人翁快五十岁了，他身材瘦削，面容清癯，看起来就是一个患病之人。确实他也是一个病人，一个精神病人。因为他每天从黄昏到黎明、从黎明到黄昏，总是沉浸在骑士传奇里入了迷，"这样少睡觉，多读书，他脑汁枯竭，失去了理性"，满脑袋尽是书上读到的那

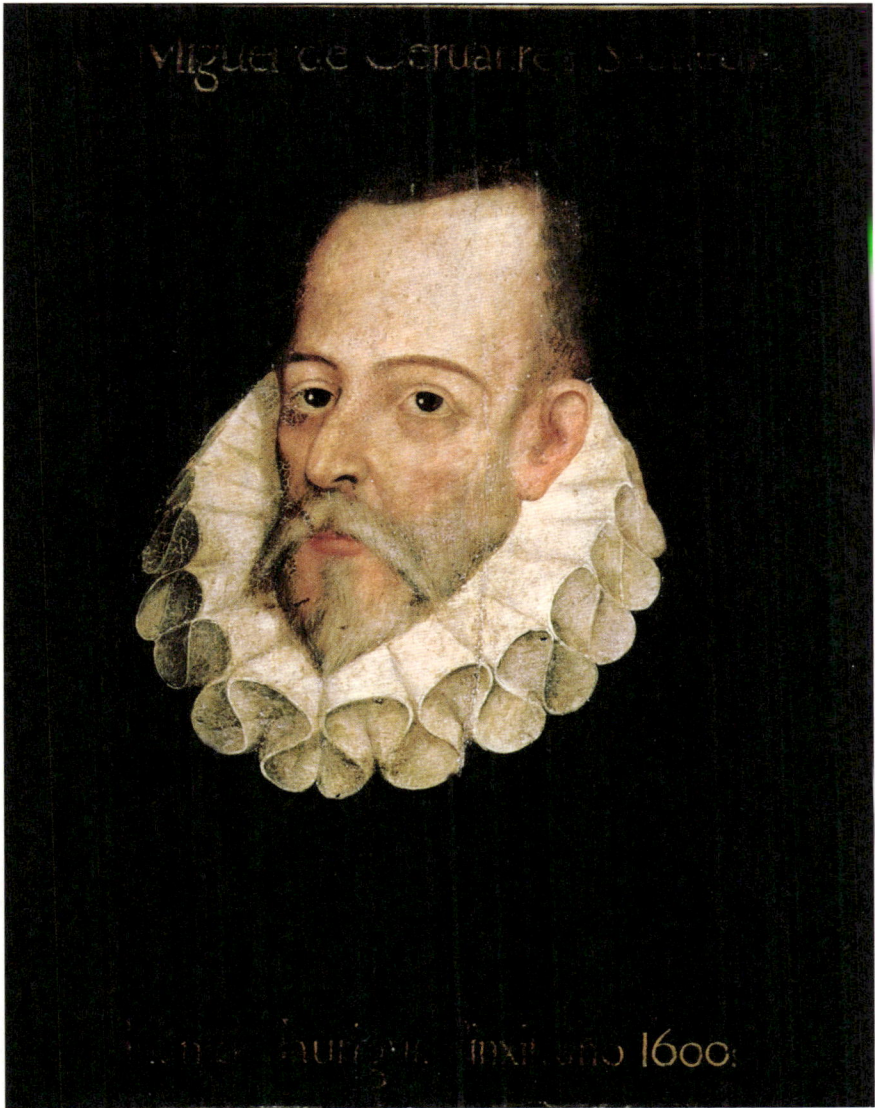

塞万提斯像

些一心为实现骑士济世救人伟大理想的比武、打仗、魔术、调情、恋爱之类荒诞无稽之事，"天下的疯子从没有像他那样想入非非的"。尽管堂吉诃德纯洁、忠贞、坚毅、勇敢、品质崇高，且怀有不可动摇的济世信念，纵使牺牲自己的生命也决不舍弃自己的理想，但由于他所面对的环境和现实，完全不是他所想象的，他的思想、行为必然要与客观现实发生严重冲突。他凭着一身瘦弱的残躯、一匹驽马和一副生锈发霉的盔甲，去对付想象中的那些众多、坚实、强大、凶暴的敌人，自然只能受尽挫折、挨打受苦，落得头破血流、遍体鳞伤，最后只会是一个精神病人才会有的结果。人们常提到这位愁容骑士大战风车的疯狂行为。那三四十架翅翼庞大的大风车，堂吉

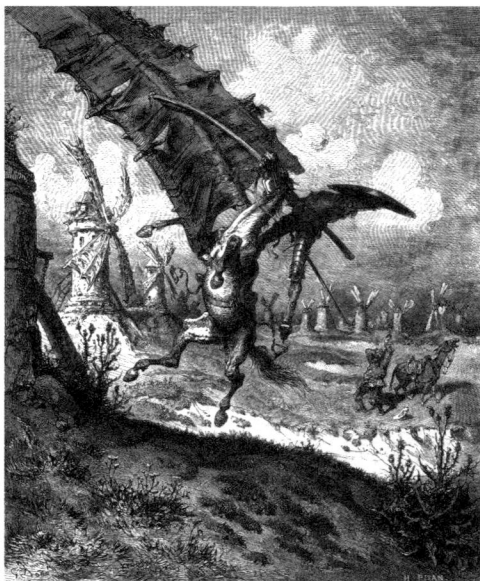

多拉画的堂吉诃德大战风车

诃德却把它看成是长了长胳膊的巨人，认为面对这些巨人，正是他投入一场"正义的战争"，"消灭地球上这种坏东西为上帝立大功"的好机会。于是在心中向他想象中的贵妇人做了一番虔诚的祷告之后，便策马冲上前去，一枪刺向风车的翅翼。当时风车在风里转得正猛，一股劲就将堂吉诃德连人带马直扫出去，使他受伤滚翻在地，长枪也被折成几段。当他的侍从桑丘·潘沙提醒他，说他的对象实际是风车时，他还坚持说一定是那个"弗瑞斯冬法师把巨人变成风车，来剥夺我胜利的光荣。可是到头来，他的邪法毕

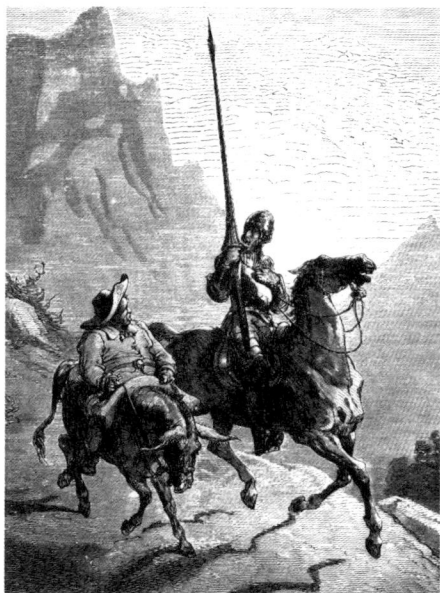

多拉画的堂吉诃德和桑丘

竟敌不过我这把剑的锋芒"……《堂吉诃德》全书所描写的多是主人翁这类可笑的疯狂行为，直到最后患上另一场病：因一连串斗争的失败，在极端的失望中，抑郁致病。在临死之前，堂吉诃德终于觉悟，懊悔自己"从前成天成夜读那些骑士小说，读得神魂颠倒；现在觉得心里豁然开朗，明白清楚了。现在知道那些书上都是胡说八道"；在彻底的排解和发泄后，原来的精神疾患竟然缓解，"头脑清醒了"。

堂吉诃德这个人物，主要是在与外在的冲突中，他的情欲无法实现，不但形体受到损伤，更因心理发生障碍，而导致疯癫病态的。就威廉·莎士比亚（1564—1616）的奥赛罗来说，最初虽然也与外在的环境、社会发生冲突，如婚姻上遭到元老的反对和伊阿古因得不到副将职位而对他的嫉恨等等。但对悲剧的展开和发展起决定作用的则是他自身内在的冲突。正是他内心的这种剧烈的冲突，才使《奥赛罗》成为一部不朽的艺术杰作，使奥赛罗成为一个不朽的人物典型。

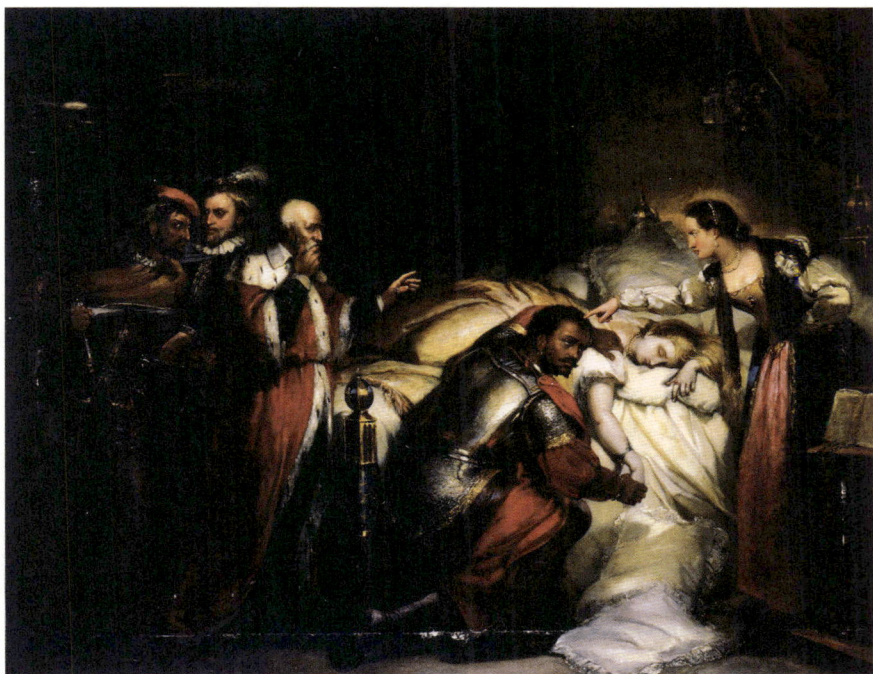

奥赛罗唤醒苔丝狄蒙娜

奥赛罗高贵、正直但又粗野、鲁莽，坦率、豪爽却又残酷、自私，尤其突出的是他的轻信和多疑。这些复杂的性格系统统一在他的身上，使他在与他人的关系中受到刺激、发生冲突并发展到极端时，最后陷入疯狂。奥赛罗的悲剧在于他对伊阿古过于轻信而对苔丝狄蒙娜又过于多疑。起初，他对伊阿古的谗言也并非没有觉察，只是由于轻信，才未能对它做进一步的考察和分析，反而对妻子产生猜疑。从此，他的心理失却了平衡，长期沉溺在自我折磨的无比痛苦之中。虽然这位军人在回味自己的猜忌时，也曾对妻子的忠实存有一线希望，但是这种自我宽慰的情绪很快就被自私的嫉妒与多疑和鲁莽的轻信与猜忌所战胜。于是，猜忌和轻信越过一切障碍，将最忠贞的爱情和最无限的信任变成为嫉妒的折磨和残酷的仇恨。折磨使他的心灵受到惨重的损伤，仇恨使他的精神丧失了清醒的理智。"当我不爱你的时候，世界也要复归于混沌了"，他曾对苔丝狄蒙娜这样说过。现在，他的胸膛"满载着毒蛇的螯舌"，如他自己所意识到的，"我的心灵失去了归宿，我的生命失去了寄托，我的活力的源泉枯竭了"；心中充溢着不可抑制的烦恼、仇恨和痛苦，却又无法得到排解和发泄，于是，便必然会因阵发性脑神经细胞过度兴奋而突然发作精神、意识、感觉和运动障碍，"世界复归于混沌了"。结果，奥赛罗一次次"晕倒"，"发起癫痫"，陷入"昏迷状态"，他性格也变得"暴躁异常"，最后如罗多维科说的，陷入"神经错乱"。在这种神经错乱中，他怀着因为爱她所以要杀她，也就是"我要杀死你，然后再爱你"的病态心理，一边吻他深深爱着的苔丝狄蒙娜，在"再一个吻，再一个吻"后，鲁莽而残酷地杀死了他这无辜的妻子，并粗野地杀死了自己，让"自己的生命也在一吻里终结"。

另外，同是莎士比亚创造的哈姆雷特，已经被认为古今中外最著名的典型人物了。英国浪漫派莎士比亚研究的代表人物、19世纪大诗人塞缪尔·泰勒·柯尔律治评述说：人的心灵的健康是由于外在事物所引起的印象和智慧的内在作用之间经常能保持一种平衡，而"在哈姆雷特身上，这种平衡被扰乱了"。

哈姆雷特最纯洁的心灵，使他无法接受极端不忠的现实：他正直的生父惨遭叔父的毒手，王位也被篡夺，生母又委身于这个罪犯的怀抱，这使他如他自己说的，"我的理智和情感都被这种不共戴天的大仇所激动"，感到"在我的心里有一种战争，使我不能睡眠；我觉得我的处境比锁在脚镣里的叛变的水手还要难堪"。后来，他所爱的奥菲利娅又被离间而陷入疯狂、溺水而死。他是那么的爱奥菲利娅，"四万个兄弟的爱合起来，还抵不过我对她的爱"……真可以说是，一切的不幸和打击都落到他的头上了。"哪一个人的心里装载得下这样沉重的悲伤？"他问。同样是由于沉重的心理郁积得不到排解，才导致哈姆雷特患上精神疾病。这是一种"情感性精神病"，突出表现为抑郁和躁狂的反复发作和循环发作，如精神病学上说的，抑郁发作时，忧郁悲伤、愁容满面、自责自罪；躁狂发作时，则思维奔逸，兴奋多动，戏谑诙谐，与哈姆雷特的一切言谈思维和行为举止，完全符合。尽管哈姆雷特有时确是在装疯，但这种情感性精神病最激烈的时候，如跳入奥菲利娅的墓中，表示会"跟她活埋在一起"，以及最后的比剑，也的确真的已经到了疯癫的地步。

与堂吉诃德、奥赛罗、哈姆雷特这些典型人物不同，还有另一类人物典型，由于他们可笑的怪诞的癖性，不但由于极端地不合或偏离社会上大多数人所公认的道德规范和生理状态，因而被视为"精神病"，实际上往往也兼具丧失理性、近乎疯狂的精神病态。这种情况，很容易在福斯塔夫、阿尔巴贡等喜剧性人物典型身上看到。

看过莎士比亚的《亨利四世》（上篇）和《温莎的风流娘儿们》的人都会感到，福斯塔夫从形体、语言到举止、行为，各方面都无不引人发笑，根本原因就是由于这个没落骑士的情感、思想、观念，与当时封建社会解体的英国现实不一致，特别是他对自己爵士身份的卖弄与他的这个头衔的业已丧失的对立。他装腔作势、轻浮不羁、荒唐淫荡、恣情纵欲的生活方式与他作为骑士所应有的忠贞、坚毅、斯文、信义的荣誉观念的对立，他胆小如鼠、贪生怕死、不敢冒险的心理与他狂妄傲慢、大话连篇的言行的对立，不但与当时的社会观念、社会常态不一致，与一般人的言行不协调，也是以兴奋多动、夸夸其谈、扬扬自得为特点的躁狂抑郁性精神病病症的突出表现。当人们在舞台上看到这个身体有如

"庞大肉山"的人赌咒发誓，说他如何被一百个人团团围住，独个儿抵挡五十人，后又改为五十二、五十三人的同时攻击，不但有两个人在他手下送了命，还打败了先说是四个，接着说是七个，然后又说是九个，最后说是十一个敌人；而实际上他是抱着大肚子逃跑不及，高呼饶命；被当场揭穿后，他也并不抵赖，却仍不肯罢休，说自己那是激于本能才做了这样的懦夫，并因此而终身引为自豪。看到这里，任何一个正常人，都不会不说一句：他完全是一个"精神病"。

法国剧作家莫里哀笔下的不朽人物阿尔巴贡爱钱如命的癖性在各方面的表现，都因为过于偏离常人的行为举止，而令人捧腹。这个年迈的老人，竟然自作多情地看上了儿子所爱的年轻姑娘，是精神病态的、怪诞的，颇与普遍标准的社会习俗相对立。他这种怪癖发展到最后，成了以脱离现实、不合逻辑和由幻想支配思想言行的"偏执型精神病"，其特点就是无端怀疑和夸大妄想。阿尔巴贡平日无时无刻不在怀疑旁人想偷或偷了他的钱财，整天担心自己的钱无处可藏。喜剧高潮第四幕第七场，在他发现钱已丢了之后的那段著名独白，最集中地表现了他由于迫切找钱又不知所措的这种主客观剧烈冲突，表明他已经陷入了极端的躁狂之中，因而丧失了对思维、情感和行为的有意识控制。在精神病态的幻觉中，他忽而觉得谁都可疑，忽而又觉得有了确定的怀疑目标，忽而又将自己的胳膊当成了抓获的对象，完全是"神志不清"了。各国的名导演对这场戏的理解，不论是传统派的处理，让演员做出一副怪相，声嘶力竭地喊叫，或者如被称为"叛逆奇才"的德国导演彼得·察得克所做

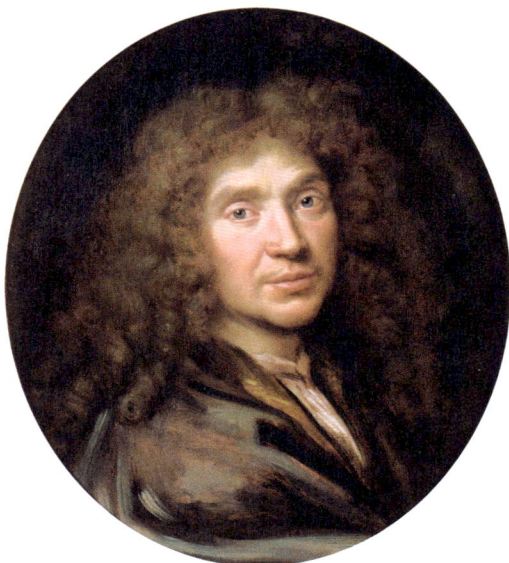

法国剧作家莫里哀

144

的，让阿尔巴贡紧紧地抱着那条僵死的小狗，非常缓慢地道出这段独白，观众都会看到一个可怜又可笑的吝啬鬼的严重精神病态。

俄国理论家维萨利昂·别林斯基说："何谓创作中的典型？——典型既是一个人，又是很多人，就是说，是这样的一种人物描写：在他身上包括了很多人，包括了那体现同一概念的一整个范畴的人们。"因此他提出，典型人物一方面是"一个特殊世界的人们的代表，同时还是一个完整的、个别的人"，他睿智地把典型

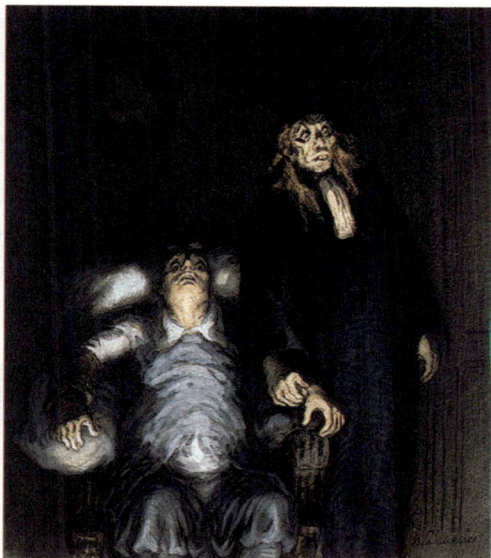

杜米埃表现莫里哀的《假医生》

人物称之为"似曾相识的不相识者"。

健康是人的生命系统合目的性的能力的体现，疾病是对这合目的性的能力的损害；疾病对正常的、健康的人来说，完全是异己的。既然生活在文明社会里，每个人都不可能逃脱所面临的情欲本能与客观现实之间的冲突，而且定然会遭到挫折而不得不压抑自己，因而使心灵受到损害或扭曲，以致发展成为不同程度的精神疾病。文学所表现的也是这样的情况，而且由于更深刻、更概括地表现了这一冲突及其恶果，文学中的人物，尤其是典型人物，他的精神疾病便更加明显、更加突出。所以，在一些本身有着不同程度精神疾病的读者看来，典型人物的病态与他们自己本人之间的感情经历是可以沟通的，从而从心底里感到他是自己的相识者。另一方面，即使是那些心理、行为基本上还尚未陷入精神病态的或者说是基本上正常的读者，虽然他们本身的感情经历与典型人物的精神病态不相沟通，但是他们也可以看到典型人物的这种精神病态与现实生活中其他很多精神病态的人之间的一致之处，从而也会感到几分相识，而觉得他是一个不相识的相识者。

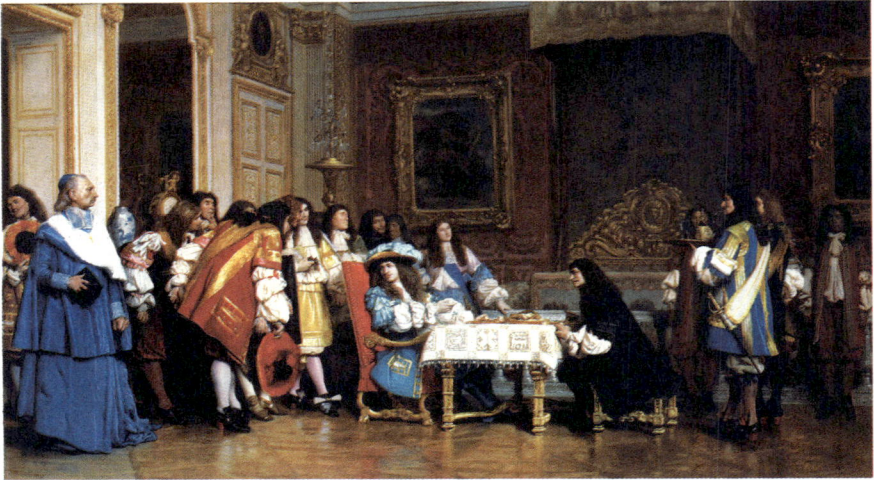

一幅浪漫主义的绘画，描绘法国国王和莫里哀共进晚餐

《堂吉诃德》的中文译者杨绛在她写于1985年的"译者序"中曾经这样说过：

> ……堂吉诃德确是个古怪的疯子，可是我们会看到许多人和他同样的疯，我自己觉得和他有相似之处，……堂吉诃德不是怪物，却是典型人物，他的古怪只增加了性格的鲜明生动。

疯狂的精神病态是堂吉诃德的主要性格特征，它不但不损害堂吉诃德的性格，反而使这个人物的形象创造得更加鲜明生动。堂吉诃德是精神病态的、疯狂的，但读者中许多人同样也是精神病态的、疯狂的，因此尽管读者们在现实生活中没有见过有这样一个堂吉诃德，可以说是不相识的，但是由于与他有这一相似之处，也便仿佛感到，他是自己似曾相识的一个人，所以他是一个"似曾相识的不相识者"。

悲剧人物因大劫大难而发疯，喜剧人物因异想天开而发疯，这类精神病态的心理和行为都是读者所熟悉的，又不完全熟悉的。如果这样的结论对于读者与堂吉诃德、奥赛罗、哈姆雷特、福斯塔夫、阿尔巴贡等典型人物的关系是适用的，那么对读者与一切典型人物的关系也同样应该是适用的。

瘰疬：天上的权力和世俗的权力

被公认为是自古以来最伟大作家的威廉·莎士比亚，他的戏剧大多都写于英国戏剧的黄金时代——伊丽莎白时代（1558—1603），但是除了《哈姆雷特》，他四大悲剧的另外三部都写于这位女王死后的1604—1606年的三年里。继承伊丽莎白接替王位的詹姆斯一世被史学家们称为"好幻想的国王"。尽管他本人的形象并不庄严，完全不重仪表，行动笨拙粗鲁，常常大惊小怪，却绝不相称地定要把自己说成是一位"受命于神"的君主，竟然声称他的君权是直接来自于上帝，是上帝委派他来治理这个国家，因而他是受到上帝庇护的，而他也只对上帝负责。1597年，在他三十二岁以"詹姆斯六世"的身份统治苏格兰的时候，他甚至发表了一篇题为《魔鬼研究》的论文，说他有一次去丹麦，发现有人将一些活猫缚在死人的断关节上抛入海中，企图

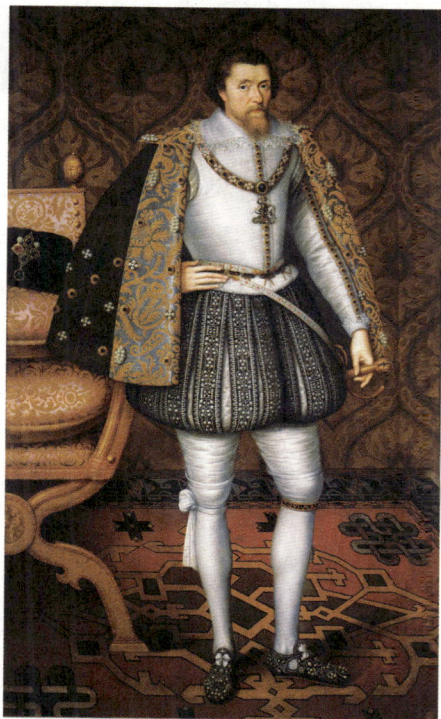

英格兰詹姆斯一世国王

147

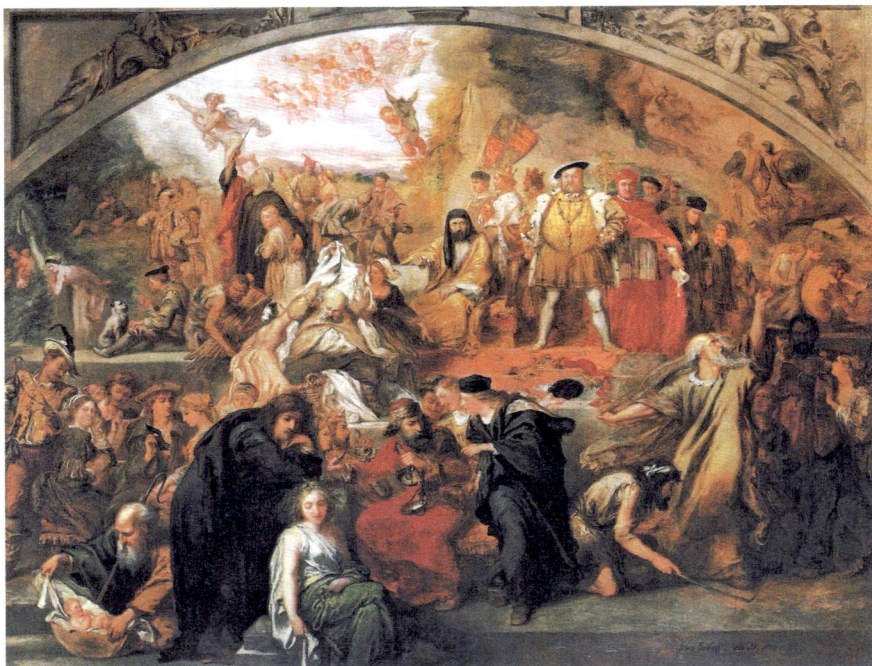

画家约翰·吉尔伯特描绘莎士比亚剧中人物

借此让大海掀起巨浪。这时，果真有魔鬼缠上了他，但因为他是神授之君，在他面前，魔鬼始终无法得逞，等等。他这一派呓语也确实有效，骗住了不少人，取得了他们的信任。有一个巫婆竟以魔鬼的名义惊呼："Il est un homme de dieu！"（法语：他是上帝的人！）詹姆斯一世很喜欢戏剧，在他登基的那年，便将莎士比亚9年前就成为股东的"宫廷大臣剧团"改为"国王供奉剧团"。这样一来，剧团中老资格的演员，包括编剧莎士比亚在内，便都成了宫廷内室侍从，获得国王的特别宠幸。以前，伊丽莎白对他们每次御旨演出的犒赏是10个英镑，詹姆斯就提高一倍，每次犒赏20个英镑。如此的恩宠，很自然地会使莎士比亚创作剧本时要考虑，自己写的故事是否要合这位国王的心意。四大悲剧之一《麦克白》中三女巫的预言和赫卡忒的妖法，显然就是为了迎合詹姆斯一世对鬼神的喜好。更值得注意的是，莎士比亚在这个剧本中还特地加了一段插曲，来表现国王"神奇的力量"。

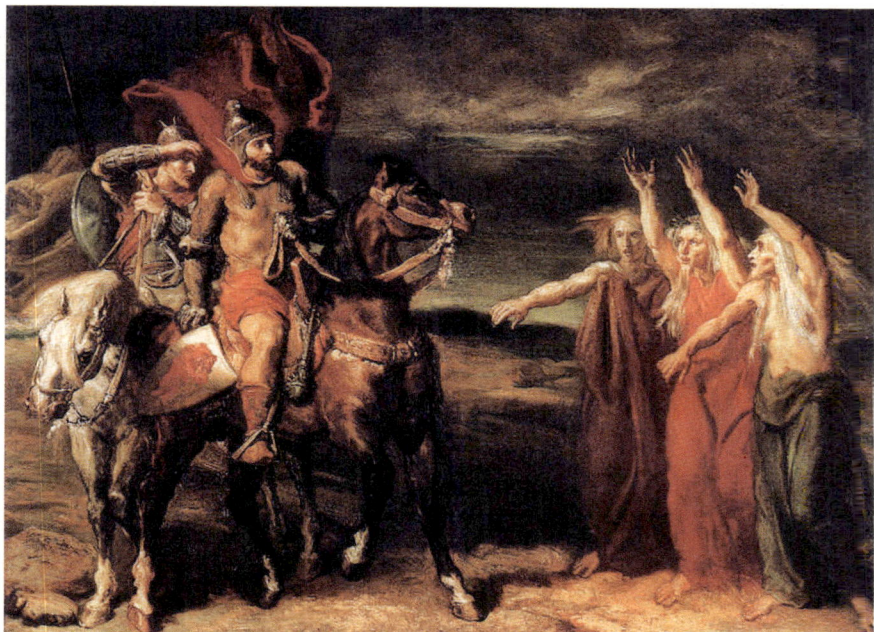

《麦克白》中的三女巫

《麦克白》第四幕第三场中，一名医生禀告王子，问王上出来没有，因为"有一大群不幸的人们在等候他医治"。这些人都患上了"瘰疬"病，不但是颈部，甚至"浑身肿烂，惨不忍睹"。面对这种疑难疾病，连最高明的医生都束手无策，任何外科手术也难以奏效。而这位医生声称说，只要有国王的手"一触，他们就立刻痊愈了"；甚至国王"只要嘴里念着祈祷，用一枚金章亲手挂在他们的颈上"，病人同样也"便会霍然痊愈"。他像詹姆斯一世一样坚信，国王的"这种治病的天能"是"上天给他"的，而且还"是世世相传永袭罔替的"。

不要指责莎士比亚为了讨詹姆斯一世的欢心，凭空杜撰出了这么一段完全难以置信的逸闻。不是的，剧作家写这样的事确实是有史实根据的。

瘰疬，即结核性淋巴结肿大。此病的特征是在颈部或腋下、上胸等处出现结节，与皮肤粘连，继而穿破，形成溃疡及瘘管，排出脓液和酪样物质，最后成为带状、束状或桥状的瘢痕。在英国，一直传说，本病

149

一经国王触摸，即可治愈，因而又有"The King's Evil"（王邪）的俗称。国王用手来触摸病患之处"治病"，就叫"The Royal Touch"，常被译为"摸治"。

从历史上看，"摸治"倒也不是起始于英国。在古希腊雅典的阿斯克勒庇俄斯神庙中，这位医神的像是正在用两手触摸一位病人来为他治病。古罗马作家、历史学家普林尼、塔西陀对此也有一些零星的记载，说古希腊的皮洛士王、古罗马的维斯帕西安王和哈德里安王，都曾用"摸治"的方法医治过脾病、聋瞎、水肿等疾病。据信，皮洛士王还能用右足大脚趾来"摸治"。

使"摸治"赋予神圣感，最迟起于公元 5 世纪。克洛维斯是法兰克王国的创立者，公元 481 年继承父亲的王位之后，他征服北高卢，一直威力无比。但在公元 496 年进攻中莱茵地区时受到挫折。这时，他请了他的信奉天主教的妻子祈求上帝保佑，结果转败为胜，这次胜利被说成是上帝的作用。同年，他的一位宠臣患了瘰病，使他万分忧虑。就在这个时候，据说有一位天使来拜访他，告诉他说："要想治愈你宠信的侍从，只需你用你皇家神圣的手触摸一下他的头颈，说一句'寡人摸摸你，上帝治好你'就行了。"果然，据圣托马斯·阿奎纳——一位被认为最伟大的经院哲学家记载，经他这么一摸，那宠臣的瘰病真的就治好了。

从那个时候起，几个世纪以来，法国的帝王们就都被渲染成为具有这么一种神授的特殊天能，帝王们本人也极希望自己

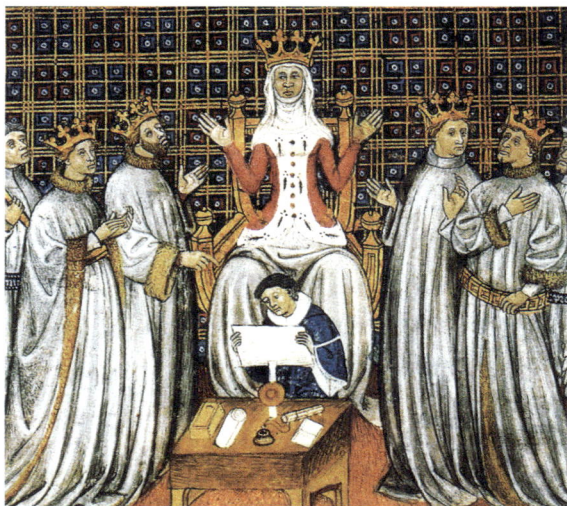

法兰克王国的创立者克洛维斯

在百姓中留下一个"神授君主"的形象，因而对这种宣扬神授天命的"摸治"方法十分热衷。这种情绪并不单纯是出于迷信观念，实际上里面还包藏着一种极为重要的政治原因，那就是所谓的"主教叙任权之争"。美国哈佛大学教授乔治·富特·穆尔在1920年出版的巨著《宗教史》中评价"主教叙任权之争"，说"这种斗争可以说是中世纪历史的主要动力"。

基督教最初是一个遭受迫害的宗教，到了公元4世纪，罗马帝国的皇帝君士坦丁大帝把它定为国教后，罗马的基督教主教也开始被称为教皇。但是教会的最高主宰还是皇帝，尽管教皇是经由罗马的教士、人民和士兵在会议上正式选举出来的，可若是不能得到皇帝的任命，他们仍旧不能获得加冕，这一规定一直沿袭到公元751年总督管区废除为止。但是到了中世纪，由于受到古代基督教会最伟大的思想家圣·奥古斯丁关于"上帝之城"的思想的影响，人们普遍相信，神圣的教会是上帝的国度，它高于一切，地上的权力——国家就必须得服从教会。这样一来，便使教会渐渐地不但独立于世俗的权力之外，甚至凌驾于世俗的权力之上。法兰克人加洛林王朝的创立者丕平就在公元751年由大主教卜尼法斯涂油才登上王位，并于公元753年由新任教皇司提反二世加冕；丕平的儿子也是于公元800年圣诞节之时前往罗马圣彼得大教堂接受教皇利奥三世加冕和涂抹圣油而成为查理曼大帝的。这一仪式就被解释为是"天上的权力"高于"世俗的权力"。但这位新任的统治者一心效法君士坦丁皇帝的做法，对教皇的选举进行控制，他在国内把对主教的"叙任"作为自己的特权，颁布本国教会应该遵守的法规；在意大利也也像在本国一样，取得了干预教会事务的权利。查理曼大帝当然是功绩赫赫，可是他的继承者们却个个软弱无能，于是教会便想趁机摆脱这种受皇帝保护的从属地位。意大利籍教皇尼古拉一世决心维护教会的独立，抵制一切世俗权力对教会的干涉。他声称，教皇有权为基督教世界制定法律，并多次为反对加洛林王朝和地方世俗的权力操纵教务而斗争。当拜占庭皇帝迈克尔三世非法侮辱和废黜君士坦丁堡牧首依纳爵、命学者佛提乌斯继承其位时，尼古拉一世就支持依纳爵。他派遣使节前往君士坦丁堡调查，虽然使节证明对依纳爵的处置正确，尼古拉仍给予驳回，并判处佛提乌斯以绝罚——一种极重的处分：不得与信徒往来，不得领受圣体，死后也不得按基督教礼仪殡葬。一个世纪后，随着罗马帝国的重建，帝国的皇帝奥托一世、奥托二世、奥托三世更任意任命和撤免教皇。有一个时候，罗马竟同时有三个教皇，后经亨利三世皇帝的干预，将三个教皇全部废黜或罢免，另立了一个教皇。但力量总是在彼此消长的。到了 11 世纪，基督教会逐渐成为强大的政治势力，教会相信自己已经有足够的力量对付世俗的力量了。教皇格列高利七世甚至声称信奉基督教的皇帝也要听命于教皇。自此以后的两个世纪里，教廷一直都直接、间接地参与国家政治事件。教会的这一举动无疑就干涉了原属于皇帝或国王的权力，使他们感到极度不快，从而引发了教皇和国王之间更加激烈的斗争，很快就出现了一次算得上是最著名的"主教叙任权之争"。

德意志国王和神圣罗马帝国皇帝亨利四世对教会的权力扩张本来就颇有微词。一次，米兰人民要求由他们自己选举大主教，亨利表示反对。1075 年，亨利以同意放弃原属国王的"主教叙任权"作为交换条件，请求意大利教皇格列高利七世解决米兰问题。但后来他取消了这个协议，提名自己的宫廷神父为米兰大主教。教皇致函亨利，要求就"主教叙任权"问题进行谈判。亨利予以拒绝，并在接信的当天废黜了教皇。格列高利立即进行反击，在他自己主持的教会会议上宣布对亨利处以绝罚，并给予废黜，解除臣民对国王的效忠誓约。经过反复较量，最后，亨利依靠日耳曼势力和意大利北部的一部分力量，攻陷了罗马，另立教皇克莱芒三世。

这当然也只是一个有代表性的典型例子。实际上，教皇和国王之间的这类斗争，甚至几百年之后都一直没有停止过。英国都铎王朝的第二代国王亨利八世就跟教皇有过不少的矛盾和冲突。在这长期的斗争中，除了要加强自己的实力之外，设法从精神上在教士和百姓中间树立自己足以与对方抗衡的形象，无疑是双方所考虑的重要之事。在教皇来说，"权力来自圣彼得"这个天生的神性的观念，一直在信徒的心里牢固存在。因此，国王或皇帝也必须在这方面显示出自己具有与教皇同样的优越性，能通过"摸治"来证明他的神性，便是国王及其御用廷臣的手段之一。历代国王，尤其是英国和法国的国王自然都乐此不疲。

路易九世是"摸治"的狂热实施者。这位以"圣路易"而闻名的法国国王，从小就由母亲亲自教授宗教课程，被培养成为一名虔诚的基督教徒。他曾亲自携带妻儿参加十字军东征，去解放圣地，在穆斯林土地上竖起圣旗，因而在西方基督教世界享有很高的威望。是他开创了伴以盛大宗教仪礼的"摸治"程序。这程序大致是这样的：路易九世先做斋戒和祈祷，行圣礼和三天礼拜，然后让事先已做安排的病人来他跟前接受觐见。这时，"他以手指置于（病人的）患病部位，画十字记号，并念念有词说：'寡人摸摸你，上帝治好你'"，然后祝福病人回家一路平安。

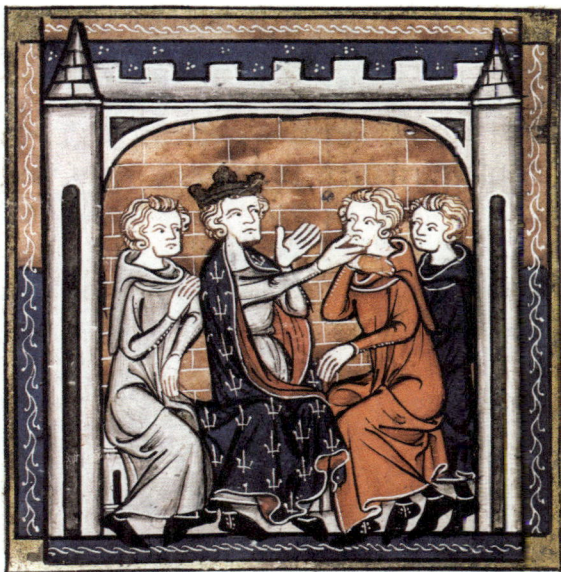

路易九世触摸治疗一名男癞病病人

其他法国国王对"摸治"也表现得异常热情，以显示自己具有王者所特有的神圣天能。路易九世的孙子腓力四世有一次一口气竟"摸治"了1500名病人。路易十四一直宣称自己是上帝在人间的代表，特别是他与教皇发生冲突的时候，更不肯放弃自己表现这种神圣的机会，他"摸治"过的病人多达数千。更有路易十六，仅仅在他加冕的那一天，就"摸治"了2400人，可惜这位国王后来在大革命中上了断头台。既然连自己的性命也保不住，就证明他实在毫无"神力""天能"可言。于是从此，"摸治"在法国也就失却了信仰，再也难以盛行了。

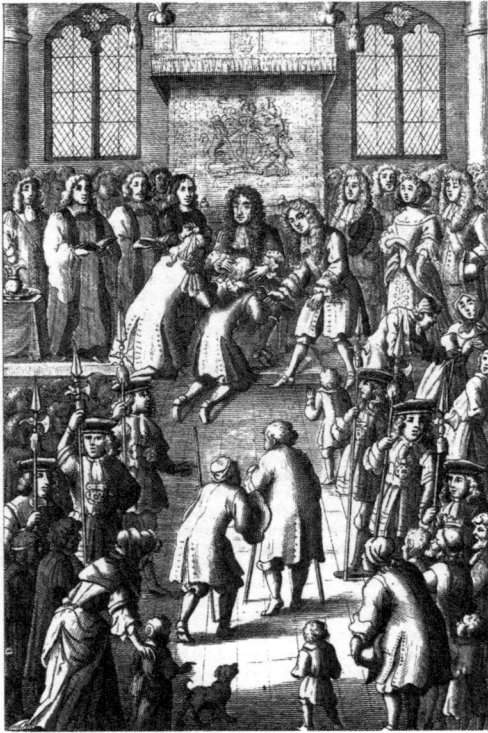

查理二世触摸治疗的场面

英国人坚持说，法国国王们不过是从与他们联姻的英皇亲族那里继承了"摸治"这一神奇的力量。一般认为，英国国王的"摸治"是由英王忏悔者爱德华推广开来的。这位国王进行"摸治"时也伴有盛大的仪礼并结合礼拜式，而且每一位接受过他"摸治"的病人都可以获得一枚悬着白色丝带的金币——"摸治币"挂在脖子上作为纪念。在他之后的英国国王，很多也继续实施此种程序。记载爱德华一世皇室生活的《皇室记事》中，对他的这一程序和"摸治"的人数都有记述。如1277年4月4日，国王"摸治"了73人；第二周"摸治"了192人；复活节那天，"摸治"了288人。另一位国王亨利六世"摸治"时也分发纪念币。斯图亚特王朝的查理二世和他的弟弟詹姆斯二世也都一意主张应用"摸治"，后者曾一天"摸治"了450人。前者，据记载，从1662年到1682年，经过他"摸治"的竟然达到92107人，平均每年实际"摸治"4000人，比威廉三世2万人的"摸治"总数多得多。1660年，即查理二世复辟回到英国的那年，就"摸治"了6725人，甚至在他亡命荷兰期间，也被许多要求"摸治"的病人所包围，以致有一次，竟有六人被拥挤的人群踩死。为此，当时就有人声称，查理二世"摸治"了"将近半个民族"。

英王的"摸治"仪式跟法王相似，仅是时间除宗教节日外，还可随国王心意于任何时候进行。亨利七世采用精心设置的教会仪礼来行"摸治"仪式。在指定的那一天，国王就座于王位之上，牧师们围拥在他周围，先由一位牧师咏读《马可福音》第六章六至十三节的"主祷文"，随后，每一位病人都在国王面前下跪，于是国王依次将手按在他们头上，说："寡人摸摸你，上帝治好你。"然后将一枚摸治金币挂到他们的颈上，仪式结束。

实际上，瘰疬病当然不可能真的因为国王这么一摸，就"霍然而愈"，虽然病人的心理因素可能会起一些积极作用。但是即使无效，也无损于人们对国王天施神授的"摸治"力量的信仰。因为按韦斯曼的解释，无效的原因是在于那病人"没有荣幸获得这伟大力量的恩泽"。另一种解释可以德国医学家费里克斯·普拉特为代表，他对国王具有天赋神授的"摸治"力量是深信不疑的，曾在巴黎目睹国王亨利四世的"摸治"仪式，并在自己的日记中对此做过详细的描述。他认为，如果"摸治"无效，"那只能是由于这位国王是非正统的缘故，因为上帝只授予真正的君主以医治人的天赋"，这又从另一个角度证明了正统的国王确实是具有"神性"的。法国当代最著名的历史学家马克·布洛克对这问题说得最透彻，他说：

> 是"必须有一个奇迹"的想法才造成了对奇迹的信仰，也正是这种观念使奇迹得以存在下去。许多世纪过去了，世世代代相信它的人所积累的证言和证迹，使它看上去好像是建立在经验的基础之上，没有任何人产生怀疑。至于据说有很多的这些庄严手指"摸治"不了"王邪"的例子，都很快被人遗忘了。

现代病理学的研究证明，由于人体免疫力的增强，对入侵的细菌有了更强的抵抗作用，颈淋巴结核即瘰疬有时有可能渐渐自行消散，直至被广泛吸收；而信念所产生的愉快平静的向往心情，也有助于人体免疫力的增强。对于这一点，有一位专家说得非常透彻：

宗教典礼的巨大影响，在君王面前所感到的神经质的兴奋（他们可能以前从未见过君王），以及他们在被允准面见君王前外科医生对他们肢体的洗刷，所有这些因素或个别地或综合地产生了效果，它们完全可能影响那些并不真有器质性疾病的患者的治疗结果。

但是迷信者却把这种消散看成是国王的神权力量起了作用。除了一般的百姓之外，有些名人接受"摸治"的事实和某些学者的鼓吹，更助长了对国王的这种迷信。18 世纪著名的英国大文豪塞缪尔·约翰逊小时候接受安妮女王的"摸治"，就长期被传为佳话。亨利四世的御医安德烈·杜·劳伦斯对他主人的"神赋天能"具有坚定的信念。他证明说，国王经常一次就"摸治"多达 1500 人，使他们的病患霍然痊愈。英王查理二世的御医、著名外科医师理查德·韦斯曼更作证说："我亲眼目睹成百的人都仅仅经由陛下的'摸治'，而无须外科医生的帮助。"他甚至在一篇有关瘰疬病的正式医学论文中这样感叹说：我们这些内科和外科医生每天在治疗瘰疬病上都遇到多么大的困难啊，不论我们怎样地竭尽全力，都觉得此病是如此顽固，使我们最好的勤勉和护理都不得不宣告无效。可是，感谢上帝的仁慈，是他赋予帝王在治疗此病上具有非凡的能力。不只是在英国，就是在法兰德斯，在荷兰，在法国，国王陛下"运用这种权能，都获得奇迹般的成功"。于是这位名医惊叹不已，说"和陛下相比，我们的能力是多么微弱啊。他无论在哪一年中所治愈的，都要比我们全伦敦所有外科医生一辈子治愈的还要多"。

实际的情形是，国王也是人，而不是"神"，与其他的人并没有什么两样，他自然不可能具有广为传说的那种神奇的力量。英国当代最多产的作家之一、著名的《莎士比亚传》的作者安东尼·伯吉斯在谈到詹姆斯王—莎士比亚—瘰疬病的问题时就说道："詹姆斯并不相信国王真有用手一触便能治愈瘰疬的神力。……但是……他有时还是做出相信自己拥有那种回春之术的姿态。"别的国王，除了那些迷信自己到愚昧程度的之外，有许多肯定也像他一样不相信自己拥有此种"神力"。唯一的解释就是：为了保持自己的王位，必须要以"天赋神授"来欺骗权臣，欺骗百姓，欺骗一切人。而鼓吹他的这种神奇力量的人，很多实际上也是不相信的，他们这样做也只是为了合乎国王的心意，使国王高兴。莎士比亚要在《麦克白》中插入这么一段鼓吹英国国王祖先拥有"摸治"的神奇力量的情节，是何意图呢？伯吉斯问道："是想让自己的国王对这种装腔作势的举动

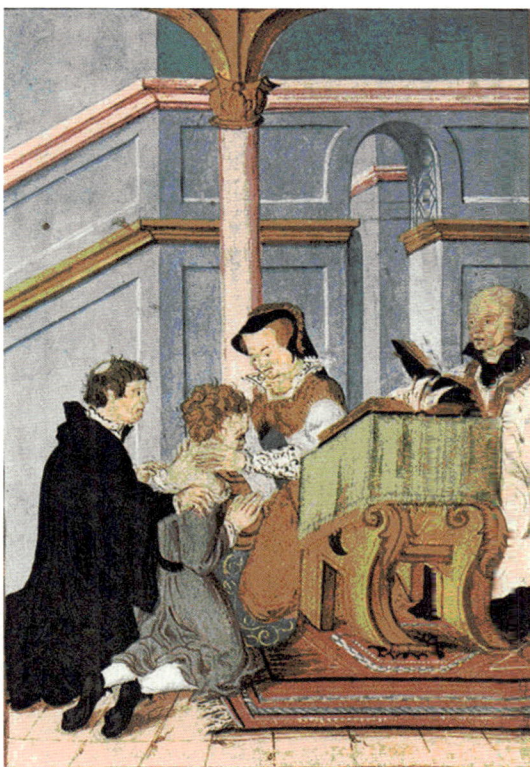

玛丽女王的摸治

感到不舒服？是想劝他认真对待这件事？是在运用一切手段编织一段传统的谄媚的插曲？"莎士比亚作品的内涵大多都不是单一的，而是十分丰富，但对刚刚成为国王供奉剧团一员并且颇受宠幸的莎士比亚来说，用伯吉斯发问中的最后一个可能来作为回答，似乎也不是说不通的。据历史记载，当在宫廷演出的时候，"詹姆斯对《麦克白》是满意的"。这样，国王高兴，作者高兴，当时一般都深信国王具有天赋神性的剧院观众也都高兴，所有的人都从观剧的娱乐中获得了愉快。

麻风：上帝的愤怒与仁慈

"上帝啊，这至高无上的创世主使我们的信仰摆脱了飘摇不定和任意专横的祈祷，从如此的愚昧之中解脱出来，使我们的信仰建立在他的圣言的永恒基础上，我们难道不必为此而向他感恩戴德吗？"——16 世纪的法国大散文家米歇尔·德·蒙田的这一段话道出了自古以来，甚至直到今天大多数西方作家、思想家们对宗教的真诚态度。基督教是世界上最大的、传播范围最广的宗教，几乎在每一个西方国家，它实际上都可以被看作是他们的国教。

根据基督教的教义，每个人都是有罪的。这所谓的"罪"，按神学家们的解释，说可以分为"本罪"和"原罪"两种，"原罪"是指人作为罪恶族类的一员，一生下来即具有的道德败坏状态；"本罪"则是平常所说的一般的罪，包括出于骄傲、自私和不顺从，从而有意无意地违抗了上帝的旨意而产生的罪恶的思想、罪恶的言语和罪恶的行为，如贪婪、嫉妒、自夸、侮慢、狂傲、忌恨、无情、背约、酗酒、纷争、狠毒、诡计、放荡、奸淫、异端、邪术和捏造恶事、违抗父母、不怜悯人等等。基督教相信，一切有罪的人，死了之后，他们的灵魂自然要忍受黑暗、枷锁和烈火的煎熬，就是在生之时，也会遭到肉体的惩罚。但是基督教又号召人们要从心底里彼此相爱，纵使是对一个坚持罪恶的人，也要从心底里饶恕他……既是该受惩罚，又要予以饶恕，这样两个方面，不是对立、矛盾的吗？但基督教自有它的解释，说是应该把申冤交给上帝。于是，这样一来，对立就获得了统一，矛盾也完全得到了解决。千百年来，欧洲的基督教徒在对待麻风病人的态度上，很有趣地体现出了这种教义的两面性。

麻风是一种慢性传染病，其特征为皮肤及浅表神经损伤，也会累及眼睛、鼻子、睾丸和咽黏膜；由于病原菌会破坏周围神经，因此会导致典型的感觉丧失，加上进行性组织变性，最终会引起四肢变形和脱落，是一种十分可怕的疾病。

这是一种十分古老的疾病，它的历史，差不多与人类文明一样的悠久。在公元前14世纪古埃及法老阿孟霍特普三世时建造的一座神庙里，有一只盛放粮食的泥瓮，高三十八公分。这只瓮的造型，有一面很像今日常见的结核样型麻风病人的脸孔：斑点状的皮损，边缘隆起。据考证，这是公元前1411至公元前1314年间希伯来人在其领袖摩西率领之下"出埃及"时的产品，很可能是他们到达巴勒斯坦的迦南之后带出来的。医学史家相信，这是对麻风病十分真实的描绘。事实上，在公元前1350年的埃及纸草文上，也有"从苏丹和达弗尔来的黑人奴隶中约

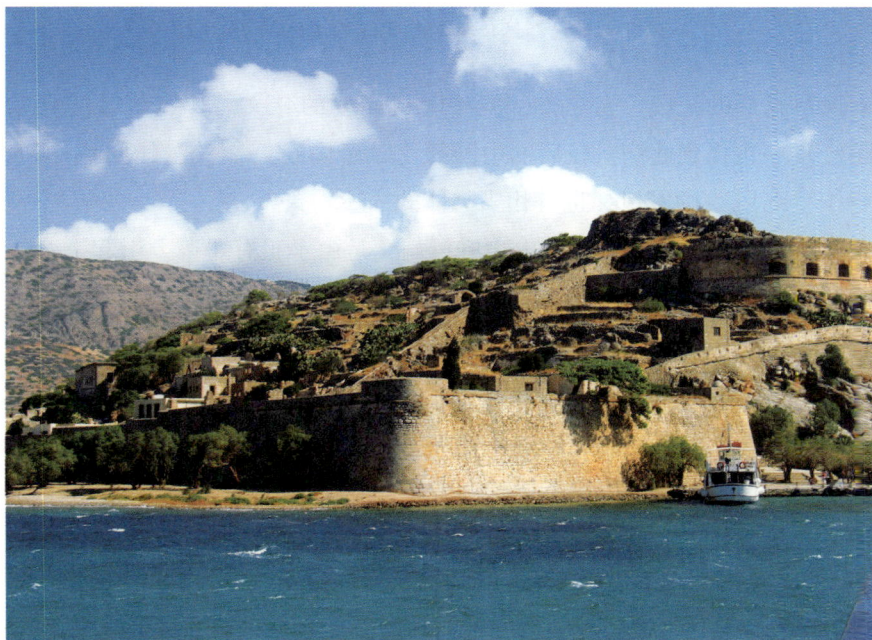

希腊克里特岛上的麻风村

159

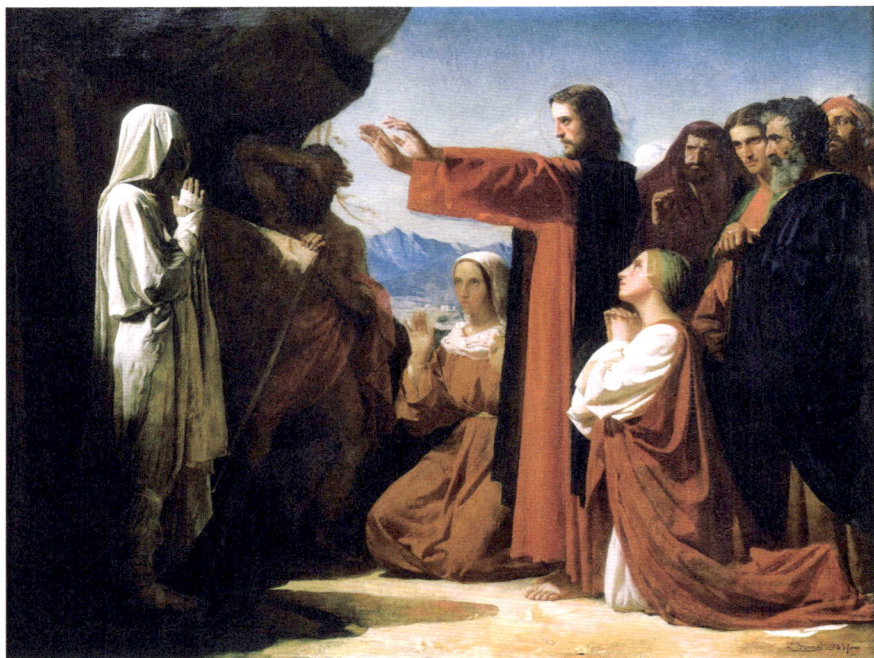

描绘耶稣使拉撒路复活的名画

麻风"这样的记载。在东方，同一时代印度的梵文著作、著名的《吠陀经》中也提到此病。较后的中国的《黄帝内经》，对被当时的中国人叫作"疬风"的麻风，也有相当具体的描述。

按基督教的观念，一个人生麻风病，是由于犯有罪孽，引起上帝的愤怒，所以才遭到如此的惩罚，其根据自然是基督教的经典《圣经·旧约》。《圣经·民数记》说到，米利暗和亚伦不赞成摩西娶了古实女子为妻，就毁谤他。毁谤他人，违背了基督教"十诫"中的"不可作假见证陷害人"，因而使上帝感到不快。耶和华在云柱中对他们说，你们毁谤我的仆人摩西，为何不惧怕呢？随后"发怒而去"。结果，米利暗便"长了大麻风，有雪那样白"。此外，《列王记》（下）和《历代志》（下）也都写到犹太先知以利沙的仆人基哈西由于"得财患大麻风"和犹大王乌西雅因为"干罪生大麻风"的事。《路加福音》中提到的那个"浑身生疮"的拉撒路，专家认为，生的也是麻风病，以致他的原文名字 Lazarus，作为普通名词用时，意思就是"麻风乞丐"；而"拉撒路之家"（lazar house），就成为"麻风病院"或"麻风病人隔离区"或"收容所"的指称了。虽然《圣经》里没有提到拉撒路这病也是由于有罪而受的惩罚，但这观念，因有米利暗、基哈西等人的关系，在欧洲人中间，是公认的、牢固的。

基督教相信任何人皆不洁净，所以它的律法规定要行一种"净礼"，以洗涤全身或身体的一部分来求净化。至于麻风病人，既然普遍相信他们是因为有罪、招致上帝的愤怒而遭此惩罚，那么此人在人际交往中自然更被认定是"不洁"的了，不但更需要对他们施行"净礼"，还要进行"赎罪祭"。这种宗教仪式是这样的：

麻风病人只能在营外与祭司相见。祭司要来两只洁净的鸟，还有香柏木、朱红色的线和牛膝草，并吩咐用瓦器盛来清水。祭司把一只鸟宰于水中，然后将另一只活鸟和香柏木等物一起浸在水中的鸟血里，再把这血和水往麻风病人身上洒七次，然后放掉活鸟。洒过这血和水的麻风病人应当洗净衣服，剃去毛发，再洗一遍澡，然后才可以进营；但也只能在自己的帐篷之外居住七天，并再次将头发、眉毛、胡须及仝身的毛都剃光，洗净身体和衣服。这样完成"净礼"之后，第八天，祭司要在耶和华的圣坛前宰掉一只公羊羔作为祭品，随后，按次将这祭牲的血和祭油抹在麻风病人的右耳垂、右手大拇指和右脚大拇指上，这才完成了"赎罪祭"。

但是在现实社会中，麻风病人却往往并不因为受过这样的礼祭，就能被视为赎过罪而不再被认为"不洁"了，而仍然遭到人们的歧视。事实上，不论有没有赎过罪，所有的麻风病

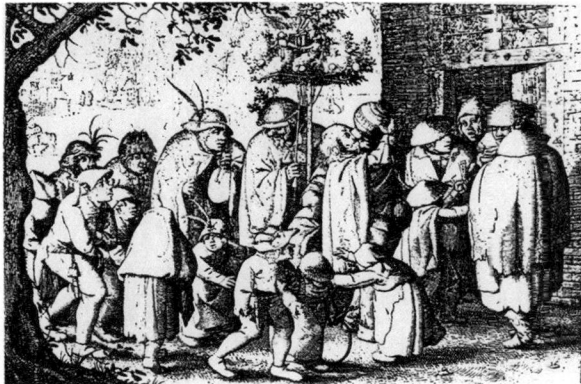

菲舍尔的画：随处漂泊的麻风病人

人都是被社会看成为"不可接触的贱民"的。对麻风病人采取这种不接触的态度，部分可以被看作是出于防止危害公共卫生方面考虑。伦巴第王国的罗撒里国王（636—652）、法兰克王国的丕平国王（714—768）和威名赫赫的查理曼大帝（约742—814）分别在公元646年、747年和789年所颁布的法令中都曾明确指出，麻风病对公众的健康已经构成严重的威胁，需要采取积极的措施。不过，主要的还是基督教的观念在支配着人们的思想和行为。

但是基督教教义的真谛是"爱"，一种无私地关怀他人、为他人服务的真诚之心。爱是基督教精神最根本的标志。基督对待他人的态度和行动，不管他们属于哪个国家、哪个民族，什么阶级出身，社会地位怎样，全都是围绕着爱，以爱为中心。基督教就是要在"爱人如己"的关怀和服务行动中找到他人和自己兴趣的凝聚点。因此，基督教主张，对麻风病人也应像对任何其他人一样，都同样要无条件地施与普遍的爱。基督本人就是以身作则的模范。纵观耶稣的一生，可以看到，只要别人有什么困难，他总是把它看作是自己的困难，来到他们的面

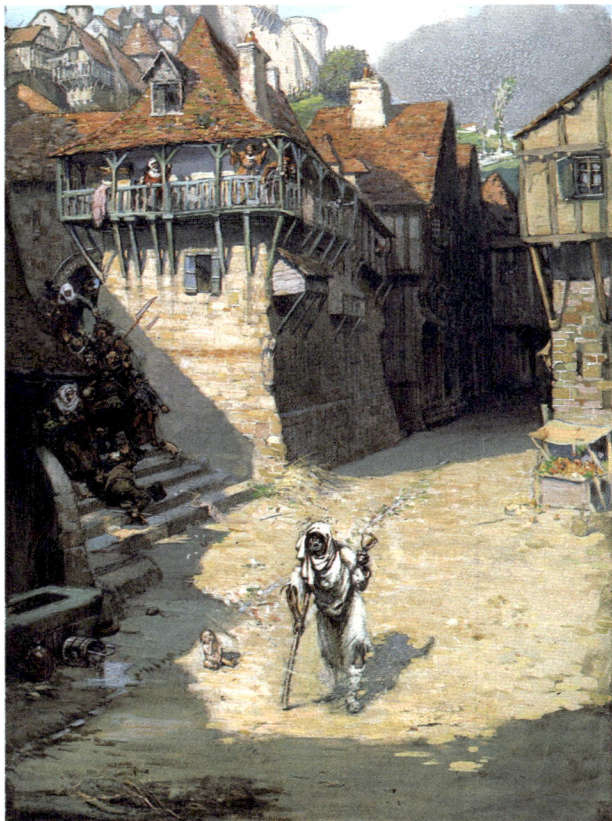

理查德·库珀水彩画《中世纪村民驱赶麻风病人》

前，以自己的全副身心，来满足他们的愿望。《圣经》写到多起耶稣替人医治各种病痛的故事，包括医治麻风病。如《马太福音》记载说："耶稣下了山，有许多人跟着他。有一个长大麻风的，来拜他说，主若肯，必能叫我洁净了。耶稣伸手摸他说，我肯，你洁净了吧。他的大麻风立即就洁净了。"使这个"对社会来说已经死亡"的麻风病人获得了复活。耶稣的榜样给教会和教徒以最高、最神圣的启示。另外，正如弗里德里克·恩格斯在《论早期基督教的历史》一文中所指出的，基督教"在其产生时也是被压迫者的运动：它最初是奴隶和被释放的奴隶、穷人和无权者、被罗马征服或驱散的人们的宗教"。因此，在这些基督徒看来，自己跟这些奴隶、穷人、无权者等都是同命运的人。早期基督教成员的同病相怜的传统，使他们的后继者能对受苦受难的同胞具有同情之心，并伸出援助的手。

基督教教导人们，麻风病人是一些可怜的悲惨的人，他们与乞丐一样，也是基督的子民，最后都会被天使带往"万民之父"亚伯拉罕的怀抱，他们也应无例外地获得基督的爱。中世纪维也纳教会的仪式书上这样召示麻风病人：

> 我的朋友，你染上了这种病使我主感到高兴，你还极其荣幸地蒙受我主的恩典，他有意让你为你在世间的作孽而受到惩罚。……为了升天，你应忍受你的疾病，因为我主未曾因此而厌恨你，也未曾因此而抛弃你；反之，倘若你有耐心，你将得救，正如死在富裕人家门口的麻风病患者都直接上了天堂。

最后一句所说的"麻风病患者"，指的是拉撒路，他因麻风病而"浑身生疮，被人放在财主门口，要得财主桌子上掉下来的零碎充饥，并且狗来舔他的疮。后来死了，被天使带去放在亚伯拉罕的怀里"。教会将麻风病人都集中到麻风病院里，是将这些面目可憎的生物，从讨厌他们的社会中清除干净，限制在一个与世隔绝的神圣领域；这些病人也能在想象中感到自己没有被社会所抛弃，而感到正为"主"的一只没有伸出的手所拯救。中世纪最著名的佛兰德斯画家彼得·勃鲁盖尔（老）（1525—1569）有一幅风俗画，生动地描绘了一群麻风病人远远前去攀登卡尔瓦里山，在那儿，所有他们的同伴都伴随在耶稣的身旁，表达了当时麻风病人渴望获得基督的爱的心境，被认为是真实地记录了当时生活的一幅风俗画。

主要就是怀着这样一种宗教意识和宗教情绪，欧洲最早的一个旨在救治麻风病人的医院，于公元4世纪在君士坦丁大帝统治时期，由基督教希腊教父圣·大巴西勒（约329—379）建造起来了。以后，麻风病院的出现，大多也都是基督教的功绩。英国赫巴登的那座著名的麻风病院，便是意大利本笃会修士、坎特伯雷大主教兰弗朗克（约1005—1089）在1084年集资建造起来的。有相当长的一段时期，这种秉承上帝愤怒和仁慈的意志来对待麻风病人的态度，在欧洲甚至形成一种时髦和风气。据统计，从中世纪盛期到十字军东征末期，在欧洲整个基督教世界，麻风病院多达一万九千所。13世纪初，仅仅在法国，就建造了三千多所麻风病院。而且，从麻风病院的建筑形式看，也非常明显地表现出基督教的宗教风格。

不错，麻风病院中对待这些受到上帝惩罚的人，是十分严厉的。那里的生活，实际上是等于幽禁，病院的规章制度近于严酷，强制所有进院的病人宣誓遵守，例如男病人必须与他的妻子正式分开，女病人甚至要宣誓做一名修女，过完全与社会脱离的独身生活。英格兰多塞特郡的一所麻风病院虽然允许病人可以接待亲人或朋友看望，但只能留这些来自远方的访问者过一宿，抗命者要遭受鞭笞，或者被停发面包和水。文献记

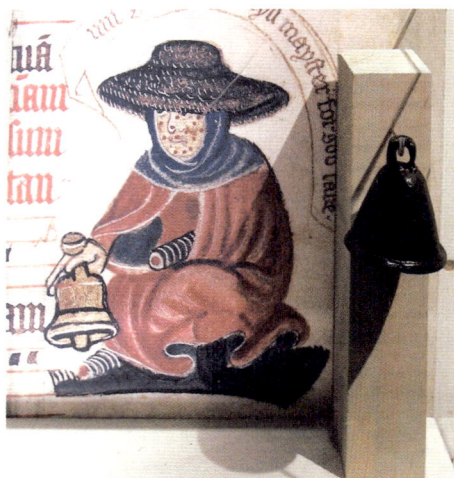

中世纪规定麻风病人的穿着

164

载，某地一个以"伊尔福特"为名的麻风病院中，有一位病人接待了一位女性，谎称她是自己的姐妹，结果遭到严重的处罚：驱逐出院。不要以为能离开地狱般的麻风病院是一件好事；实际上确实也很难找到有麻风病人乐意自愿过这种受限制的生活的。但是出院后，不顾违反不准留居城市的法令，外离市区、浪迹天涯，过荒山野地的生活，一样也很不好受。英国国王爱德华三世（1327—1377 年在位）在 1346 年曾发布过一道诏书，下令伦敦市和全国各郡，对所有不肯在限定十五天内离开市区的麻风病人，没收所属他的全部房屋和财产。在中世纪，欧洲别的一些国家，也有一些类似的规定。当时在英国，还规定麻风病人只能穿一件特制的衣服：一袭黑色的斗篷，前胸贴有两块会掀动的白色补丁，帽子上也有一块同样的补丁；这样，不但远远就会被人看见，而且走近时，补丁发出哗哗的声响，会引起旁人的警戒。有一位叫菲舍尔的德国艺术家作于 1608 年的钢刻作品《随处漂泊的麻风病人》，表现一群麻风病人身披斗篷，挈妇携幼，经受风吹雨打，在街头屋角躲躲藏藏的凄苦情景，也是一幅非常逼真的风俗画。

麻风病人的苦难确能引起人的同情。不少人，出于基督徒对深受苦难者的怜悯，有的也可能暗暗藏着获取荣誉的隐蔽心理，致使一些年来，关怀麻风病人的社会风尚广为人们所传颂。当时，除了圣徒等宗教人士，许多地位、出身很高的贵妇人，甚至如英格兰国王亨利一世的妻子玛蒂尔达皇后都喜欢在这方面有所展示。她们不惜降低自己的身分，去给麻风病人濯足，甚至去拥抱他们布满斑块、结节和溃疡的身躯，或者亲吻他们的脚。实际上，她们表现出如此的热情，其作用，除了招引公众的赞美或媒体的宣扬外，对她们所怜悯的对象，是丝毫没有意义的。因为麻风病人的肌肤已经丧失任何感觉。著名法国作家弗朗索瓦·莫里亚克的成名作、小说《给麻风病人的吻》写了一位年轻美貌的少女被迫嫁给一个长相极端丑陋、身体十分孱弱的豪门之子后，仅仅出于妻子的义务和怜悯，才不得不去吻这个"令人厌恶的东西"。作家形容这种缺乏感情的动作说："这是昔日的圣徒对麻风病人的吻。谁也无从知道这些麻风病人的溃烂的嘴唇是否能愉快地感觉到真福者们的

165

灵气。"

从 19 世纪起，由于法国医师菲利普·皮内尔 1792 年在对待精神病人上所采取的大胆革命举动，确信那些疯人是真的有病，而不是怪异、邪恶或什么与魔鬼为伍，冲破来自各方面的阻力，打开一直缚在他们身上的锁链。影响所及，不仅对精神病人，也深入到是否能以人道主义态度对待麻风病人方面。这主要表现在麻风病院里的教职人员和医务人员如何以人道主义的献身精神为麻风病人工作，而较少或不去考虑这些人是否因为有什么罪孽才受此惩

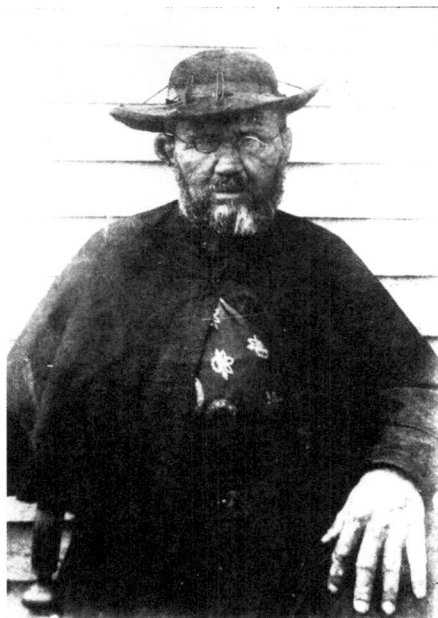

达米安司铎

罚。这种态度与相信上帝的仁慈是一致的，因此也就不难理解，接受并实践这一做法的多数仍然是基督教徒。

约瑟夫·达米安·德·维斯特（Joseph Damian de Veuster，1840—1889）是一位比利时的天主教司铎，19 岁时加入耶稣和马利亚圣心会。五年后，1863 年来到桑特威奇群岛，即今日夏威夷群岛的工人中间传教。群岛中有一个叫莫洛凯的火山岛，面积有六七百平方公里，岛上的卡劳帕帕半岛是麻风病人的聚居地。桑特威奇政府将麻风病人全都放逐到这个僻远的荒岛上，隔离在那里，仅供最起码的食物和穿着，没有医疗措施，却要求他们渐渐能独立生活。达米安司铎了解到这些情况后，心中非常不安，便自愿于 1873 年去了那里，照顾患者，为他们服务；虽然他深知，自己这样做，就意味着要一辈子都留在这个隔离所，而不得返回家乡城市。达米安司铎与大约八百名麻风病人共同生活了十二年，分担他们的忧伤和痛苦。到了 1884 年，一个星期天的早上，他向他们讲道的时候，他的第一句话是："我们都是麻风病人……"原来他

也已经染上麻风病了。这才使人了解到他受染此病。于是就有美国等世界各地的个人和代表前来援助，劝他去欧洲医治，甚至专门为他建起诊治所。但他拒绝了他们的好意，他是为了不离开他所爱和所服务的对象，为了能够继续天天与他们在一起。就这样，达米安司铎于1889年4月15日病逝，为救治麻风病人献出了他的生命。在去世前不久，达米安曾给友人写信说："我正在慢慢地走向坟墓。这是上帝的旨意，我非常感谢上帝让我像我的麻风病人们一样死于同一种疾病。我非常满足、非常愉快。"

达米安司铎的业绩受到后人的高度崇敬，美国华盛顿特区著名的人像厅特地在1969年竖立起了一座他的人像，作为对他的永久纪念。

先驱者对待麻风病人的人道态度也感染了一些著名作家、艺术家。小说《金银岛》的作者、英国的罗伯特·路易斯·史蒂文森1888—1889年与妻子和继子在南海旅行中，曾特地去夏威夷群岛这个麻风病人隔离所看望。法国著名的后期印象派画家保罗·高更（1848—1903）则于晚年去了太平洋中的塔希提岛，探望隔离在那里的麻风病人。有人认为他是死于梅毒，也有人相信他是因染上麻风而死的。英国当代著名作家威廉·萨默塞特·毛姆曾以这位画家的生平为素材，于1919年写出长篇小说《月亮与六便士》。作品写到主人翁、画家查理斯·思特里克兰德在塔希提岛染上麻风病后，身上有些部位疼痛，时感发烧，特别是他那"受这种恶病蹂躏变形的脸"和五官都肥大起来，已经成为医学上所说的典型麻风病人的"狮子脸"。最后，由于麻风杆菌侵入到了气管和视神经，使画家声音沙哑、模糊不清，眼睛也瞎了，临死之前，皮肤肌肉腐烂，居所弥漫着一股令人作呕的腥臭味。

麻风病人的苦况深深感动了医疗工作者，使他们怀着仁慈之心，不辞困难，不惧艰险，终于为麻风病人做出了切实有益的贡献。这方面，最突出的是两位挪威的麻风病学家。

几个世纪以来，挪威一直是丹麦的殖民地，国家贫弱不振，居民生活穷困，尤其是西海岸最主要的港口卑尔根一带，卫生条件极为恶劣，成了滋生传染病的温床。到了19世纪中，小小的挪威，大约有三千名麻风病人，其中差不多有八百名就挤在卑尔根的五六家麻风病院里，而且这些病院的设备、条件都糟糕得令人吃惊，如1411年就已存在的圣·约翰医院，一百五十个病人，只有两名护士，不但缺乏医疗，甚至食物都不足，被称为"活人的坟墓"。这些都极大地激发了在这里工作的一位医生丹尼尔·科纳里乌斯·丹尼尔森对他们命运的关怀。为了弄清麻风是否具有传染性，麻风病人是否有感觉，他把个人安危放在

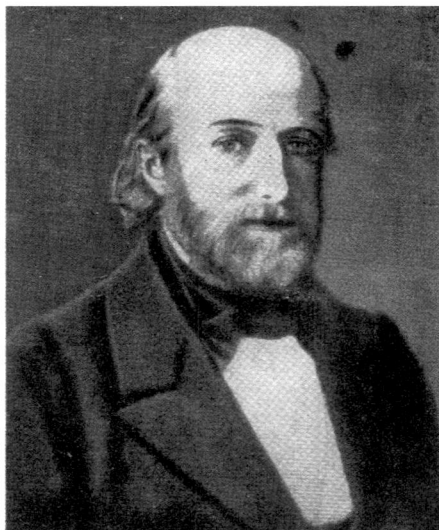

挪威医师丹尼尔森

一边，不但以麻风病人溃烂的液体给自己接种，甚至将他们的血液和结节也植入自己的皮肤，来进行实验观察研究。另一位挪威医学家、伦格加麻风病院的主任医师格哈特·亨里克·阿莫尔·汉森（1841—1912），在丹尼尔森工作的基础上，对麻风病进行了一系列实验室的和统计学、流行病学的研究。汉森的工作是很艰苦的，他不但夜以继日顾不得休息，而且为了验证自己的结论，在做动物和人体实验时，曾因"非法实验"而被控告和定罪。但他出于对麻风病人的同情、怜悯和爱，不考虑个人的利害，最后以对麻风杆菌的鉴定和形态描写，证明了麻风传染性，从而结束了麻风是因为人类犯了罪孽激怒了上帝从而遭到上帝惩罚的神话。

梅毒：上天对渎神者的惩罚

如果克里斯托夫·哥伦布发现了新大陆之后，1493 年第一次归航时，没有带回那些奇禽怪兽和异草珍果，并向西班牙的塞维利亚和巴塞罗那这些旧大陆的人们展示这类他们从未见过的东西，也许今天的人还看不到毛羽斑斓的鹦鹉和憨拙可爱的貘，吃不到清口淡雅的椰子汁和味道特异的玉米粉，甚至还不知道有闪闪发光的黄金。但是，就像给旧大陆带来贻害至今的烟草一样，哥伦布的海员们还给旧大陆带来一种可怕的疾病——梅毒。

这是一种由密螺旋体引起的慢性传染病。初起时病人全身性受染，患处微微发红，以后逐渐变为硬结，表面糜烂，渗出黏性分泌物。到了晚期阶段，患者全身淋巴结肿大，不仅在生殖器和耻骨部位，身上皮肤的各个黏膜接壤处，也都会出现深浅大小不等的脓包，发出奇特的令人厌恶的臭味。此病虽然有可能自愈，但也很容易复发，而且

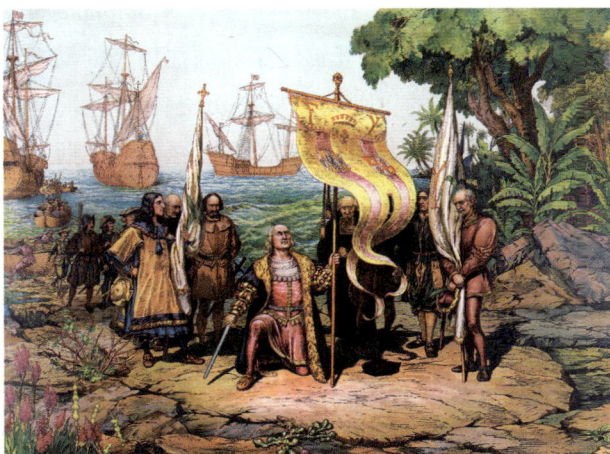

绘画描绘哥伦布到达美洲

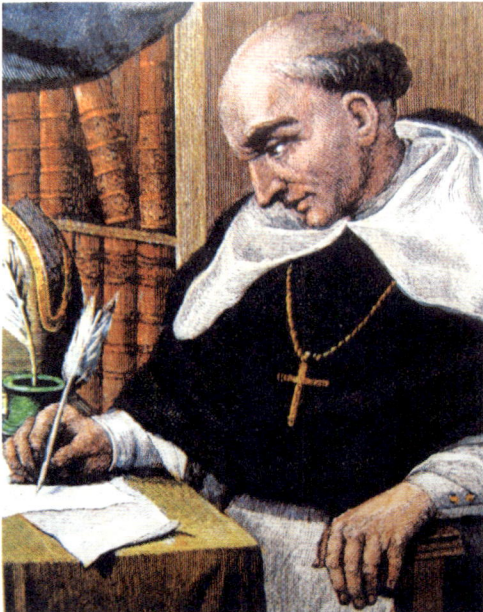
西班牙史学家拉斯·卡萨斯

更容易传染。进入第三期的患者，一半以上会致残，引起视觉缺失和耳聋，很多甚至死亡。此病还会遗传，导致婴儿死产或过早活产，是一种非常可怕的疾病。

梅毒的发生或起源以及它广泛流行的时间和地点，一直是历史学家和医学史家们争论不休的一个问题，这当然与学术上有一些具体事实尚难取得完全一致意见有关，但同时也可能涉及，在人们意识和潜意识中，梅毒是一种非常敏感的病症。因为梅毒不同于其他一般的疾病，它是一种性病，在西方基督教世界，"性"是人们普遍的禁忌。不过大多数的学者基本上都同意，相信梅毒起始于美洲，而且确实也有比较可信的证据。

巴托罗梅·德·拉斯·卡萨斯（Bartolome de las Casas，约1484—1566）是著名的西班牙神学家和前往美洲活动多年的天主教传教士，他出版于1562年的《西印度群岛历史》被公认是一部经典著作，是研究这一领域的学者引述得最多的书籍之一。拉斯·卡萨斯曾经问过东太平洋胡德岛上的印第安人，这种后来被称为梅毒的疾病是不是古已有之。拉斯·卡拉斯记述说："他们说，基督徒来此以前就有，但是说记不起它的起源。"拉斯·卡拉斯在这本著作中坚信，此病就是哥伦布返回西班牙时，从胡德岛传到西班牙的。还有德·伊斯拉和德·奥维多等很多人也都持同样的看法。罗德里戈·鲁伊斯·德·伊斯拉（Rodrigo de Is-la）是一位著名的西班牙医师，1493年曾在巴塞罗那行医。他在1510—1520年间写成、迟至1539年才出版的《论螺旋体疾病》中说，他曾治疗过当时流行于巴塞罗那的梅毒的受害者，包括哥伦布的领航员帕洛斯的平松。德·伊斯拉特别提到，此病大概发生在法国远征意大利之前不久，在这以前，欧洲根本不知道这种疾病，大概是哥伦布的船员们 1492 年发现西印度第二大岛伊斯帕尼奥拉岛后回来时带来的。他把伊斯帕尼奥拉岛称为"灾难和疾病之岛"。曾经出席西班牙国王斐迪南和皇后伊萨贝拉召见哥伦布的贡扎罗·费尔南德斯·德·奥维多·伊·瓦尔代斯，不下六次前往南美洲。他在 1535 年出版的《西印度自然通史》中明确宣称，梅毒是由返航的西班牙人带回来的，这些西班牙人则是在与印第安妇女性交时传来的。这三人的看法，就成为后来为多数人所接受的梅毒起始于美洲这一学说的最早的重要依据；加上现代人类学的细致深入研究，认为在 1493 年以前的旧世界人类的骨骼中，没有找到受梅毒损害的证据。曾经有人把绘画真迹中的苏格拉底和恺撒·奥古斯都的尖鼻子上的缺陷说成是梅毒的证据，但被认为缺乏说服力。而 1493 年以前至少五百年的美洲印第安人的骨骼中，则发现有明显的受梅毒损伤的证明。因此这一看法获得了人类学研究的最强有力的支持。而且确实是在哥伦布从新大陆归来之后，欧洲文献中才出现有关梅毒的确切记载，这也是一个重要的旁证。至于梅毒的流行，学者们都普遍相信教皇尤里乌斯二世的外科医生、意大利学者乔万尼·迪·维戈（Giovanni di vigo, 1450? — 1525）所述："我主一千四百九十四年十二月，当法王查理前往意大利去收复那不勒斯王国时，

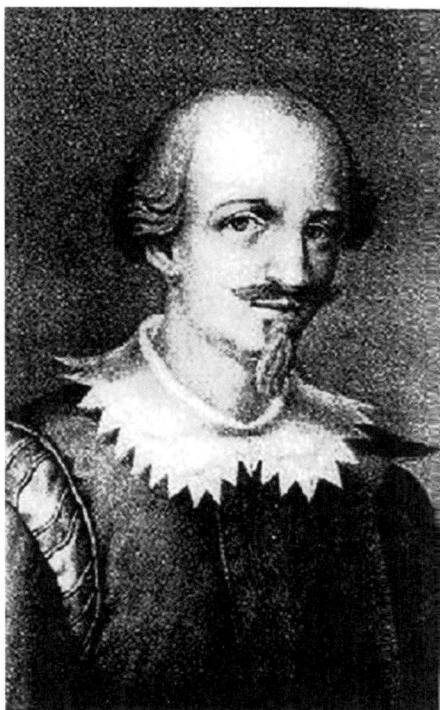

意大利学者乔万尼·迪·维戈

全意大利都出现不知其性的疾病……"

迪·维戈指的是这样的一段历史事实：法国国王查理八世娶了布列塔尼的安娜后，把布列塔尼并入了王国的版图。但他不满足于做一个市民阶级的国王，他想通过赫赫的战功和骁勇的武艺，来显示自己是一位骑士式的国王，他骑士小说实在读得太多了。他想取道意大利，到达他祖先占领过的遥远的东方耶路撒冷，在他看来，意大利的那不勒斯是十字军东征的必经之路。于是，在到处举债、招兵买马之后，他于1494年12月起兵出征。结果，没有受到抵抗，他就于第二年的2月入侵了那不勒斯，并于5月12日在那里加冕为国王。查理八世真是好不威风啊，在他长驱直入这座城市时，他，一位史学家描述说，"身穿帝服，披一件用上等的斑鼬皮做成的大翻领的红色大氅，右手握着滚圆的金苹果，左手拿着他长长的皇杖……全体同声高呼，称他为威严无比的皇帝……"可惜的是，好景不长，梅毒在他的兵士中间普遍流行，没有多少时候还遍及了整个意大利。于是，他的军队很快就崩溃瓦解，后来在与米兰、威尼斯、奥地利和教皇的对抗中，被切断了退路，连查理八世本人也做了俘虏。

事实确如人们所相信的，至今所知流行性梅毒的首次暴发是在1493年或1494年的意大利或法国、西班牙。在此之后，历史记载，1495年，梅毒不但流行于法国，还出现于德国和瑞士，1496年又在荷兰和希腊流行，1497年梅毒又传到英格兰和苏格兰，1499年

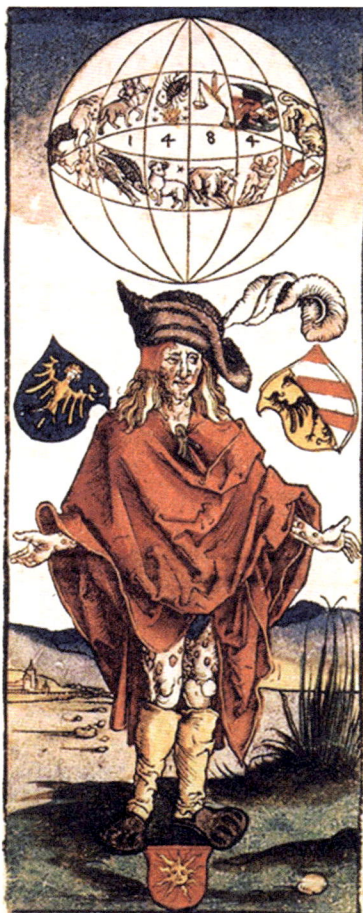

丢勒的画：第一个梅毒病人

172

更传到匈牙利和俄罗斯……梅毒的这种大规模的流行，公共浴场也是一个途径。当年，古罗马在它的帝国之内建造起了很多的公共浴场，一千多年间，欧洲人都习惯于在这种浴场里浸泡，直到这次梅毒大流行，大部分的公共浴场才最后关

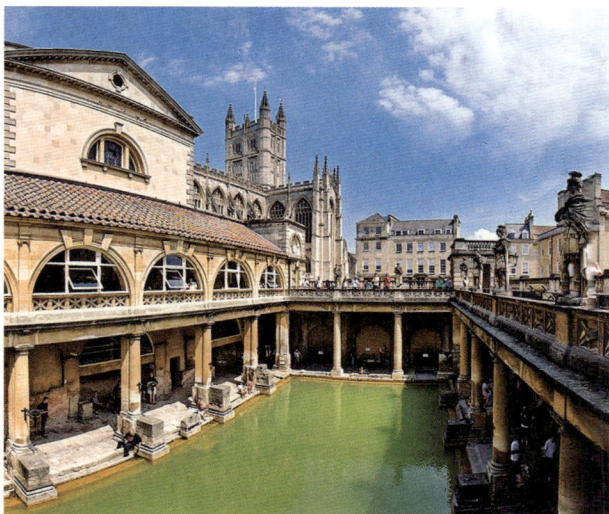

容易传染梅毒的古罗马浴池

闭。但是主要地，是通过人与人之间性接触传染的。这一点，早期文献的作者们就已经了解并注意到了。

早在 1497 年，先后为西班牙籍教皇亚历山大六世、西班牙枢密主教罗德里戈·博尔吉亚以及教皇尤里乌斯做过私人医生的西班牙医生加斯帕·托雷洛曾在他写的第一本医学著作中，在描述自己治疗过的十七例梅毒病人时，就强调说，他曾目睹梅毒在各教廷中广泛流行，坚信这种他认为是"疥疮"的梅毒都是在性交时传染的。

鲁昂的医生雅克·德·贝当古（Jacques de Bethencourt）是第一个写出有关梅毒科学论文的法国医生，他那部出版于 1527 年的著作，题目就十分不一般，叫《法国病或性病的炼狱和大斋期的新忏悔》。在书中，贝当古也说道，此病是由于纵欲和性交引起的，因此，他主张，此病应该叫"性病"，而不应叫"法国病"。

还有一位曾在威尼斯军队里服务过的意大利医生亚列山大·本尼狄克，他根据自己的实际经历，也明确宣称此病是由于"性接触"才受到感染，他甚至担心说："这种来自妓女的病毒很快会感染全人类。"德·维戈说得更明白：此病的起因是由于"一个健康的男人与一个患病

173

的妇女性交，或者反过来也一样"。本文努托·切利尼（1500—1571）是文艺复兴时期佛罗伦萨的一位大雕刻家，还以他多卷本自传中的坦率自述而闻名。切利尼因生活腐化，患上梅毒，因此曾被控道德败坏，终生过着逃亡、流放和监禁的生活。在谈到梅毒时，切利尼以自己的亲身见闻，幽默地说："这种疾病对教士，尤其偏爱他们中间最富有的人。"

因为梅毒的起因与放荡不羁、腐化堕落的生活的关系，使它在一般人的心目中被看成是一种耻辱的疾病，从而形成这么一种风气，即竭力表明此病与本地无关，于是找出种种理由，在疾病的称呼上，把这种不光彩往它处推，以致如迪·维戈所说的："……此病各国有各不相同的名字。"那些年，这种尚未确定为"梅毒"这个名称的"新病"，迪·维戈说，法国人叫它"那不勒斯病"，"因为它是经士兵们从那里传过来的"；但是那不勒斯人却"称它为法国病，因为它是法国人来到那不勒斯时才有的"。处于同样的原因，此病还有"西班牙病""葡萄牙病""意大利病""勃艮第病""德国病""波兰病"等名，当然，称得最多的是"法国病"。这些不同的名称一直混乱到一位意大利医生和诗人的一首名为《法国病或梅毒》的诗篇的出现，才统一称为"梅毒"。

吉洛拉莫·弗拉卡斯托罗（Girolamo Fracastoro，1478—1553）无疑是文艺复兴时期的一位重要人物。他生于当时隶属于威尼斯的维罗纳一个富裕的家庭。只因维罗纳没有大学，于是他进了创建于1222年的著名的帕多瓦大学。弗拉卡斯托罗研究天文学、数学、物理学、地质学、地理学、植物学，甚至自然哲学和宇宙志，把吸取人类的全部智慧当作自己毕生的

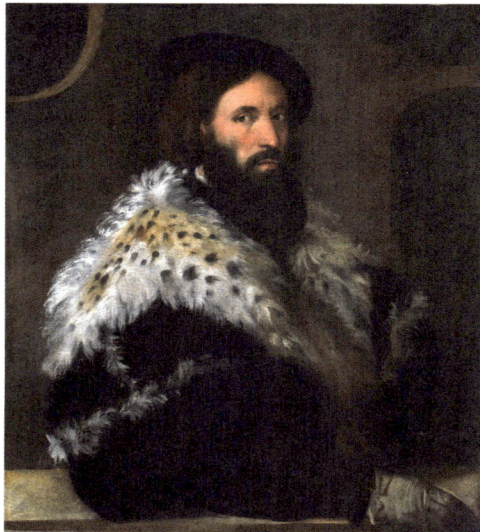

提香画的弗拉卡斯托罗像

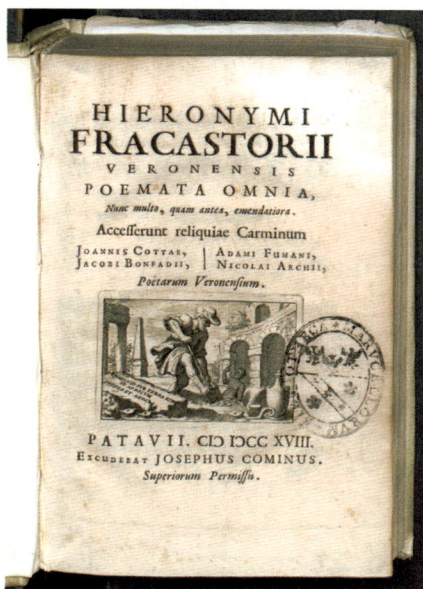

弗拉卡斯托罗诗集

追求，他同时还十分喜爱写诗。他的学术成果很快便得到人们的承认，学习时就受聘担任学校的解剖学或逻辑学教师。但毕业后，弗拉卡斯托罗就隐居到维罗纳附近一处山上可以远眺加尔达湖的一座他私人的住宅，静心从事研究工作，一边附带为农民治病。他学术上最大的成就是他的两部作品：1546 年发表的论述流行病的著作《论传染和传染病》，和因此而获得"梅毒诗人"称号的《梅毒或法国病》一诗。

韵文诗《梅毒或法国病》写于 1525 年，经修改后，于 1530 年在维罗纳出版，这是弗拉卡斯托罗献给他的朋友、著名文艺资助人鲁克莱西娅的天主教秘书和情人本波大主教的诗作。

《梅毒或法国病》首用清新秀丽的六音步诗体写成的拉丁文诗作涉及希腊罗马的神话，描写一个名叫西菲鲁斯的牧羊人的悲惨遭遇。西菲鲁斯（Syphilus）在丘陵、草原和山谷间为大西岛之王阿西索厄斯看管成千头母牛和母羊。一天，他责怪太阳神阿波罗猛烈得使树木焦枯、水源干涸，以致他的畜群没有避荫之所，也没有水喝，濒临死亡。他发誓，甘愿为王，而不是为太阳成为一名牺牲。阿波罗觉得这是对他的轻慢和侮辱，便降下一种从未有过的疾病，让全体居民、包括国王都染上此病：患者腹股沟出现古怪的疼痛，甚至整夜都睡不着觉。后经仙女阿默赖斯的劝说，居民们向天后朱诺和土地女神忒耳斯奉献了牺牲之后，忒耳斯才让地上长出可以医治这病的愈创木。

《梅毒或法国病》被认为是有史以来最伟大的医学诗之一。这诗取得极大的成功，很快就印行了一百版：拉丁文四十二版，意大利文二十九版，英文十三版，法文九版，德文五版，西班牙文和葡萄牙文各一版，其中英文版的第一个译文还是 1692 年的英国桂冠诗人内厄姆·塔特译的。根据这首诗，为了纪念 Syphilus 这第一个患有此病的人，于是稍加改动的"Syphilis"之名从此就产生了。中国人将 Syphilis 译为"梅毒"，这名称的统一改变了"法国病"等一连串名字的混用。也因为在诗篇《梅毒或法国病》中确定和采用"Syphilis"（梅毒）这一名称，弗拉卡斯托罗被医学史家称为"梅毒诗人"或"梅毒之父"。

像《圣经》解释由于渎神才患麻风一样，弗拉卡斯托罗也是从宗教信仰出发才说梅毒的发生也是因为渎神。渎神，意思是指触犯了神的即上帝的戒律。基督教的经典《圣经》引述基督教最伟大的神学家之一、圣徒和传教士圣保罗的话说：

> 我说男不近女倒好。但要免淫乱的事，男子当各有自己的妻子；女子也当各有自己的丈夫。丈夫当用合宜之分待妻子；妻子待丈夫也要如此。妻子没有权柄主张自己的身子，乃在丈夫；丈夫也没有权柄主张自己的身子，乃在妻子。夫妻不可彼此亏负……

而渎神，则会受到神的惩罚，惩罚的方式往往就是遭受疾病。《圣经》对此有多处记述，如说米利暗和亚伦因毁谤摩西，结果，米利暗"长了大麻风"。

弗拉卡斯托罗从自己多年行医的实践中了解到梅毒与性放纵的直接关系。他在《论传染和传染病》中说到梅毒时这样写道：

> 有些人为它发明了一个新词，叫它为阴疮，因为它起始于阴部，类似于颚上的疮起始于颚，在古人中，据普林尼说，认为是一种新病，在我的诗中，我称它为梅毒。
>
> 对有些人来说，可能不与他人接触便得此病，但另一些病例，这是大多数，完全是传染来的，不过并不是任何一处的接

触，也不是很容易就传染上，而只是在两个人的躯体接触得非常紧密、极其温热的时候，才传染上的。如今，这病尤其发生于性交的时候，极大多数的人都是这样才被传染上的。

弗拉卡斯托罗认为梅毒患者就是因为这样，才违反了基督教的戒律，是一种渎神行为，因而要受到惩罚。同时，据研究，西菲鲁斯（Syphilus）这个名字，虽然属于弗拉卡斯托罗空想的创造，有人怀疑是来自于古罗马诗人维吉尔《埃涅阿斯记》中的 Sypilus 这个人名，仅因拼错了一个字母，才成为 Syphilus；很多人相信可能是他从希腊文中的一个意思为"淫猥""可耻""丑恶"的词改造过来的，这也是弗拉卡斯托罗把梅毒与性犯罪等同起来的一个旁证。

事实上，并非弗拉卡斯托罗一人认为梅毒是对渎神者的惩罚。当时或者以后，许多神学家和医生，都从虔诚的基督教徒的心理出发，把梅毒看成是为惩罚渎神的罪人才从"天上降下来的瘟疫"，是一种受报应的病患。还在弗拉卡斯托罗之前，即 1498 年，西班牙学者和医生弗兰契斯科·洛佩斯·德·维拉洛波斯在西班牙的历史名城萨拉曼卡以拉丁文所写的一首有关梅毒的诗中，在描述了此病所产生的生殖器溃疡等症状之后，就曾指出，这种"一直被认为是法国痘疮"的病患是"新的疾病"，他特别强调说，这是一种"因可耻行为所引起的"流行病，是对暴饮暴食、放纵淫荡和性的无节制的严厉惩罚。学术界评述说，博学的维拉洛波斯的看法无疑是以他自己的观察为依据的，并且定然查阅过大量的经典医学文献。可能维拉洛波斯也不了解，甚至比他早三年，即 1495 年的 8 月，神圣罗马帝国的皇帝马克西米里安一世还发布过一道关于 Posen Plallern（邪恶的痘疮，即梅毒）的诏书，告诫说，这是一种异乎寻常的疾病，是上天对渎神者的惩罚。与此同时，由于认识到梅毒的发生与性交的关系，在对待渎神这件事情上，甚至经常发生冲突的国王和教皇之间都意见一致：欧洲各地的政府机构和教会系统，从 1496 年开始驱赶妓女，对她们实施卫生检查，并像对待麻风病人那样地对她们采用隔离、控制措施，对梅毒病人和感染的怀疑者给予严厉的惩罚。

数百年来，都把无色无臭的汞（Mercury）即水银的 0.05% 的水溶液，作为梅毒的有效消毒剂。1910 年，化学疗法的创始人、德国医学家保罗·埃尔利希在日本学者秦佐八郎的协助下，发明了抗梅毒的新药606（新肿凡纳明），被称为"神弹"，意即它能像一颗神奇的子弹，可以穿入人体中需要对准射击的部位，杀死梅毒的病菌，却不会对人有任何伤害。如今，别说是汞，甚至有比 606 还更好的药物了。但是有一句广为人知的谚语仍旧令人震惊：

A night with Venus meant a lifetime with Mercury.
（与维纳斯共度一宵就得与汞厮守一世。）

这句谚语内涵深刻，用词双关，非常有趣。

"Venus"和"Mercury"都是古代希腊罗马神话传说中的人物。Venus（维纳斯）是最为人喜爱的爱神，象征爱情和女性美；与"汞"同为一词的 Mercury（墨丘利）的形象，有时被表现为背着一只绵羊的牧羊人，有时又被描绘成是没有胡须的裸体青年，但却是亡灵进入冥府的接引者。这样的谚语，怎能不发人深思呢？放荡、贪色、性混乱，岂止不得不与汞或别的药物厮守一世，甚至很快就会被引进冥府。维纳斯虽好，但是"共度一宵"的代价也实在是过于高昂了！

疟疾：查找传播疾病的"凶犯"

1997年8月，一次具有世界规模的"全球寄生性疾病会议"吸引了各国上千名科学家前来参加。这次会议，地点设在印度，那是因为对人的健康影响最大的寄生性疾病之一的疟疾，还威胁着九十多个国家的大约世界人口的40%，每年导致一百多万儿童死亡，其中印度的疟疾病例要占世界病例总数的16%。会议开幕的时间定在8月16日，那是因为在一百年前，即1897年的8月16日，人类才最后查明传播疟疾病的媒介是蚊子。

说起来，查找疟疾病的传播途径，真是一件务必细致而又复杂的工作，

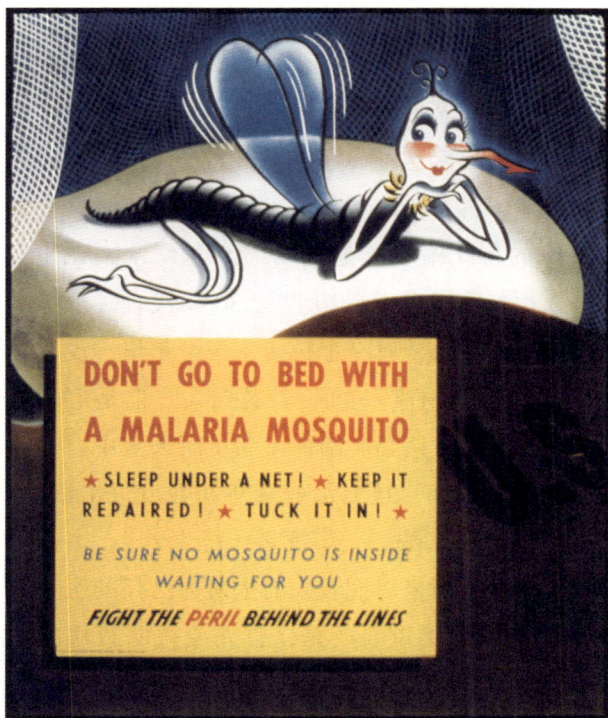

第二次世界大战期间的防蚊海报

不但有好几代、数以百计的医生和科学家参与这项工作，而且从怀疑到设定怀疑的对象，再一步步调查求证，直到最后确定那传播的"罪犯"原来是蚊子，简直有如夏洛克·福尔摩斯破案一样的曲折离奇。

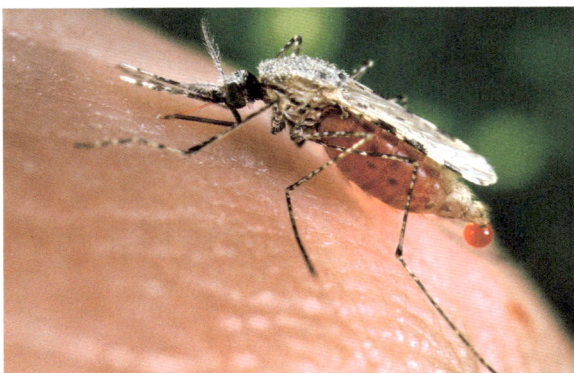

疟蚊叮咬人体

由蚊子传播的疟疾病无疑是人类最早的疾病，1996年2月，纽约自然历史博物馆的戴维·格里马尔迪在新泽西州发现了一块琥珀，中间粘着一只蚊子，经高科技检测，认为是九千万年前的，说明那么久远前就已经存在蚊子这种传染疟疾病的昆虫了。医学史家说，早在公元前3至公元前2世纪，古罗马的喜剧作家提图斯·普劳图斯和普勃留斯·泰伦提乌斯的作品中，也已经写到疟疾这种周期性的疾病了。他们还注意到，公元4世纪开始，此病成了古希腊的地方病，并从那时以来，一直广泛传播。近代以来，疟疾的猖狂施虐丝毫不减。19世纪末，在印度的医院里，三分之一的病人都是疟疾患者；20世纪30年代有一篇报道说，疟疾使琉球群岛的居民迅速死亡，有一个村子，三十年里，没有一个孩子能逃过此病而存活下来，全村唯一的一个老妇人，也是疟疾病人。在中国，据史书记载，三国时，诸葛亮南征孟获；唐天宝中，李宓攻打南诏；元朝于大德四年出征滇南；还有清乾隆年间数度进击缅甸；都因疟疾而受挫，有时竟会"及至未战，士卒死者十已七八"。由此可见，疟疾对国计民生的严重危害。历来以挽救人的生命为己任的医生们发出呼吁，不仅要想法医治此病，更重要的是，首先要查明致病的原因，这样才有可能从根本上杜绝疟疾的袭击和传播。

但是，当人类的心灵还被束缚在对神明魔怪的恐惧中时，一个很长的历史时期里，要查找出传播疟疾的真正罪犯是不可想象的。在那个时期，连伟大的古罗马作家和古典学者马尔库斯·西塞罗也不止一次地说道，疟疾这种热病的发生是由于神的意志，因此它是不可抗拒的；著名的古罗马作家老普林尼在《博物志》中还指出好几种他认为预防疟疾有效的符咒，一般的人就不必说了。因此不难理解，在意大利，一直都盛行礼拜"热病女神"的习俗。甚至到了20世纪，群众中类似的观念还很普遍。意大利著名作家卡洛·莱维在他的那部轰动世界的纪实作品《基督停留在埃博利》中，曾详细地描述到自己被流放在南方一个疟区时见到人们如何用符咒、圣象、神秘的暗号以及狼牙、古老的钱币、蛤蟆的骨头等来供奉神鬼，祈求不要让他们害上疟疾。

慢慢地，对疟疾才开始显露出唯物思想的萌芽，出现自然的解释。

在古代的希腊和罗马，与有神论同时，已有不少有学问的医生写道，说疟疾的发生是由于地球上混乱不安，由于月亮光的照射、由于有热病的空气。尽管这几种所怀疑的对象都是根本无法捉摸，因此仍旧不可能消灭疟疾，但毕竟使人们的认识走出了神怪的深渊。后来又进了一步，觉得疟疾的起因与沼泽地上的水或有毒的水气有关，还提到季节和地形的关系，有人甚至给疟疾下的定义是"败坏了的空气"或者"易致病的有毒物质"。只要想想，"疟疾"（Malaria）这个词就是由"坏"（mala）和"空气"（aria）二字组成的，就可以看到这两者之间的关系。古罗马的卢可乌斯·科卢梅拉在《论农村》中实际上也谈到了这一点，他指出，把房子建造在沼泽附近是不合适的，因为这种地段"在天热的时候总是会排出有毒的、有恶臭的水气，而且那里繁殖出的一些小动物也有刺激人的毒性……潜伏在那里的疾病常常会传染给人，其原因甚至连医生们自己都不完全明白"……这些看法对于查找传播疟疾的祸首可说是一大进步，因为它已经开始涉及病原学和流行病学的问题了。只是怀疑的范围仍然太大，因此，尽管古罗马时代根据这些理论，应用了"排水法"，企图通过"净化有毒的河流和水气"来消灭疟疾，结果仍然收不到实效。这种对"罪犯"无能为力的情形，一直持续了一千五百年，使英国沃波尔首相的儿子、英国文学中最勤奋的书信作家牛津伯爵第四、霍勒斯·沃波尔1740年从罗马回到祖国后，无可奈何

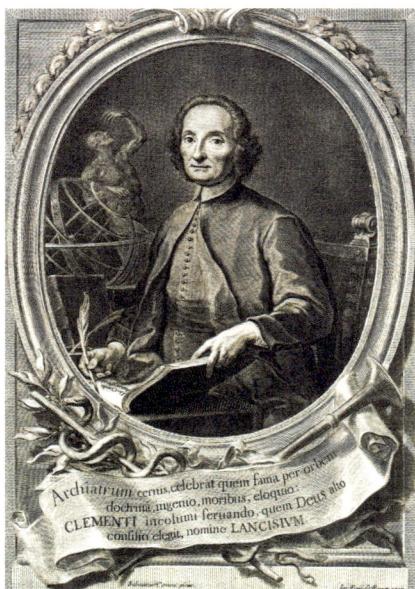
意大利医生兰锡西

地感叹说："恐怖的 Mal'aria（瘴气）年年夏天都会出现在罗马，并致人死命。"疟疾病实在是太困扰人了。沃波尔的这封信据说是在英语中第一个使用这个词的，同时也可能是在出版物中出现。

直到 19 世纪中，或者更晚一些，对疟疾罪魁的查找工作进展得都很缓慢，尽管当时意大利最著名的医生乔瓦尼·玛里阿·兰锡西（Giovanni Maria Lancisi）早在 1717 年就在一篇有关疟疾的卓越论文中说道，疟疾总是流行在蚊子繁多的潮湿沼泽地区，而在排水之后就会一度绝迹，这一现象表明，致病的毒性也许就是蚊子传播的。而且一百多年来，欧洲、印度和非洲都有许多观察者怀疑到蚊子，但总是未能获得人们的相信，一个重要的原因可能是，怀疑的对象太多，令人莫衷一是。说起来也有点好笑，在那细菌学蓬勃发展的年代，好像是一种时髦，几乎每一种新发现的细菌都曾被当成是传播疟疾的罪犯而被隔离，何况还有一些别的东西，例如连蔬菜的种子，也曾无辜地被指控为疟疾的传播者。

最早大概是委内瑞拉的路易斯·丹尼尔·博珀，他在 1854 年毫不含糊地列举出蚊子的种种罪状，认为它是传播疟疾的媒介。而最切实地对蚊子抱怀疑态度的是生于英国的美国医生艾伯特·弗里曼·阿弗里卡纳斯·金（Albert Freeman Africanus king）。1822 年，他向华盛顿哲学协会宣读了一份报告，提出蚊子传播疟疾的十九条依据，虽然这些依据还都是属于猜测性质的，但艾伯特·金说得好，纵使他提出的材料尚不足以确定蚊子是传播媒介，或许倒也可以导致或促使别人去实验和观察，以检验他的猜测是否正确。情况确实如他所说，艾伯特·金的工作使后

182

来欧洲、印度、非洲等的许多科学家渐渐地把怀疑的圈子缩小，最终集中到蚊子身上。在这里，特别要指出法国的军外科医师和寄生虫学家夏尔·路易斯·阿方索·拉韦朗和意大利医师卡米洛·戈尔吉。拉韦朗于 1880 年在阿尔及尔从疟疾病人的体内找到了疟疾的病原生物疟原虫，四年后出版了《沼泽热及其致病的微生物》。由于他对疟疾以及对原虫病的划时代的研究，使他获得 1907 年的诺贝尔

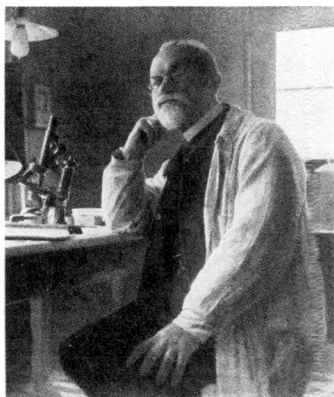

法国寄生虫学家拉韦朗

生理学或医学奖；戈尔吉是因为 1883 年发现神经细胞内的以他名字命名的戈尔吉体而进入医学史的。他在 1885—1893 年间转而研究疟疾，

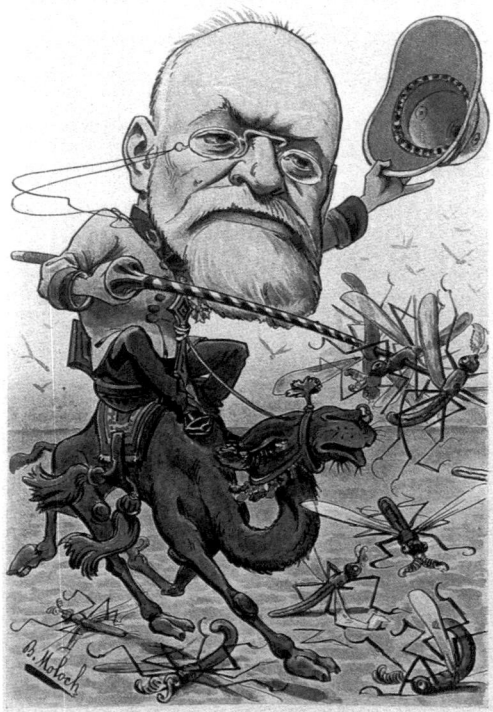

漫画：拉韦朗杀昆虫

并在拉韦朗研究的基础上，进一步查明，疟疾中的隔日疟和三日疟，其病原生物是不同的两种疟原虫。他们两人的工作，纠正了以前认为是沼泽上的气体引发疟疾的"瘴气理论"。

今天已经知道疟原虫是通过蚊子叮咬人体，进入人的血液，才使人患上疟疾的。在当时，认为蚊子传播疟疾还只是怀疑和猜测，尚缺乏有力的证据。在这项决定性的工作上，起主要作用的是罗斯，当然还有格拉西的功绩，而罗斯的成功又与曼森分不开。

生于苏格兰一个颇有资产的家庭、后来在中国厦门等地的海关做过医官的帕特里克·曼森（Patrick Manson，1844—1922）是热带医学的奠基人，一位丝虫病的专家，曾经发表过三百多篇有关寄生虫学方面的论文和专著。是他，第一个报道说蚊子可能是丝虫病的中间宿主。对于拉弗兰等人的发现，他也这样推测的。他曾在1891年这样写道：

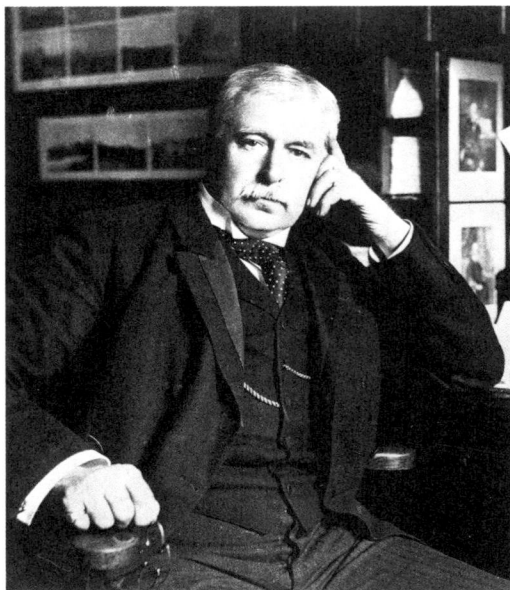

帕特里克·曼森

　　疟区总是有很多的蚊子，有人记载说排除了污水，就消灭了热病，也就扑灭了蚊子……说不定就是这种昆虫在传播疟疾上起着在丝虫病上所起的同样作用。

曼森的推测绝不是凭空胡想，而有他的合理性，还有他在丝虫病研究上的一定根据。但是怀疑是人类最古老的特性，它使只有少数几位科学家热情接受曼森的理论，多数人对他都表现得十分冷淡，不但不信任他，反而认为他的这种想法极其荒诞可笑。英属西印度巴巴多斯岛的立法会议甚至通过决议，声称"蚊子传播疟疾的想法是亵渎神明、违反上帝意志的，因为《圣经》上并没有写到"。有些批评家，包括一些在科学界具有重要地位的，都在背后嘲笑他。一次，在曼森走过伦敦圣詹姆斯街的夜总会门前时，他们对着他敲敲自己的脑袋，意思是说他精神不正常；他们甚至给他取了"病理学上的凡尔纳"和"蚊子曼森"的绰号。

不错，曼森的推测也有不正确的一面，因为他受一本博物学著作的影响，认为蚊子的生命像蜉蝣一样短促，它们死了之后，就掉进水里，是人们喝了这种被蚊子尸体污染过的水，才患上丝虫病或疟疾。曼森那个时候，信息的传递是非常缓慢的，人们对拉韦朗的发现都一无所闻，对曼森的理论，不论是关于媒介或是关于传播途径的，就都不予置信。但是曼森对疟疾病人具有热烈的人道的爱，他呼吁说：

　　先生们，当你们中的每一个想到自己本来可以拯救人的生命，仅仅是因为缺乏基本的热带医学知识，却救不了他们，这时，就应该感到无地自容。

　　曼森自己正是怀着这样的思想，不顾别人的讽刺嘲笑，一心继续自己的研究。

　　曼森在伦敦的海军医院供职，接触到不少来自远方患疟疾的海员，他设法说服他们，让他通过显微镜观察他们血液里的疟原虫。这样，到了 1894 年，曼森更加坚信自己的解释理由充分。只是他不明白这疟原虫是怎样进入人的体内的。不过曼森有信心搞清这个问题，他说过："如果条件许可，我无疑能够达到令人信服的实验证明。" 可惜的是，伦敦恰恰没有研究蚊子的良好的客观条件。于是，当他这年在伦敦遇见罗斯时，就把自己所知道的有关疟疾的一切都告诉这个比他年轻十二岁的英国人，鼓励他在印度这个条件较好的地区去查明蚊子传

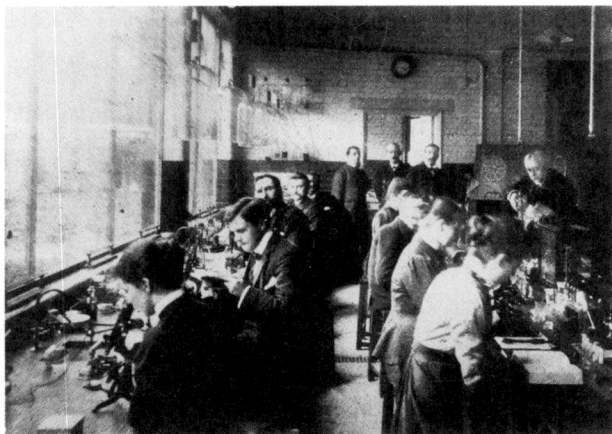

曼森 1901 年在海员医院

185

播疟疾的途径。

罗纳德·罗斯（Ronald Ross，1857—1932）是大英帝国西北边境部队的指挥官、陆军上将坎贝尔·罗斯爵士十个孩子中最大的一个，出生在印度的喜马拉雅山麓。他先是按照父亲的愿望进入巴托罗缪医院，五年后到印度医疗服务中心任职。在几年例行工作的空闲中，给他磨炼出文学的才能，发表了两部诗剧和一部小说。罗斯对文艺有浓厚的兴趣，"我希望成为艺术家"，他在《回忆录》中这样说过，"对于医学，我全然没有偏

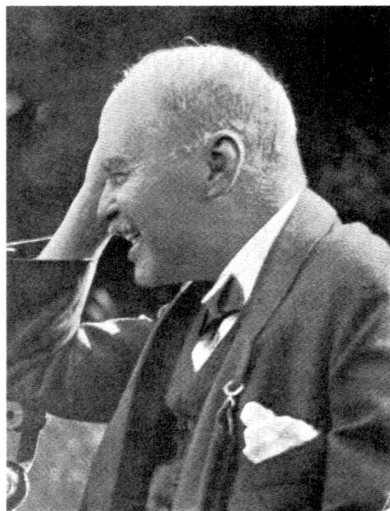

罗纳德·罗斯

爱，像多数的年轻人那样，是瞧不起它的"。又过了五年，他竟决心想放弃医学，献身于文学。但是 1894 年回伦敦休假期间与曼森的会面，彻底改变了他的生活道路。

疟疾很早就曾经引起过罗斯的关注，这主要是出于他诗人的人道主义。罗斯在印度工作的那段时间，每年死于疟疾的印度人都高达一百万以上。甚至在街头都有成千上万疟疾患者，这些人发病寒战时牙齿的打战和恶心、呕吐等症状，在罗斯的脑际留下非常深刻的印象。罗斯曾经写过一首诗，来表达他的感受："一张张痛苦的脸在哀求/我们就无可疗救？/我们答道，是的，现在还不能够/我们正在探究……"诗人罗斯只能写写诗，医生的罗斯则确实有心想去探究疟疾的病因。他期望并向往，如他在另一首诗中说的：有"这样的一天"，"我查明了那千百万杀人凶手隐秘的罪证/……拯救出亿万人的生命"。对疟疾的问题，医生的罗斯另外还写过四篇病原学方面的论文。只是他的结论同样也不对，因为他认为疟疾是由肠道紊乱引起的。这次，在跟曼森见面之后，曼森让他看了根据查林克洛斯医院一位疟疾病人的血液标本，并告诉他，说自己相信一定是蚊子传播疟原虫，只是蚊子有许多种类，不知道到底是

由哪一种蚊子传播，又是通过怎样的方式或怎样的途径传播的，因此，曼森鼓励罗斯在回到印度之后，能去查明这些疑问。

受曼森的激励，罗斯于 1895 年 3 月 28 日告别妻子，离开伦敦去印度。罗斯是一个具有艺术型个性的人，怀着这样一个使命，他在开往伦敦的船上便急不可耐地工作了起来。他请求同船的一些乘客让他在手指上戳一针，抽一点血来找他的疟原虫。不过这只能算是一个序幕，他正式严肃的研究工作是在这年的 5 月 13 日他生日的那天开始的，当时罗斯已被派往印度安得拉邦北部的塞康德拉巴德。罗斯捉来蚊子，放进蚊帐里去进行实验，希望它们能去叮咬他雇来躺在帐子内的赤膊的印度疟疾病人；他又让那些志愿者去火热的阳光下暴晒，以为这样可以晒出某种气味，能诱惑蚊子去叮；他又往这些实验者的身上浇水，以为这样也可以吸引蚊子，待蚊子吸过这些疟疾病人的血之后，他再将这些该死的昆虫剖开，放在显微镜下查看。总之，他是什么方法都用过了，一边则经常与伦敦的曼森通信，向他请教某些自己所不明了的问题。如今，罗斯对研究疟疾病原的兴趣可浓了，而且不时会，如他给曼森的信中说的，出现一种"成功的预感"，感到一种"宗教式的狂喜"。这样，经过两年多的艰苦工作，特别是解剖了大量不同种类的蚊子之后，他终于在 1897 年 8 月 20 日，最先在一种学名为"按蚊"的蚊子胃壁上找到了他所寻求的目的物——雌性疟原虫；第二天，他又解剖了一群蚊子中的最后一只，也获得了同样的发现，科学地证实了数百年来蚊子传播疟疾的猜测。这一成功使罗斯无比兴奋，写下了一首诗，说："我已经探明你的秘密行径/你这杀人千万的死神"，"看你还往哪儿逞能！"……为了纪念这个日子，罗斯将 8 月 20 日这一天定为"蚊子节"。

有如曼森激励了罗斯，罗斯的工作也激励了其他许多人。1898 年 9 月，意大利人乔瓦尼·巴蒂斯塔·格拉西（Giovanni Battista Grassi）从马卡勒斯高疟区把按蚊捉到罗马的圣灵医院，由病理学教授阿米科·比格纳米主持，让这蚊子来吸吮一位实验者，使那人在 11 月传染上了疟疾。随后，他们两人又在 11 月和第二年的 1 月进行了三次类似的实验，获得了同样的成功。格拉西还通过这种按蚊的肠壁，观察了疟原虫的生活史。这样一来，蚊子传播疟疾的真相就完全得到了证实。原来，雌性按蚊吮吸病人的血液时，疟原虫的配子母细胞进入蚊子的胃内，开始有性生殖，最后使按蚊具有传染性；当这按蚊再去叮另一个人时，它体内疟原虫的子配子便随着按蚊的唾液进入人体，使人受染患上疟疾。另外，一方面，1900年，曼森让三位实验者在环绕罗马城的低地平原坎帕尼亚－迪罗马这个高疟地区，同睡进一个挂了帐幔的棚子里。当时虽然是最容易患上疟疾的季节，但由于帐幔隔离了蚊子，使这三个人都得以免被染上疟疾病。另一方面，请人将几只吮吸过疟疾病人血液的按蚊，经过三天半路程，从罗马带到伦敦，虽然伦敦没有流行疟疾，连疟疾病人都很难找出一个，但这几只按蚊却使接受实验的人，包括曼森自己的儿子，一位二十三岁、身体强壮的大学生传染上了疟疾。这样就无可辩驳地证明了蚊子是传播疟疾的罪犯。这种正反两方面的实验，受到科学家的高度重视，全世界有关的科学杂志都报道了这项研究成果。

人们都了解美国与巴拿马签约，从1904年开始花了十年时间建成的沟通大西洋和太平洋的巴拿马运河所具有的世界性的重大经济意义，但一般都不了解当时建造这项工程所遇到的最大困难竟是因为很多工人患了疟疾和黄热病，使工程根本无法继续下去。是查明蚊子这一又是传播疟疾又是传播黄热病的罪犯之后，才明白关键是要消灭蚊子，并且切实地这样做了，因而保证了运河的最后建

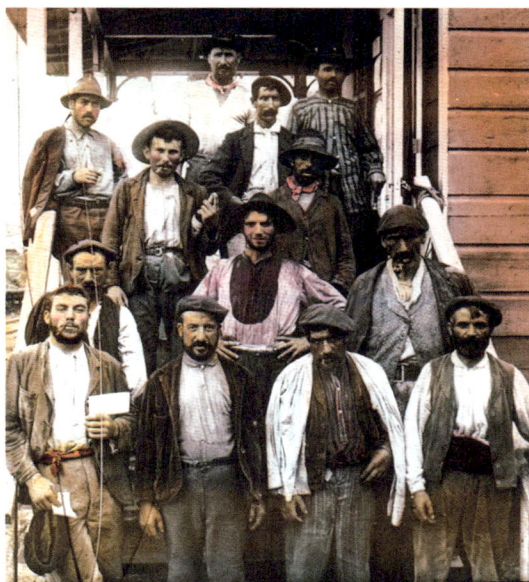

开掘巴拿马运河的西班牙劳工

成。为此，巴拿马区的首任卫生官、负责这项卫生工作的威廉·克劳福德·戈尔加斯陆军上将，对罗斯的功绩表示深深的感谢：

> ……您发现蚊子将疟疾从一个人传给另一个人，使我们在巴拿马有可能防治这种疾病，在我们所从事建造运河的巴拿马海峡将蚊子几乎全部扑灭。
>
> 因此，不是我最后一个要说，是您的发现使巴拿马在海峡上建造起运河。

疟疾病原媒介蚊子的被发现和治疗此病的特效药金鸡纳及同类药物的发现和发明，对疟疾的治疗和病原蚊子的扑灭，起了决定性的作用。但是科学家们发现，虽然奎宁、氯喹等药物在问世的初期，确实是医治疟疾的有效药物，可是到了 20 世纪 50 年代，疟疾的寄生虫演化出了抗药菌株。"自从那时以来，"专家指出，"无论我们使用什么新药或药配伍，一些疟疾总能设法逃避药效，现在每年仍造成至少一二百万人死亡，……使得人体的保卫者和入侵者之间的冲突变得无止境。"

走出"神怪说"的深渊，只是在与疟疾的斗争中，在一个最重要的阶段中取得了决定性的胜利，人们仍旧不能麻痹。以前曾经以为疟疾，以及其他几种传染病的问题已经解决的乐观思想，是不切实际的，消灭疟疾等疾病还继续要有几代科学家的努力。又有一项新的任务摆到科学家们的面前。这就是 1997 年 8 月召开"全球寄生性疾病会议"的主要目的所在。

鼠疫（一）：从恐惧和迷信到成规和科学

1348 年，欧洲黑暗的中世纪。人们不明白，是由于天体上的星球的作用，还是威严的天主有心想惩罚作恶多端的人类，总之，仿佛是《圣经》上所说的"世界末日"已经来临：意大利最美丽的城市佛罗伦萨暴发了一场可怕的瘟疫，并且一天天在不断蔓延。各个污染的处所，甚至每个角落都打扫过了，禁止病人进城的命令也颁发了，种种保护健康的措施全都实施了；而且虔诚的人们一次又一次地祈祷哀求……可是仍然一点都不起作用，染病的人不但没有减少，反而在不断增加。病人最初是在鼠蹊间或胳肢窝这种体位肿起一个瘤，随后这瘤就愈长愈大，像一只苹果或者一个鸡蛋，而且很快就扩展到全身其他部位。以后，病人的臀部、腿部以及身体各部分都出现黑斑或紫斑，有时是稀稀疏疏的几大块，有时是又细又密的一处处……任你怎样祈祷上帝或是求医服药，全无一点效果，挨个三天就死了，能治愈的真是极少极少。下层阶级，就连大部分中产阶级中的犯病的人，都几乎全部死亡，许多人就在白天或者黑夜连连倒毙在路上，全城每天死去的人数以千计，街道上尸体纵横。结果就常常是夫妻、父子、兄弟一家人，同装载在一具运送尸体的架子上；又往往是两三个神父，举着一个十字架走在前面，脚夫们抬着三四具尸架跟在后头；更有是神父以为只替一个死者举行葬礼，意外却招来了六七个甚至更多的尸体同时下葬……于是，教堂的坟地、家族的祖茔已经无法容纳，只好临时在周围挖些又长又阔的深坑，把尸体成百成千地葬下去，就像将货物堆塞到船舱里去似的。据统计，仅这年的 3 月到 7 月这么四五个月中，佛罗伦萨城里就死了十万人，郊外市镇和乡村也未能逃脱这一灾难。原因是，即使是健康的人，只要与病人一接触，哪怕只是跟他说几句话，碰一下他穿过的衣服，甚至仅仅是他摸过的用具，也会立即受染致病而死。

在这场浩劫中，有三名少男和七名少女侥幸活了下来。他们在圣玛丽娅·诺维拉教堂相遇后，一起逃到城外小山上的一座漂亮的别墅里。这里，清泉流水，草木葱茏，生意盎然；室内又洁净雅致，令人流连喜爱。于是他们就在这赏心悦目的园林

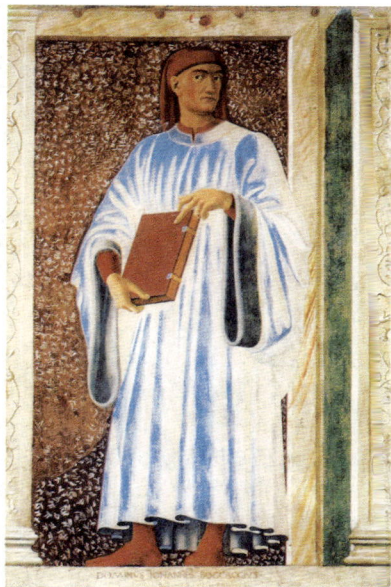
意大利作家薄伽丘

房室中住了下来，欢乐歌舞，并每天讲一个故事，以资遣兴。

意大利文艺复兴时最早的代表人物之一乔万尼·薄伽丘（1313—1375）的著名小说《十日谈》就以这样的时代背景作为作品的开头，随后写这十个男女青年在这十天中所讲的一百个故事为作品的内容，表达了文艺复兴时期新兴市民阶级要求个性解放、反对禁欲主义的主题，被誉为欧洲文学史上第一部现实主义的作品。

尽管《十日谈》里的一百个故事很多都带有虚构的成分，小说开头有关这一疾病大规模传播的情节，却并不是作家为了艺术上的需要、作为中世纪禁欲主义黑暗统治的象征而空想出来的。15—16 世纪意大利著名的政治家尼科洛·马基雅维里在他的《佛罗伦萨史》中谈到那段时期时就说："在这段时期中发生一次令人难忘的瘟疫。乔万尼·薄伽丘对这件事曾有极其感人的描述。在这次灾难中，佛罗伦萨有九千六百人丧生。"确实，薄伽丘所写的完全是历史的真实，可以说，甚至连细节都写得非常真实。据文学史家考证，薄伽丘大概就在这场黑死病平息不久记忆犹新的时候便开始创作这部现实主义小说的。

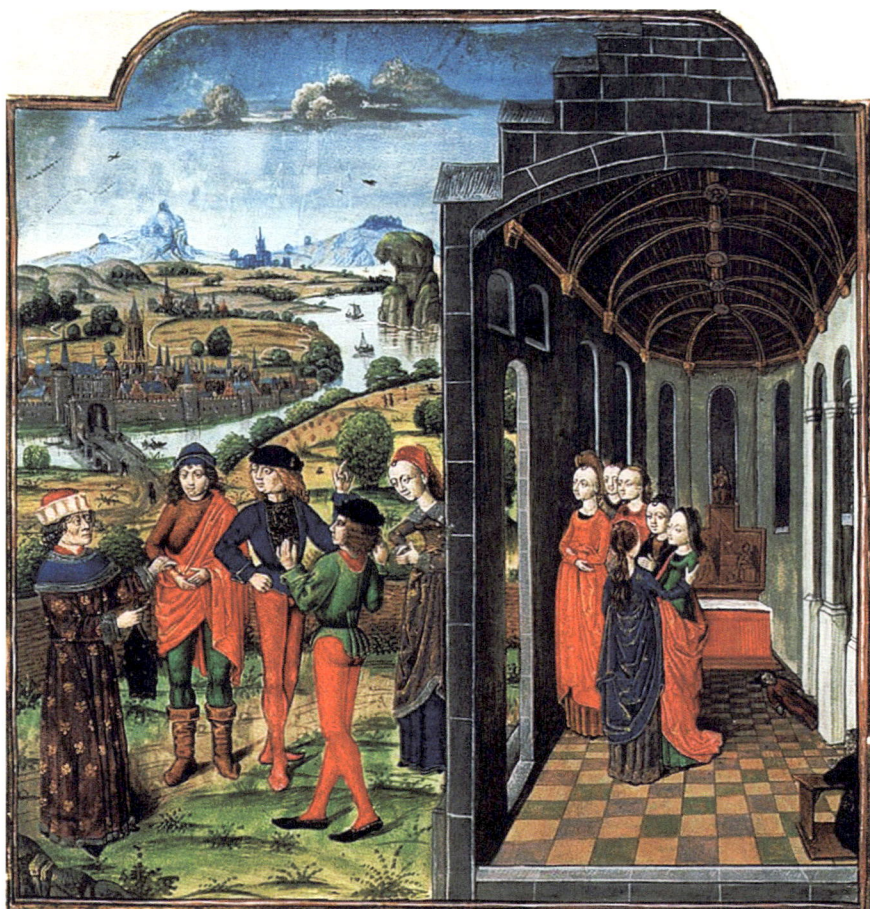

大约 1485 年的《十日谈》插图

　　对这种所谓的"黑死病"即鼠疫，现代的人无疑都会觉得十分陌生，这是很自然的，因为可以说已经见不到它的流行了。但是在古代，它蔓延的地域之广，造成的死亡率之高，都是其他传染病所无法比拟的，使它算得上是给人类带来最大灾难的一种瘟疫。

　　早在公元 542 年，拜占庭帝国的都城君士坦丁堡或称伊斯坦布尔的，就曾经暴发过一场黑死病，使每五个居民中就死去三个，甚至从全民性的受到这一袭击开始，这个帝国就衰败下去了。大约过了八百年，14 世纪 40 年代，黑死病又再次袭击这个不幸的城市，并由此被航行在地中海上的商船引向西西里、塞浦路斯、萨丁、科西嘉、马赛、热邦亚和威尼斯。这段时期的黑死病大流行，竟使欧洲死亡的人数高达二百五十万，其中意大利死了差不多人口的一半，光佛罗伦萨就死了全城居民的三分之二，威尼斯死了十万人，是人口的四分之三。法国也死了人口的四分之三，在阿维侬，教堂的墓地已经无法容纳，罗讷河被扔下的尸体拥塞不通。在英国，死亡率高得简直难以置信，特别是大城市，像伦敦，有一个公墓，竟埋了五万具尸体。流行病好像还不限于欧洲，在这前后，不但在中国，从中亚到黑海的陶里斯，从印度到小亚细亚，从巴格达到埃及，也都暴发了黑死病——鼠疫。由于在此病发作以后，除了其他方面的症状外，患者的皮肤和黏膜出现暗蓝色的瘀斑，病人且会咳出或呕出暗黑色的血，因而使它具有"黑死病"这么一个名称。

起初，人们习惯于把黑死病的大规模死亡跟"地球的骚乱"联系在一起，这是因为此病每每出现在地球表面的大灾害之后。据同时代人的记述，那些年，中国连年发生洪水、干旱和地震；法国和德国也多次山洪暴发；在希腊和意大利，连续的地震，甚至扩展到瑞士和德国、法国、丹麦的北部。出版物还记载，那些年，好几处的天空出现流星，引起人们极大的惊恐；还说 1348 年有一天，在法国的阿维侬，教皇宫殿的上空，清晨升起一对火炬，停留达一小时；日落时，又有一个火球出现在巴黎的上空……

17 世纪的法国大哲学家本尼迪克·德·斯宾诺莎在他的《〈神学政治论〉序》中指出：

> 人若是能用成规来控制所处的环境，或人的遭遇若总是幸运的，那就永远不会迷信了。但人常陷于困境，成规无能为力，又因人所渴望的好运是不确定的，人常反复于希望与恐惧之间，甚为可怜，因此，大部分人是很易于轻信的。

面对黑死病无法抗拒的死亡所引起的恐惧，使人们，包括医生在内，把希望寄托于寻求超自然力量的帮助。这种寻求的结果，便产生了

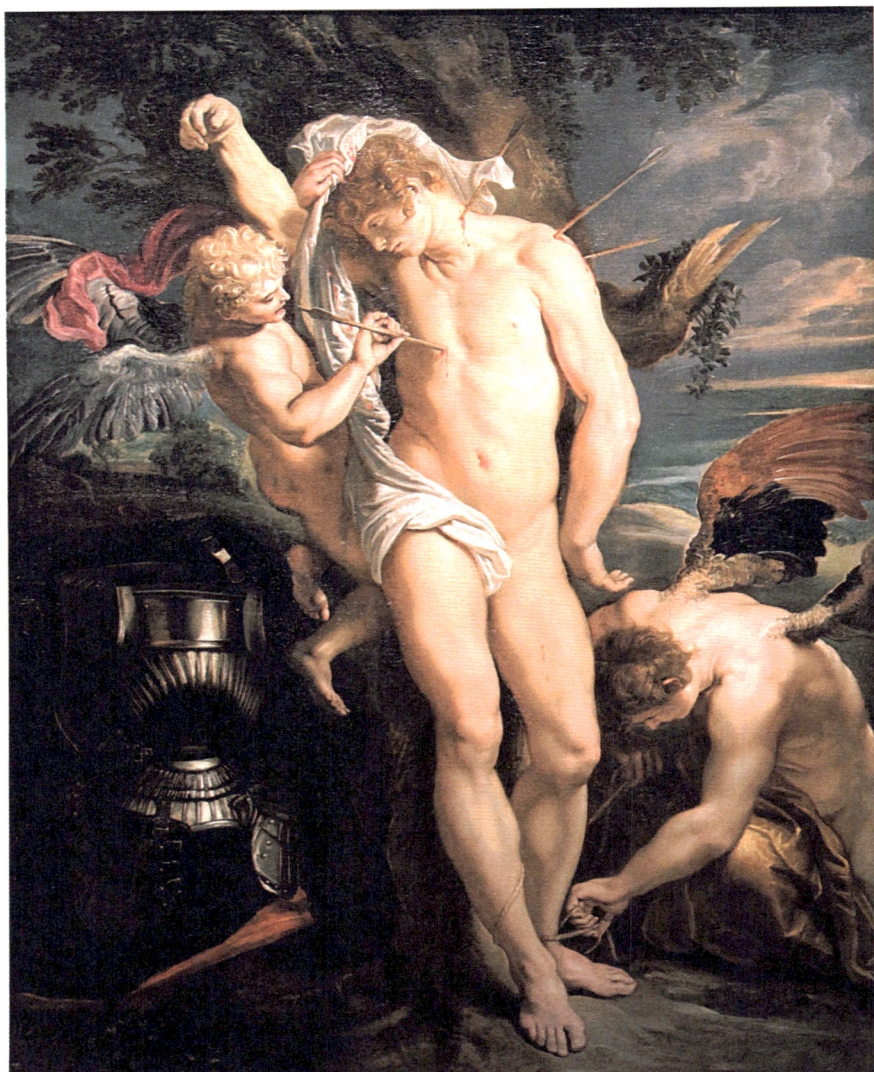

鲁本斯的画：圣·塞巴斯蒂安

迷信，使圣·塞巴斯蒂安和圣·罗奇两位基督教徒在他们的心目中获得了"神圣"的地位。

圣·塞巴斯蒂安（Saint Sebastian，？—约288）生于法国高卢的诺博恩，约283年在罗马参加了卡里努斯皇帝的军队，后来任戴克里先皇帝卫队中的一名军官，深受戴克里先的恩宠。但他却秘密加入了基督教，并且还劝导许多士兵也加入了基督教。这自然不能见容于这位以残酷迫害基督教而闻名的暴君。由于塞巴斯蒂安拒绝改变自己的信仰，戴克里先要他跳入火刑堆，并命令用乱箭射死他。可是塞巴斯蒂安奇迹般地逃脱了死亡，并在一位信教的寡妇护理之下恢复了健康。塞巴斯蒂安又进入王宫，并且痛斥戴克里先如何的无情和惨无人道。暴君万分愤怒，命令卫队，终于在大约

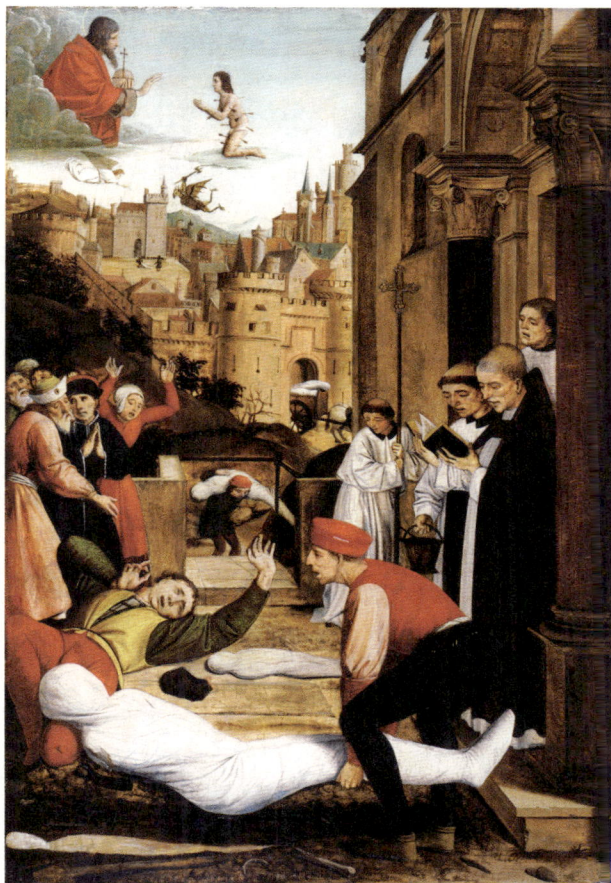

画作描绘塞巴斯蒂安干预鼠疫的暴发

288年捕获了他，并将他押送广场，用乱箭射杀他致死。开始，人们都不知道塞巴斯蒂安的尸体被扔往何处，后来，一位信基督教的妇女找到了它，将它葬入一个地下墓窖。大约400年后，683年，黑死病又再次流行。这时，有一位罗马的市民向教皇圣阿加托禀报，说他做了一个梦，梦境显示，需得将塞巴斯蒂安的遗体迁进城内，黑死病方能绝迹。神学家解释，平息黑死病与塞巴斯蒂安的关系是在于，面对万箭齐发，塞巴斯蒂安毫无惧色，表现出坦然赴死的态度；他的自愿受箭，意味着他有如基督最忠诚的使徒，甘愿为信徒承受苦难，因而可以使人们免受

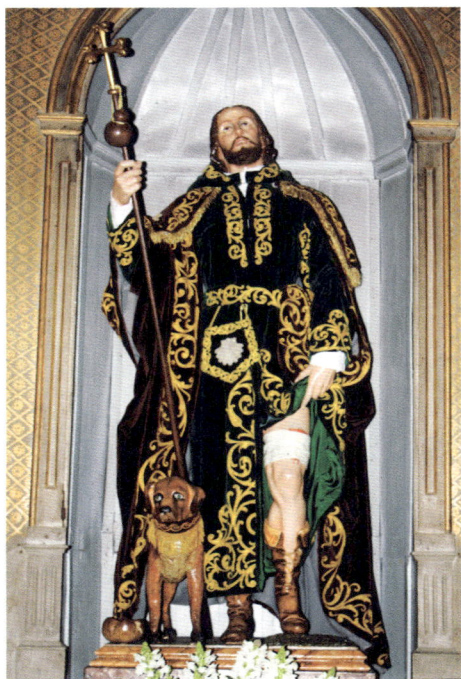

圣·罗奇像

当时最深重的黑死病的苦难。于是，塞巴斯蒂安渐渐被教会奉为圣人，对他的称呼也冠以"圣"字。后来，对圣·塞巴斯蒂安的迷信还演变成为一段神话，甚至把他看成好像不是来自现实，而是神话中的人物。

圣·罗奇（Saint Roch，约1295—1327）生于法国南方蒙彼利埃的一个贵族家庭，不到二十岁，父母就去世了，留给他一笔巨额财富，他却全部舍施给了穷人。一次，他去罗马朝圣，发现那里正在流行黑死病，便待了下来，照料患者达三年之久。随后，罗奇又去一个个暴发黑死病的城市。最后在意大利北部的皮亚琴察，他自己也染上了黑死病。但他不愿医治，他逃出医院，孤身一人去郊外等待死亡，只有他那只忠实的狗始终陪伴着他，每天上镇里去给他带来食物，据说还有一位天使替他包扎肿疮。罗奇病愈后回到蒙彼利埃时，被当作一名奸细投进了监狱，在地牢里关了五年。当时，人们始终都不知道他的身份，直到病逝，才从他的身旁找到一张留言，上面写有他的名字和他的祝福："所有罹患黑死病而经由上帝的奴仆圣·罗奇颂祝与代祷、祈求帮助的人，均将病愈安康。"圣·罗奇死后，在蒙彼利埃受到很大的崇敬。1414年黑死病暴发，市民对他举行了一场非常隆重的祭仪，这影响到以后几百年里祭仪圣·罗奇成为一个传统。

许多世纪以来，圣·塞巴斯蒂安和圣·罗奇两位圣者的形象就成为艺术家们敬爱的宗教主题，圣·塞巴斯蒂安被画成万箭穿身，圣·罗奇则带着他的忠实的狗，并画上他那黑死病人所特有的腹股沟淋巴结炎。

表现这两位圣者的作品，特别是前者，据艺术史家说，没有一个世界著名的美术陈列馆或珍藏馆不收藏一两幅的。英国诗人和剧作家奥斯卡·王尔德一次在意大利热那亚看了一幅圣·塞巴斯蒂安的画像后这样描述这位圣者：

> 他是一个可爱的皮肤黝黑的少年，长着成簇的卷发和红润的嘴唇，被邪恶的敌人绑在树上；尽管身中数箭，他仍抬起他的眼睛，用圣洁、热切的目光，凝视着正向他敞开的天国的永恒之美。

随着时间的流逝，两位圣者的事迹越来越为人们所崇敬。威尼斯是经常流行黑死病的地方，出于一种虔诚的信念，1485 年，威尼斯人把圣·罗奇的遗体从蒙彼利埃偷盗了出来，奉于特地在那里建造起来接受这一圣体的圣·罗科教堂，以祈愿它成为全城防治黑死病的保护神。

但是在恐惧的背后，有些具有唯物思想的人从仔细的观察中，渐渐发现事物之间的真正联系，排除了先验的幻想的联系，从而也就排除了迷信，产生出科学的萌芽。例如，佩鲁贾的艮梯利·达·福利格诺是 13 世纪意大利最著名的内科医生之一，他自己后来虽然死于黑死病，但在他著名的著作《与瘟疫和解》中就强调，黑死病是由有毒害的大气引起的，必须用大火来净化周围的空气。还有 17 世纪德国的阿塔纳修斯·基歇尔（Athanasius Kircher），一位博学多才的耶稣会教士，写了

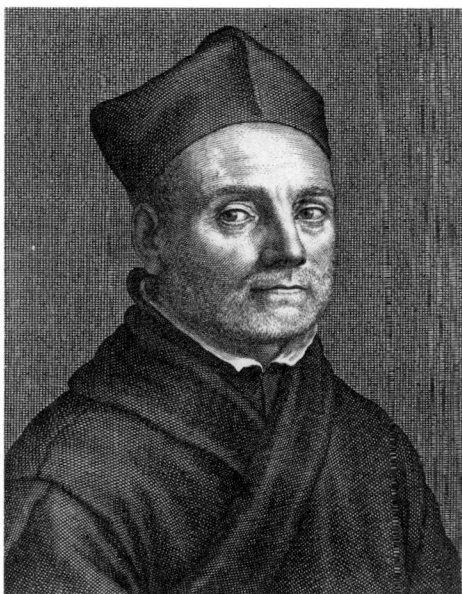

17 世纪的德国学者基歇尔

大约四十四卷著作和二千多篇手稿和信件。在他 1648 年于罗马出版的一部著作中，他已经表示，"相信醋和牛奶里充满许多数不清的小虫。"1656 年，罗马流行严重的黑死病，两年后，基歇尔出版了一本书——《对所谓黑死病的传染性瘟疫之物理医学的探究》。在书中，他说道，所有腐烂了的东西，都充满了虫卵，这些虫卵，凭肉眼是看不见的，但在显微镜底下能看清。他认为，就是这些很小的"小虫"引起食物腐败，也是这些"小虫"引发了黑死病，因为他在死于此病的病人身上亲眼见到过这种"小虫"。基歇尔的这一看法，被认为大概是在显微镜研究传染疾病的"病菌"之前最早的一份清晰陈述。稍后，在 18 世纪 30 年代，中国的师道南在鼠疫猖獗的云南写了《死鼠行》一诗："东死鼠，西死鼠，人见死鼠如见虎，鼠死不几日，人死如坼堵，……三人行未十来步，忽死二人横截路，……人死满地人烟倒，人骨渐被风吹老。"不但记录了当时鼠疫的严重流行情况，还提出了这种瘟疫与死鼠之间的关系。所以这些猜测或推断的可贵之处是在于它具有唯物主义因素，没有把黑死病的出现归之于"神"或"恶魔"的作用，并据此而认识到，人类对此病不是绝对无能为力，只要采取隔离、消毒、检疫等措施，是有可能防止疾病传染和流行的。当然，这些都只是科学的开始，由于被怀疑的致病对象很多，就很难查明导致黑死病的真正的元凶。

要真正揭示出鼠疫的病原学，必须要在细菌学发展到相应的阶段才有可能，即是要等到文艺复兴之后，伟大的波兰天文学家哥白尼把地球从宇宙中心的高傲地位推下来，英国数学家伊萨克·牛顿把天体现象收服到日常习见的机械定律管制之下，开始科学时期；特别要在法国生物学家路易·巴斯德证实，每一个所谓"自然发生"的例子都不是事实，某些疾病的流行是由于特种微生物和细菌的存在或传播所造成的之后，才有可能。

黑死病从迷信到科学这最后一步，是日本细菌学家北里柴三郎和生于瑞士的细菌学家耶尔森共同跨出的。

1894 年，最后一次世界性的黑死病在中国的南方暴发了，不到几个星期，广东省的一个城市就死了六万人。随后，云南，还有广东对岸

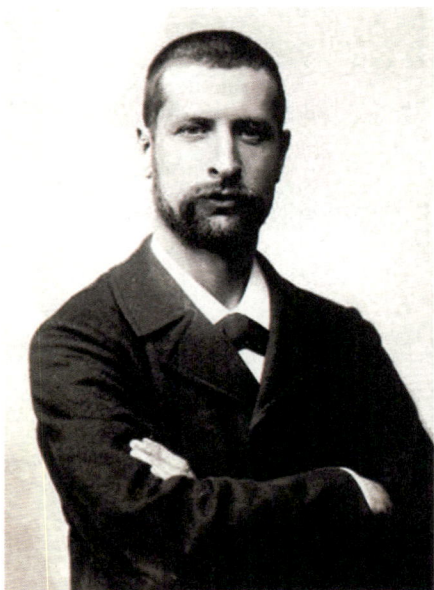
法国医生耶尔森

的香港也流行起来了。香港与广东和越南某些地区有频繁的贸易、交通来往，这使殖民者法国当局非常担心，怕整个印度支那都可能会受到这种流行病的袭击。于是他们就命令在越南芽庄工作的阿历克山得拉·埃米尔·简·耶尔森（1863—1943）去香港研究黑死病的性质、传播状况和制止办法。与此同时，以北里柴三郎（1852—1931）为首的日本研究组也来这里做这方面的研究。

当耶尔森于这年的 6 月 15 日到达香港时，这里已经有三百多人因黑死病而死了。医院里挤满了人，于是只好尽快搭起临时性的建筑来工作。耶尔森发现，这一疾病的一切症状和全部特征，都跟以往几个世纪以来从欧洲到东方的多次大流行的，例如 1720 年著名的马赛大流行时的这种古老的黑死病的种种特征相同：起病急骤，潜伏期四天至六天，突然高热、昏迷；第一天通常就出现淋巴结炎，75%病例是在腹股沟部，10%的病例则在腋窝部，偶尔也见于颈部或其他部位。随后，淋巴结迅速肿成鸡蛋大小的一个个。很快，约四十八小时后，病人就会死亡，死亡率在医院里大约占95%；如果挨过五六天，则预后较好。耶尔森还特别注意到："在这些被感染的城市里，发现地上有许多死老鼠。"他又援引孟策的法国领事罗歇先生的话，说他"曾指出，这场灾难起于在人遭到袭击之前，老鼠、水牛和猪都严重受染"。这使耶尔森相信："黑死病正是这么一种疾病，很可能老鼠就是其传播的主要带菌者。"

自然，这仍然是一种猜测，还需要获得细菌学的证据。于是，耶尔森对患黑死病病人的血液和腹股沟淋巴结髓做了显微镜检查。在发表于当年《巴斯德研究所年鉴》上的论文中，耶尔森曾这样描述：

199

腹股沟淋巴结髓总是含有大量又短又粗的杆菌，……有时候，杆菌好像被一个荚膜包住。在病人的腹股沟和淋巴结中，能够找到大量的这种杆菌。杆菌也常见于血液中，但不如腹股沟和淋巴结上的多，而且也只是十分严重、十分急骤的病例才有。

耶尔森对这种杆菌进行培养，然后接种到老鼠和豚鼠的体内。结果，老鼠在一天到三天、豚鼠在两天到五天就死了；尸检时发现它们的淋巴结、脾脏和血液中有大量的这种杆菌。在多次重复这种实验之后，耶尔森还通过进一步的解剖证明："在房内和街上找到的死老鼠，它们的各个器官内几乎都是潜伏有大量的这种微生物。"耶尔森又将健康的老鼠和接种过的老鼠同关在一只笼子里，结果，"接种的先都死了，没有几天，其余的也都受鼠疫杆菌的侵犯而死"。在耶尔森以后，愈来愈多的研究也证明，引发黑死病的就是鼠疫杆菌，老鼠就是它的主要传染源。

耶尔森是根据十五例患鼠疫而死的尸体检查和二十五位鼠疫病人的检查材料，于 1894 年 7 月 30 日做上述报道的。北里柴三郎比他稍早几天，于 1894 年 6 月 14 日，也在香港报道了他的发现，随后经过一系列的实验，于 7 月 7 日报告说，他所分离的微生物就是鼠疫致病菌。两人报告虽然时间有先后，但学术界公认他们都属各自独立的发现。

北里柴三郎和耶尔森进行研究的那几年，在黑死病的问题上，有些情况比较清楚了。例如，认识到，这种流行病很少在人与人之间传播，也不容易通过饮食而染病，而且此病一般都是在鼠类中发生之后再在人类中间发生，却极少发生于别的动物中间。这些流行病学上的事实很自然使人产生此病与老鼠有关的推论。接着，许多医学家根据自己的经验，有的鼓吹跳蚤、老鼠是给人传播鼠疫的中间媒介，有的则从死于肺鼠疫的老鼠身上找来跳蚤，再从跳蚤体内找到鼠疫杆菌。大量的事实都集中到有利于鼠蚤是人类鼠疫的起源这一点上。最后又经许多科学家和印度防治鼠疫委员会等的多方实验，证明了老鼠确是鼠疫即古老的流行病"黑死病"的传染源，使传统的认识摆脱了迷信，升华到了科学的境地。

近百年来，尽管大规模的鼠疫没有再暴发过了，只在局部地区偶有发生。但是鼠疫的恐怖的阴影仍然没有在人们的心里消除。获1957年诺贝尔文学奖的法国小说家阿尔贝·加缪在他写于1947年的著名哲理小说《鼠疫》中，面对现实中的鼠疫，脑际浮现出一幕幕历史旧景：

> 雅典受鼠疫袭击时连鸟儿都飞得无影无踪；中国受灾时城市里尽是默不作声的垂死的病人；马赛的苦役犯把血淋淋的尸体堆入洞穴里；普罗旺斯省为了阻挡鼠疫的狂飙而筑起了高墙；雅法城里丑恶的乞丐；君士坦丁堡的医院里，硬泥地上潮湿而腐烂的床铺；用钩子把病人拖出来的景象；黑死病猖獗时到处都是戴口罩的医生，就像过着狂欢节一样；米兰墓地里成堆的尚未断气的人；惊恐的伦敦城里一车车的死尸；以及日日夜夜，四处不停地传来的呼号声……（顾方济等译文）

在小说结尾，作家还预告："鼠疫杆菌永远不死不灭……也许有朝一日，人们又遭厄运……"从全本小说看，加缪是以寓言、象征的形式，刻画受法西斯专制统治的人民，处在像10世纪鼠疫流行期间那样的恐怖时代中，表现了作为存在主义者的加缪对于世界和存在所产生的恐怖感和孤独感。在这里，阿尔贝·加缪是把对黑死病的迷信到科学，提到了存在主义的哲学高度来加以认识的。

鼠疫（二）：反犹行动的新借口

　　基督教所信奉的救世主基督，据《圣经》记载，是上帝的独生子，原来也是犹太教的信徒，但后来他不再按照犹太教的传统讲道，并修正摩西戒律，甚至抨击犹太教的当权者，因此遭到犹太教上层分子的嫉恨。一年，在逾越节的前夕，他骑驴进入圣城耶路撒冷，并洁净了圣殿，然后宣读福音，一切都遵照古代先知预言过的方式。但是由于被门徒之一的加略人犹大所出卖，终于被犹太教大祭司的差役拘捕，先是以"谋叛罗马"的罪名被送交罗马驻犹太的总督本丢·彼拉多，最后在审

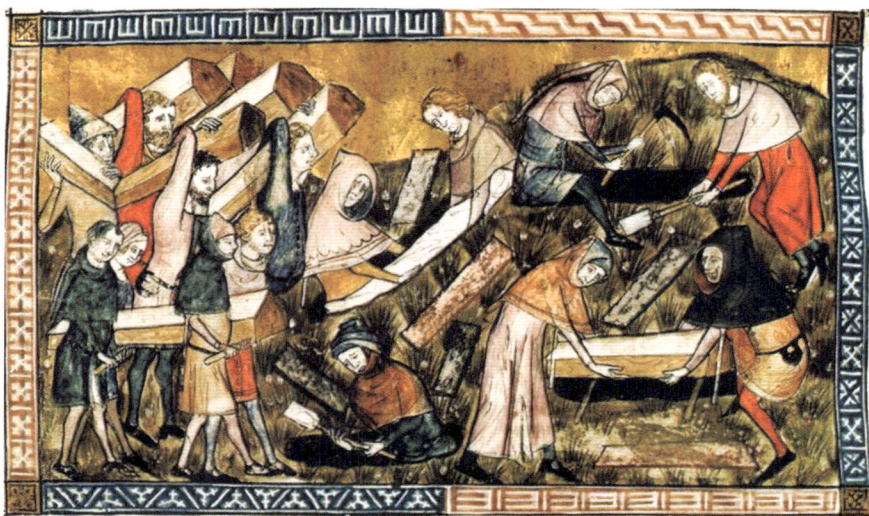

图尔奈市民掩埋鼠疫受害者

讯中，以"犹太人的王"之罪被判极刑，钉死在十字架上。

有关耶稣基督这一事件的经过，《圣经·新约》不但写道，犹太人曾拿石头要打他，在押解的途中，一名犹太差役还"用手掌打"他；而且一再强调，说彼拉多曾一次次声言，对于耶稣，他实在"查不出他有什么罪"，仅是由于犹太人总要坚持，说"我们有律法，按那律法，他是该死的，因他以自己为上帝的儿子"；《新约》还特别写道："彼拉多想要释放耶稣，无奈犹太人喊着说，你若释放这个人，就不是该撒的忠臣"，并不断喊叫，"除掉他，钉他在十字架上。……于是，彼拉多将耶稣交给他们去钉十字架"……把耶稣的死说成完全是由于犹太人的坚持才造成的，彼拉多则是被迫才不得不这样做。除此之外，《新约·启示录》又记载，耶稣曾对他最信赖的使徒之一约翰说："……那些自称是犹太人……其实他们不是犹太人，乃是撒旦一伙的人。"

《新约》中的这些记述意在告诉读者，犹太人不仅是一手致死主耶稣的罪魁祸首，还是与魔鬼撒旦订立联盟的民族。

其实，犹太人在公元前120年至公元前100年间用希伯来文写成的"旧约"《圣经》，与基督教后来添加上去的"新约"《圣经》，内容不完全相同，有的还是很不相同的。对犹太人的这些描述，实际上都是基督教和犹太教两个教派之间发生争执、形成偏见之后所产生的。但是，《圣经》作为基督教的经典，是人类历史上最有影响的书之一，《圣经》里所有的记载和论述，在很多读者，尤其是基督教徒看来，坚信都是曾经

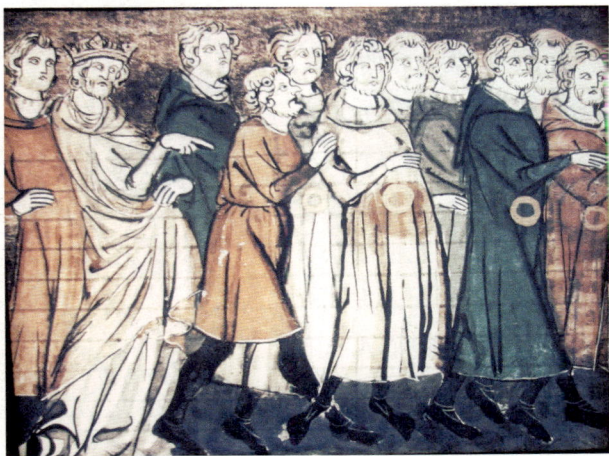

一册法国编年史中的一幅微缩画，描绘1182年犹太人被驱逐出法国的情景

出现过的历史事实，或者是必须严加恪守的宗教规范。因此，根据《圣经》，主要是它的《新约》，犹太人是"反基督者"或"敌基督者"，犹太人与魔鬼有联盟这种观念，在基督教世界就普遍深入人心，被认为是牢不可破的真理了。影响所至，千百年来，几乎整个西方社会都对犹太人抱着无比仇视的态度。基于这种仇视和敌对的心理和情绪，在以后的年代里，任何政治、经济、军事、宗教上的大事小事，都可以成为排犹、反犹的借口，甚至在没有任何借口的情况下，也会制造借口，掀起一次次驱逐和杀害犹太人的事件。

早在公元前597年，巴比伦王尼布甲尼撒二世就举兵征服犹太王国，摧毁它的都城耶路撒冷，将国王约雅斤掳到巴比伦，大批的犹太人同时沦为"巴比伦的囚徒"。公元前167年，叙利亚塞琉西王国的国王安条克四世为了建立和发展希腊式的城市，加强自己的王国，看不惯犹太人一切与他理想中的模式不一致的宗教信仰和风俗习惯，就强行占领了犹太人重建起来的耶路撒冷，迫使该城实行希腊化：禁止犹太人崇拜犹太人自己的上帝赫雅维，违者以死论处；还下令在犹太教的圣殿中建立希腊主神宙斯的祭坛；同时下令废止所有犹太教的节日，禁止犹太人行割礼，焚烧犹太人的圣书。遭到犹太人的反击后，叙利亚塞琉西国王安条克七世于公元前138年向犹太人发出最后通牒，逼迫他们承认他的霸主地位，被犹太人拒绝后，他便亲自兴兵讨伐，拆毁了耶路撒冷的城墙，将城主贬为祭司长。公元

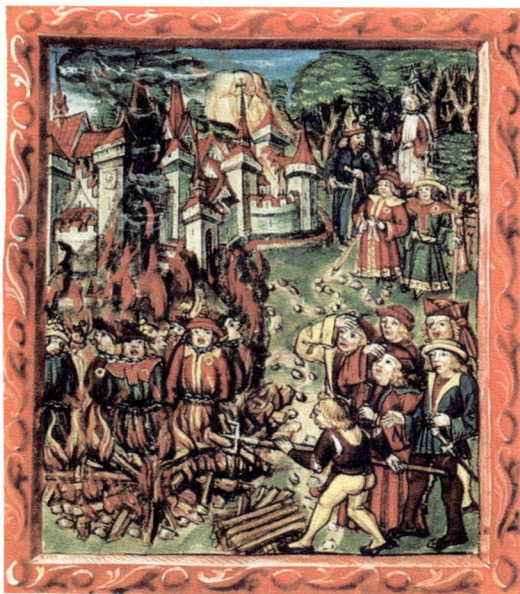

被焚烧的犹太人：犹太人在中世纪必须佩戴标志为犹太人的徽章和帽子

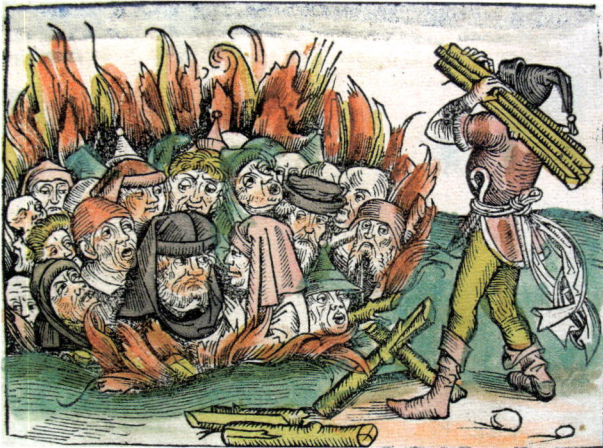
1337年在巴伐利亚德根多夫活活烧死犹太人

十一二世纪，"十字军"发起几次军事远征，在公开宣称他们远征是为了控制圣城耶路撒冷、夺取与耶稣基督尘世生活有联系的地区时，竟然扬言说要讨伐一切与上帝为敌的人，"首先是犹太人，一个在与上帝为敌方面超过任何其他民族的民族"，使千万无辜的犹太人倒在他们的刀剑底下，一座座犹太会堂被焚烧……历史记载，在这样的一类反犹、排犹事件中，不要说别的，就连犹太人不肯与异族通婚、食物与别人不同等一些小事，甚至根本与犹太人毫无牵连的事，也都可以被当成是犹太人的罪过，要以牺牲成千上万犹太人的生命作为代价。其中最具有典型意义的是，把流行病黑死病的暴发也说成是犹太人引起或故意制造出来的。

黑死病，即鼠疫，是人类有史以来最可怕的流行病。历史上曾多次流行，其中14世纪中几年里的流行是最严重的一次，死亡人数超过任何一次著名的瘟疫或战争中的牺牲人数。

这次黑死病的流行，据说最初起自于中国和东亚，于1347年传到了欧洲。那时，钦察人部落联盟的一支军队正在围攻意大利的热那亚，以致使染有此病的士兵把黑死病带进这个城镇；通过这里，传染病又从地中海的港口蔓延向西西里（1347年），随后于1348年传入北非、意大利、西班牙、英国和法国；第二年又传入奥地利、匈牙利、瑞士、德国和荷兰、比利时、卢森堡等低地国家；再一年后，又传到斯堪的那维亚和波罗的海国家。在此以后，1361年至1363年、1369年至1371年、1374年至1375年和1390年至1400年，还在一次次地反复出现，流行各地。

　　科学研究已经证实，鼠疫，也就是黑死病是由耶尔森氏菌经由老鼠或其他啮鼠动物身上的跳蚤而造成传播效果的一种烈性传染病。因此，适当的卫生措施，如消灭蚤类及这些疫源动物，隔离患者、彻底消毒、焚烧病人用过之后可能传染耶尔森氏菌的衣服、病床和其他物件，根除传染源，会有助于扑灭疫情。

　　犹太人很早就知道，直接接触病人的衣物、用具，可能传染疾病。古代的犹太人曾编纂了一系列有关个人卫生和环境卫生的法规，这些法规强调必须隔离、烫洗、焚烧病人应用过的衣物，擦洗、烟熏他们生活过的住房；还严格要求，接触过人或动物的尸体或他们的脓液，都得对自己的身体及身上的东西进行彻底的清洗，否则不得进入帐篷。"旧约"《圣经》有多处写到犹太人注意对癣疥、热病、痨病、疟疾、麻风等传染性疾病的防治。中世纪的犹太人非常尊重并继承了古代犹太人的这一传统，对传染病同样也有类似的严格规定。从《圣经》可以看出，古代的犹太人甚至对老鼠在传染疾病中会起不良作用，也已经有一定的认识。例如《圣经·旧约·撒母耳记》写道，说有一次，与以色列人为敌的非利士人将藏有上帝教义的约柜盗走，然后把它抬到非利士人的城邦亚实突，搬进非利士人所信的神大衮的神庙，置于大衮神的旁边。因为这种对上帝大不敬的行为，"耶和华的手重重加在亚实突人身上，败坏他们，使他们生痔疮。亚实突和亚实突的四境都是如此"；同时

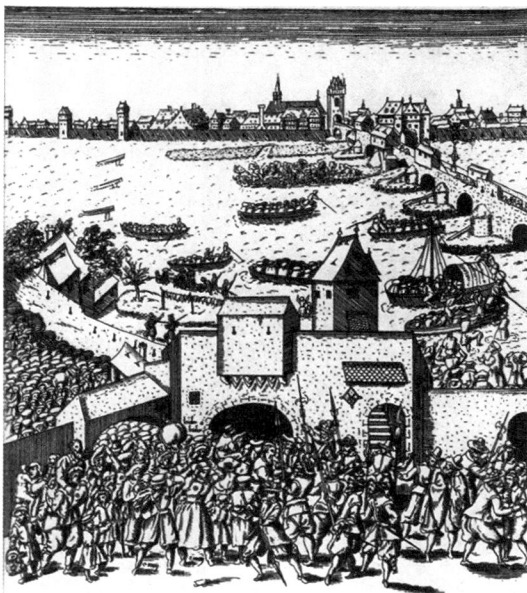

1614 年法兰克福驱逐犹太人的蚀刻画

还使另一些人"因惊慌而死",该城"合城呼号,上达于天"。遭到如此惩罚后,非利士人请示了祭司和占卜者后,立即将以色列神的约柜送回去,并献上象征性的"赔罪的礼物",这"赔罪的礼物"便是象征最初五个非利士城邦的五个金痔疮,还有五只金老鼠……美洲犹太神学院院长路易斯·芬克尔斯坦在谈到这项记载时指出,说在这个故事中可以

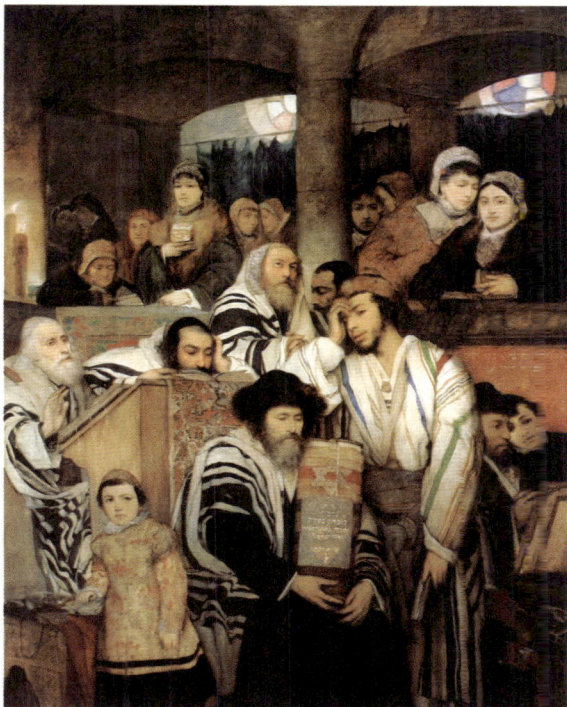

19世纪东欧的犹太人

看到鼠疫是对非利士人"亵渎上帝的惩罚",认为"这是远古时代人们如何把广泛流行的疾病归罪于老鼠的明显而重要的证据"。

　　事实上,在十三四世纪,有一些基督教人士,对疾病包括鼠疫的专染性,也已经具有这种基本的科学认识。例如教皇克莱芒六世的御医盖·德·乔里亚克,被认为是中世纪最伟大的外科医师,只不过在阿维侬,他是以内科医生的身份待在教皇身边的。他虽然像当时大多数有学问的人一样相信天文学,而且观念有相当的局限性,错误地认为黑死病与土星、木星、火星有关,但他对这种流行传染病的描述,不但是医学文献中记述得最精确、最详细的材料之一,更可贵的是,他在他1363年的著作《大外科》中强调指出,对黑死病这样一类流行病,采取隔离的办法,或者远远逃避开,是有作用的。克莱芒六世这位1342年在法国阿维尼翁登基的法兰西籍教皇,算得上是阿维侬的一位具有聪明才

智的统治者。当黑死病 1348 年在阿维侬流行的时候，他接受乔里亚克的意见，亲自下令对患此病而死的人进行尸体检查；并规定其他人也要采取消毒、隔离等措施，如"封闭自己的卧室，连续用大火焚烧，并不让别人进来"。有一位圣芳济修道士，叫米切尔·迪·皮亚扎，是《西西里史》一书的作者，他曾目睹 1347 年 10 月那场发生在西西里的黑死病大瘟疫，并根据自己的观察，猜测这场流行病是来源于 12 艘从君士坦丁堡开往墨西拿的热那亚海船。他写道：

> 每个与病人有过接触的人都遭到了传染。染上的人全身感到严重疼痛，极度虚弱。后来，在股和背上出现扁豆那么大的人们称之为痛的脓包。……正如墨西拿人所了解的，使他们惨遭暴死是由于热那亚的船只，是他们从别的海港和城市，把这种骤然的死亡急急驱赶到这里来的。

所以，只要站在比较公正的立场上看待事物，就一定会认为犹太人这种对传染病的认识，犹太人重视医学、注意卫生的传统，以及犹太人的某些生活习惯，包括由于长期遭受迫害而形成的少跟基督徒接近的癖性等等，对于防治传染病来说，实际上不但没有什么坏处，甚至是应该值得称道的，虽然犹太人的"洁净"观念，的确带有一些宗教色彩，把人的躯体的洁净与道德上的洁净和需要在上帝面前保持的洁净联系起来看待。因此，绝不会顽固地把黑死病的发生和疾病流行的罪责加到犹太人的头上。

但是，偏见是一种非常可怕的痼疾，它只固守传统，即使明知这传统违反事实，违反常识，也要严加遵从。

医学统计学表明，人类患的鼠疫，由于各人肌体的具体情况不同，病情也会不尽相同，轻的仅仅会感到不适，重的则会致命。14 世纪鼠疫大流行时的情形便正是这样。当时欧洲流行鼠疫的地区，死亡率是很不相同的，如米兰公国、弗兰德斯和法国西南的贝阿恩，似乎较易逃脱此病的传播；而另一些地区，像托斯卡纳、阿拉贡、加泰罗尼亚和朗格多克，虽然地段与上述地区相距不远，却遭到猛烈的袭击。最令人感到奇怪的是，许多基督教隐修院，患黑死病的死亡率竟然达到最高点；不少上层人士甚至皇室人员，都未能得免，同样受染并死于这一流行病，连卡斯蒂利亚王国的国王阿方索九世和阿拉贡王国国王彼得四世的皇后埃莉诺都死于此病；英国国王爱德华三世的女儿琼，也在去往与阿方索的儿子成亲的路上染上此病而死。另外，由基督教最大的圣人圣·奥古斯丁建立的坎特伯雷大教堂，一直被认为是一个基督教最神圣的殿堂，也是英国甚至世界最著名的教堂。但是死神仍旧毫不忌讳地先后夺去它的两位著名的高级神职人员，斯特拉特福的约翰大主教和托马斯·布雷德沃丁大主教。还有意大利著名诗人弗兰齐斯科·彼得拉克，不仅失去了他很多天才诗篇的灵感源泉——他的劳拉，还失去他的保护人乔万尼·科隆纳。总之，在黑死病流行时期，整个村庄、整个家庭的人全部死亡、一个不剩都是常有的事。但是相反，犹太人在这次黑死病的大流行中的死亡率则明显要低得多，甚至就是同居一个城镇，犹太人的死亡率也普遍要低于基督徒。

此种现象本应说是正常的、完全可以理解的，但在那个被成批的死亡而吓得惊恐不安的人们心中，更多的是愤激，较少的是理性。他们想得最多的仅是：为什么犹太人死得那么少，基督徒却死得那么多呢？反犹的偏见使他们没有也不会从犹太人重视医学、重视卫生方面来解释这一现象。于是，怀疑产生了，猜测开始了，甚至偏激和嫉妒都出现了。中世纪普遍对科学的愚昧中，掺杂了这种怀疑、猜测和偏激嫉妒，正好给原来对犹太人的仇恨情绪火上加油，成为一场新的反犹行动的借口。于是，渐渐就形成这样一个结论：一定又是犹太人与魔鬼撒旦沆瀣一气，合谋制造出这场导致千百万基督徒死亡的灾难。

最初，当黑死病第一次出现时，人们确信魔鬼是这次瘟疫流行的根源。由于魔鬼是无形的，于是就得找它的替身，认定是魔鬼让他们来为它工作的。历史记载，还在瘟疫大规模流行到欧洲之前，在1321年的法国，一向遭受迫害的麻风病人中，有一个受到指控，说他往一口水井里投毒。在被捕遭到严刑拷打后，这个麻风病人无法申辩，先是把罪责推到一名布列塔尼地区的人身上。由于审讯者不满意他这供词，于是他便转嫁于与他们地位类似的犹太人。现在，黑死病流行时，此事便又被人记起来了。出生于南非的著名以色列学者阿巴·埃班在出版于1968年的《我的民族——犹太史》中这样写到此事：

> 1348年当黑死病在欧洲各地流行时，人们又提出了类似的控告。这次黑死病夺去的犹太人的生命确实比较少。这也许是因为他们的医疗水平高、讲卫生或者是因为他们离群索居。但是中世纪的基督徒对此只有一个解释：犹太人与魔鬼合伙带来了黑死病……

当时的编年史也把这事记载了下来，说是一个有钱有势的犹太人雇用麻风病人，让他往水井里投毒。于是，犹太人被控是魔鬼的替身，并列出种种借口，来确定犹太人要对鼠疫负责，从而掀起一场场反犹的暴力浪潮。制造出来作为罪证的借口无所不有，有的说，犹太人与魔鬼撒旦沆瀣合作，在城市和乡村散布病毒，因而造成黑死病大流行；有的说，犹太人的首领派密使从耶路撒冷运来大量毒药，然后分发给各地的犹太人，或雇用麻风病人，由他们投入井中；有的说，实际上，存在着一个国际性的犹太阴谋集团，是他们有计划地在破坏基督教文明，制造黑死病是他们这项计划的一个组成部分。至于这毒，有的说是能致人于死地的蜥蜴的肉，有的说是蜘蛛、壁虎或蟾蜍身上的毒素，等等。

这次的反犹迫害开始于1348年5月，致使法国南部朗格多克-鲁西永大区奥德省的纳博纳城和省会卡尔卡松两地的犹太人几乎全部被灭绝。以后，随着瘟疫的蔓延，人们反犹的情绪更为高涨了。1348年9月，一批居住在瑞士的犹太人遭到指控，一位犹太拉比在严刑逼供下，承认自己给当地的犹太人分发装有毒药的纸包，指使他们将毒药投入水井、河塘和溪流，去毒死饮用这水的基督徒。这位拉比的口供被广泛宣传，以证明犹太人是黑死病流行的罪魁。结果，他所在的社团，所有七岁以上的犹太人均被判有罪，立即处以死刑。不到七岁的犹太孩子在父母被处决后均被基督徒扶养，并被迫接受基督教的洗礼。与此同时，生活在西班牙的犹太人也被指控暗地派遣使者携带毒药前往欧洲各地投毒。于是在西班牙，多处爆发了屠杀犹太人的行动。随后，瑞士苏黎世的犹太社团也遭指控往水井里投毒，犹太人均遭驱逐，永远不准在苏黎世居住，有些受到嫌疑的犹太人还被送上了火刑柱。同年9月 又有一批犹太人被控在日内瓦周围的小镇下毒，于是该地区的犹太人全被烧死。

事情还并未到此为止，借口犹太人对黑死病负有罪责的迫害，几乎遍及全欧洲。同是1348年，仅从今日德国看，据不完全统计，在巴塞尔，能见到的犹太人全被赶进一座木建筑里活活烧死；在斯特拉斯堡，一万六千名犹太人被杀害，光情人节这一天，就杀了两千人；美因茨地区的犹太人起来反抗，遭到更加残酷的杀戮，有六千人被烧死，死亡总数高达一万二千人。此外，在波兰和德国接壤的地区有一万名犹太人被杀，埃尔富特地区有三千名犹太人遭屠杀；在法国、西班牙、意大利等地，被杀的犹太人超过二万人。天主教内有一个叫鞭笞派的苦行派，经常口唱圣诗、高举十字架，在乡间结队游行，并以皮鞭自笞直至流血，以此赎罪，来平息上帝的愤怒。这些人在基督教徒中有一定的影响力。由于一批鞭笞派的煽动，鼓吹说犹太人是反基督的，以致使得在法兰克福一地，有四分之一的犹太人被消灭。这样，从1348年到1351年底的三年里，共发生过三百五十次反犹大屠杀，六十个犹太人的大社团、一百五十个小社团被焚烧成为平地，数万犹太人死亡。其他遭驱逐、财产被没收的事更是无法计算。这种迫害犹太人的行动一直继续，直到黑死病因气候严寒等原因自行熄灭，才渐渐平息下去。

以这类莫须有的罪名来指控和迫害犹太人，实在是非常荒唐的，连基督教的教皇都觉得没有道理。克雷芒六世曾派遣十字军海军出征去攻打士麦拿，说明他的立场并不是一贯同情犹太人的。但是1348—1350年黑死病流行期间，他手下的人员四分之一死于阿维尼翁，而犹太人也同样不免一死，虽然要比基督徒少。这使他清醒地认识到，这灾害不可能是犹太人的罪责。于是，他在发表的宣言中公正地说：

由于这场瘟疫流行于各地，它折磨了并继续折磨着犹太和其他许多民族，因此，认为犹太人造成了这场罪恶的说法是毫无根据的。

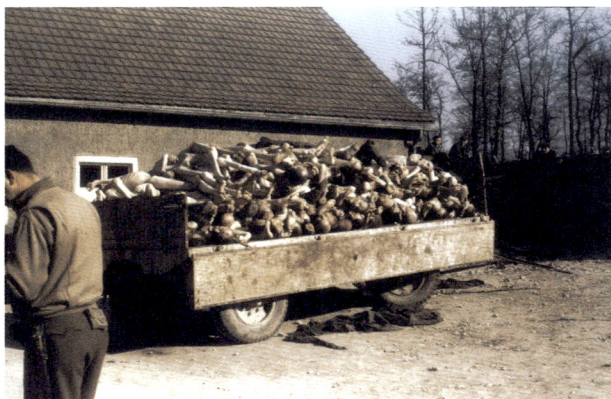

1945年，在刚刚获得解放的布痕瓦尔德集中营的火葬场外，一辆车上堆满了犹太人的尸体

但是，基督徒对犹太人的仇恨是历史性的、传统性的、根深蒂固的，这是由一种强大思潮引起的群众性的行动，因此，任何少数人的意志，都根本不可能扭转这个潮流，即使克雷芒六世身为一位教皇，对此也无能为力。14世纪的反犹既是历史上反犹行动的继续，也为以后莫须有的反犹开了先河。在此以后，社会上不论发生什么事，战争、饥荒、派别斗争、基督徒失踪等等，犹太人都可以成为替罪羊，一切都可以作为反犹、排犹的莫须有"理由"或借口。例如19世纪60—70年代德法两国发生冲突时，双方都指责犹太人勾结对方，妄图联合来打垮自己。

著名的犹太学家哈依姆·贝尔蒙特在他的学术著作《犹太人》中写到黑死病时代的苦难时叹道：那个时期，"在许多城镇，没有死于黑死病的犹太人，却死在他们异族邻居的刀口之下"。这真是人类文明史上的一次令人羞愧的悲剧。历史上，从公元前到20世纪希特勒德国的疯狂反犹达到顶点，这样的悲剧一直没有停止过，黑死病时期只不过是其中的一个插曲而已。

天花（一）：痘苗的环球之旅

联合国世界卫生组织经过两年的调查，于 1979 年 4 月 26 日在非洲肯尼亚的首都内罗毕宣布，全世界已经消灭了天花。据此，隶属于该组织的"证实天花消灭证书全球委员会"提议，各国边境可以取消检查"预防天花接种证书"了。在这值得庆贺的日子里，人们不由想起人类战胜天花的历史。这是一段相当严峻的人类与天花病毒的斗争史，也是一段非常有趣的东西文化交流史。

天花可能是最古老的疾病之一。据信，在有历史记载之前，天花就已经在人类中间流行。科学家们从公元前 1160 年的木乃伊身上发现有类似天花的疤痕。最典型的是公元前 1100 年左右埃及法老拉美西斯五世（前 1160—前 1156 年在位）的木乃伊脸上的疤，研究古代病理学的专家们就认为是天花的疤痕。公元 6 世纪的法兰克历史学家图尔的圣·格雷戈里（538/539—595）主教曾记载，在公元 582 年，发生了一种流行病，患者先是发热，腰

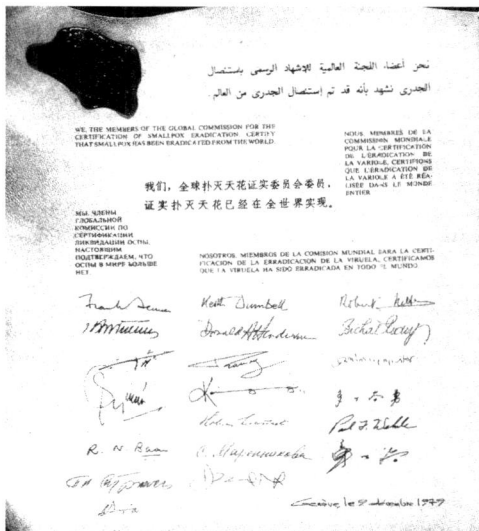

证实已在全世界扑灭天花的正式文件

213

背酸痛，随后长出了疱疹。医学史家们推断，此病也是天花。

天花大约是在公元 1 世纪汉代，大概是由战争俘虏传入中国的，所以也叫"虏疮"。以后，中医典籍又根据它的外形，叫它"斑疮""豆疮""疱疮"等等。在晋代葛洪的《肘后方》中，曾有这样的记载：

> 比岁有天行发斑疮，头面及身，须史周匝，状如火疮，皆戴白浆，随决随生，不及疗，剧者数日必死。疗得瘥后，疮瘢紫黯，弥岁方灭，此恶毒之气也……

这是世界上最早对天花做这样详尽的描述。葛洪接着还提到，据当时一般人所说，此病是在东汉"建武中于南阳击虏所得"。唐天宝十一年即公元 752 年王焘所著的《外台秘要》一书也说道，在唐高宗永徽四年即公元 653 年，"此疮从西域东流于海"；书中还谈到病的传播流行情况。但是长期以来，一直未能找到良好的治疗与预防方法，以至在严重流行期间，连清朝的顺治皇帝都不能得免，二十四岁便死于此病，一般的人就不必说了。

多少年来，多少医家都希望能探索出一种积极预防天花的方法。其中如《本草纲目》里，曾有用水牛虱预防的记载，但由于记述不具体，无法加以推广。直到发明了人痘接种的方法，情况才有了改变。

中国的种痘法，根据清代各种书籍的记载，大约出现于 16 世纪后半叶。俞茂鲲的《痘科金镜赋集解》说"闻种痘法起于明朝隆庆年间"，即公元 1567—1573 年这几年的宁国府太平县，也就是今日安徽的太平县。朱纯嘏根据传说，在《痘疹定论》中叙述说："宋仁宗时，丞相王旦，生子俱苦于痘，后生子素，招集诸医，探问方药，有四川人请见，陈说峨眉有神医，能种痘，百不失一，……神医到京……即于次日种痘，至七日发热，后十一日正痘已结痂矣。"当时所用的痘苗是天花的痂，待阴干后研细，通过银管吹进儿童鼻孔。这样做，危险性很大。后来改用经过多次接种的痘痂，如清末朱弈梁在《种痘心法》中说的："其苗传种愈久，则药力之提拔愈清，人工之选炼愈熟，火毒汰尽，精气独存，所以万全而无害也。"这是指，经过这么一来，毒性已减，接种法的技术也有了完善，接种后就比较安全了。据清初张璐的《医通》所述，这"种痘之说，始自江右，达于齐燕，近则遍行南北"，推广到了全国各地。康熙二十一年即公元1682年，在圣祖皇帝的《庭

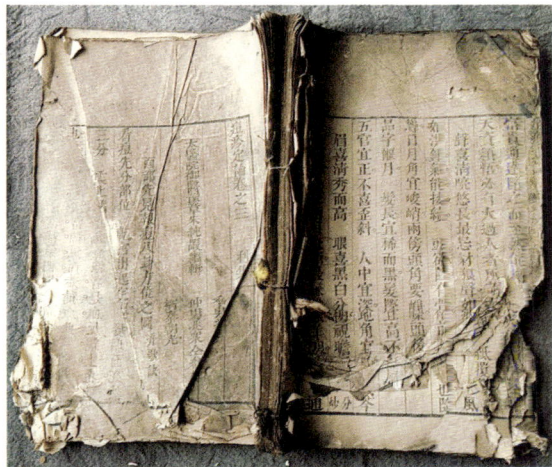

清代朱纯嘏的《痘疹定论》

训格言》中说到，起初，国人都怕种痘，"至朕得种痘方"，"今边外四十九旗，俱命种痘，凡所种者，皆得善愈"。说明当时国内种痘的盛行。不久，这一方法还传到了国外，除了从近路东传日本、朝鲜和东南亚各国外，还经俄国、土耳其远远传到了英国和欧洲。

在经商和战争过程中，俄国政府了解到中国的人痘接种的优越性，便在1689年签订了《中俄尼布楚议界条约》，允许持有护照者过界来往、贸易互市之后，派人来中国。据俞理初的《癸巳存稿》记述："康熙时俄罗斯遣人至中国学痘医。……在京城肆业。""癸巳"是康熙五十二年，即公元1713年。可见俄国在18世纪初就派遣留学生来中国学习种痘了。

在俄国的南部，有一些叫塞加西亚人的山民，就居住在邻近里海的高加索西北、库班河中游，大多在土耳其的阿纳多卢，即今日的吉尔吉斯一带。塞加西亚人生活都很贫苦，他们的女孩子都长得十分俊秀。做父母的往往为了能从她们身上赚到些钱，就把她们雇卖出去，做大领主、波斯王或土耳其宫阙的美女和奴仆。为此，必得设法免使她们可能因染上天花而失去年轻的生命和美貌。于是在她们长到六个月的时候，父母就给她们种痘了。有人曾经亲眼见到一位老妇人，把三根针系在一

215

起，用它在一个天然得过天花的三岁男孩身上刮出一个轻微的伤口，将伤口上酿成的脓汁搽到女孩子的划痕上，然后包上花瓣和羔皮。这在塞加西亚是非常普遍的。医学史家认为，塞加西亚人这种使女孩子免于因染天花而成为麻子的简便方法，便是通过俄国向中国学去经过改进而成的。后来，聪明的土耳其人又很快从他们这里学会并迅速加以推广。在君士坦丁堡，没有哪一位"巴沙"，也就是土耳其总督或其他高级官吏，会在自己的子女断奶前不给他们种痘的。

种痘的方法在英国和欧洲大陆的流传，特别是为英国的爱德华·詹纳（Edward Jenner，1749—1823）所接受并加以改良的这个阶段，在医学史和文化史上是极其重要也极为有趣的。

天花在欧洲的流行已有很长的历史。由于英国的殖民政策，还使这种烈性传染病被带到了北美洲的东海岸。有记载说，1616—1617 年的一次大流行，几乎使马萨诸塞州整个操阿尔冈昆语的印第安部落全部灭绝。天花在英国的流行也一直非常猖獗，使医生们感到束手无策。加德斯登的约翰（1280—1361）是中世纪最著名的英国内科医生之一，面对"最高贵的英格兰皇子"患了天花，他的最高明的技术就是将他安置在一个红房间里，盖上一袭猩红色的被单。确实，天花的死亡率在当时是很高的。以詹纳的时代来说，估计欧洲每十个人中就有一人死于天花。18 世纪初，冰岛一次大流行，死了近百分之四十的人。18 世纪 60 年代，伦敦的人口大约六十五万，十年中死亡的人总数为二十三万四千四百一十二人，其中死于天花的便有二万四千二百三十四

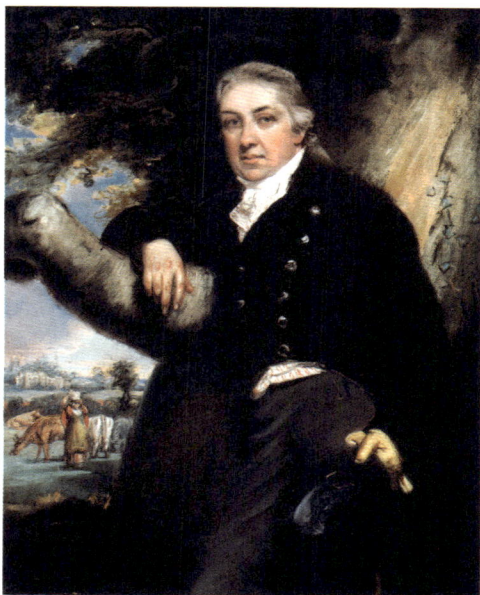

英国医生爱德华·詹纳

216

人，90%都是十岁以下的儿童。染上此病后，极少数的即使幸免于死，脸上也会毫无例外地留下了病的标记——一个个凹陷的疤痕。有历史学家形容说，在18世纪，一个女人，只要面孔没有痘疤，就意味着具有不寻常的美丽。

英国驻土耳其公使的夫人玛丽·沃特利·蒙塔古（Lady Mary Wortley Montagu）对此自然十分了解。但是令她惊异的是，在土耳其，情况却完全不是这样。她亲眼看到，有一些老妇人备有天花脓汁，用一根大针将这脓汁嵌到接种者的静脉，再用这大针头把脓汁嵌到里面去。种这以后，"孩子们白天依然玩耍，……发热后，他们就躺在床上。……他们脸上极少超出二三十颗痘疤……而且几天时间里都跟患病之前一样的好"。

不过人痘的接种毕竟有相当的危险性，例如1796年，一个接种上人痘的儿童使十七人感染上了天花，其中有八人死亡。

爱德华·詹纳医生深感人痘接种的缺点，决心要寻求一种安全预防天花的方法。

十七八世纪在英国，天花在人们中间施虐；奶牛群中，牛痘也很流行。牛痘的病原体牛痘病毒，与属于痘病毒组的天花病毒是"同族"，它使奶牛患上一种轻微的传染病，挤奶女子手指上若有伤口，便可能传染过来。染病后，会出现低烧、不适感和局部淋巴结肿。但很快就痊愈，更没有致命的危险；特别是牛痘极少引起水疱，所以不太会给病人留下麻点；更有趣的是，这些曾经出过牛痘的挤奶女子，未见有再得天花的，即使在天花流行期间也不受感染。詹纳二十岁那年给一位外科医生做学徒时，一次，一个年轻的女子来求医。当时正好流行天花，詹纳顺便问她怕不怕天花。可那女子却大声回答说："我不会得这病，因为我已经出过牛痘。"这件偶然的事给年轻的詹纳留下了深刻的印象，使他永远忘记不了并决意以后有机会去研究一下挤奶女子这话是否可信。几年后，詹纳听人说，有一位饲养家畜的农夫本杰明·杰斯泰于1774年用"打袜针"在他妻子和两个儿子的手臂上划痕，嵌进患牛痘的母牛乳头上的痘浆，来预防接种。这使他想到，也许接种牛痘会是一种安全而有效的防止天花的方法吧。于是在1796年5月14日，詹纳——他

217

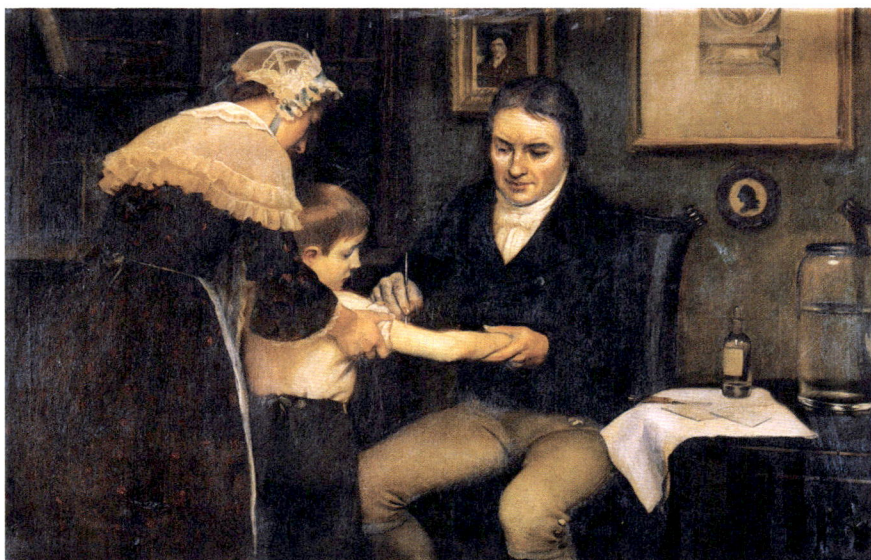

詹纳给菲普斯接种人痘

在两年以后写的论文《天花疫苗因果之调查》中说，"选了一位八岁左右的健康男孩（第十七例，詹姆斯·菲普斯）来接种牛痘。接种物采自一位挤奶女子（第十六例，萨拉·内姆斯）手上的牛痘痘疱"。数天后，孩子病了，他体温增高，出现寒战。但很快，手上原来的溃疡结了痂，不多时，也就脱落了。于是，孩子恢复了健康。"为了确定这男孩是否受天花的传染"，詹纳在 7 月 1 日迈出了最关键的一步：给菲普斯接受天花脓汁。在当时有那么多人剧烈反对种痘，詹纳这样做，不论对孩子的生命，对他自己的理想和信誉，甚至对他自己的生命，都是一次冒险。但经过几个不眠之夜后，詹纳的思想终于获得了胜利，菲普斯成了历史上第一个通过牛痘接种的途径防止了天花感染的人。后来，詹纳又给其他儿童和成人接种牛痘，并以天花脓汁对之挑战，发现都能经受得住天花的袭击。于是，詹纳写了一篇包括二十三例观察报告的论文，于 1797 年提交给伦敦的皇家学会政务会。但是政务会中的那些保守的医学家们对这一新的方法抱着怀疑的态度，退回了他的稿件，"忠告""他应更加谨慎持重"，"以免有损于他已有的声誉"。詹纳深信自己屡经检验的真理，便于 1798 年在伦敦自费出版了这篇论文，题目是《一种见于英国西部、特别是格洛斯特郡、名之为牛痘的疾病，天花疫苗因果之调查》，向同行和公众推荐牛痘。接种的方法是将天花病毒放在小牛体内，待其作用减弱后，再将痘浆注射于人身。

宗教势力竭力诋毁这一伟大的科学成就。教会一方面愚弄说，要想免受天花的惩罚，唯一的就是向天花女神赎罪，同时还谎称那些种了牛痘的人，结果都长了角，脸相也像牛的模样，并且丧失了人的语言能力，只会像小牛似的哞哞叫，甚至展出一个所谓"牛狂症"或"牛面孩"的典型，来"证明"接

詹纳给皇家外科协会的报告手稿

种牛痘的可怕后果。但是在有远见的医生的支持和努力下，牛痘接种法还是迅速获得了推广，并受到国内外一些对新事物感觉敏锐的政治家的欢迎，使此法最终得以流传全世界。

伦敦的教友会医师约翰·科克利·莱特松（John Cookley Lettson, 1744—1815）很快就认识到牛痘的优越性。在詹纳的这本小册子出版不久，他就送了一本给他的美国朋友、哈佛大学教授本杰明·沃特豪斯博士（1854—1846）。读过这本医学史上极其重要的经典著作后，沃特豪斯发表了一篇文章《医界的奇事》，用一切美好的词汇来赞美种痘法。同时他赶忙给莱特松写信，了解种痘的细节，并要求供给牛痘疫苗。莱特松用棉花浸了牛痘脓汁，阴干后置入玻璃瓶内，密封寄给沃特豪斯。沃特豪斯于是在 1800 年用它先后给自己十三个孩子中的七个种了牛痘，除一人外，情况全部与詹纳描述的一样。他 7 月 8 日给他五岁的孩子丹

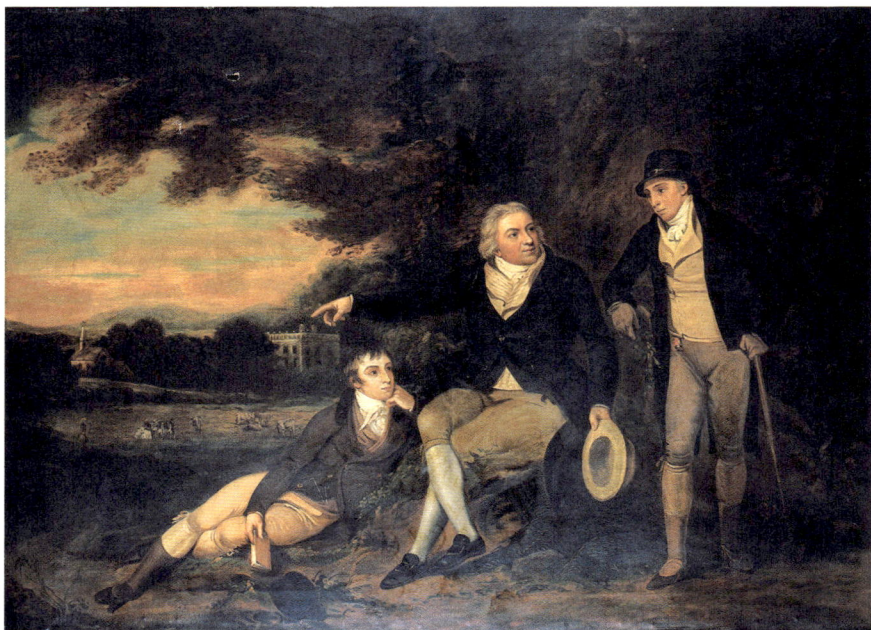

詹纳去一农家了解接种牛痘的情况

尼尔接种牛痘，在美国是第一次。沃特豪斯又将痘苗送给美国总统托马斯·杰斐逊，总统给自己全家成员也都种了牛痘。沃特豪斯终身为推广和宣传牛痘接种，防止和根绝天花而奋斗，使他赢得了"美国的詹纳"的称号。

法国是具有文明、进步和接受新鲜事物的传统的。早在 1773 年，伟大的法国资产阶级启蒙思想家伏尔泰在他著名的《哲学通信》中就赞扬种痘说："我听说一百年来中国人一直就有这种习惯；这是被认为全世界最聪明最讲礼貌的一个民族的伟大先例和榜样。"他十分欣赏蒙塔古夫人和卡罗琳皇妃的精神，说是她们，使得英国千千万万的儿童"得救"并"保持了她们的美貌"。在列举了皇亲百姓死于天花的灾害之后，伏尔泰呼吁说："倘若有哪一位法国大使夫人从君士坦丁堡把这个秘密带回巴黎，一定会给全民族做出永久有益的事情。"

法国贵族德·拉·罗瑟福考尔德-里安考特公爵，大革命时外逃英国避难。在那里，他目睹了牛痘接种的积极效果。1800 年他回到法国后，向人们宣传这一有效的种痘法，使此法在法国开始应用。第二年，1801年2月7日，塞纳县的县长弗罗乔开设了一家济贫院，供接种牛痘之用。1804年，内务部长查普托告示各县，执行拿破仑4

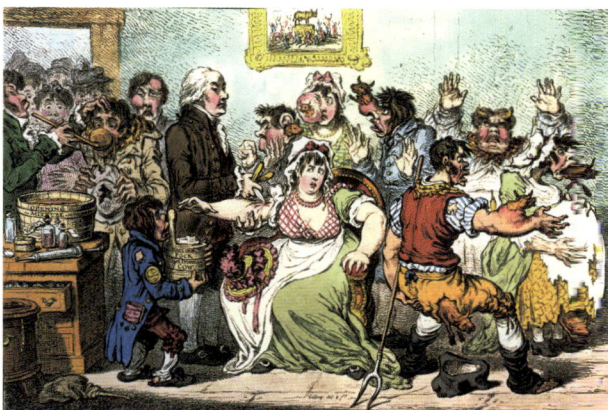

1802年的漫画表现对接种牛痘的争论

月4日有关种痘的命令。1805年，拿破仑皇帝又下谕：所有未曾出过天花的法国士兵，均需接种牛痘；重视科学的拿破仑还突破繁忙的政治生活栏栅，下令铸造牛痘纪念章，来纪念牛痘对他的人民和士兵健康的意义。拿破仑亲自对种痘的重视，吸引了各国医生来巴黎，目睹预防天花的效果。于是，通过这些医生，又把牛痘接种法很快地传向了荷兰的鹿特丹，意大利的热那亚，德国的布劳恩斯魏克、基尔和柏林，还有西班牙的马德里以及瑞典等国。随后，又通过西班牙皇帝查理四世的御医堂·巴尔梅斯，将此法传到了卡内里群岛、安德列斯群岛、墨西哥、危地马拉、南美和菲律宾等地。也就在这个时候，种痘这一先是由中国传出，经过改良为牛痘接种的方法，在世界性的文化交流中转了一个大圈子之后，大约在清朝嘉庆十年（1805），最先通过澳门的葡萄牙商人，又传回到了它的中国故乡。从此之后，虽然偶尔不免还有一些阻力，总的说来，牛痘接种法已能为人们所普遍接受，并有史以来第一次，以政府名义插足于个人健康，先后被各国立法执行，使此法比其他任何的医学发明或公共卫生措施救活更多的人。如今，当人们再也看不到天花病人，只能在世界著名的有条件的实验室里见到保存在那里供研究用的天花病毒时，人们不能不想到，这是一项世界性文化交流所产生的灿烂成果。

天花（二）：关注公益事业

　　1677 年 11 月 4 日，奥伦治亲王威廉二世和英格兰查理之女玛丽的儿子威廉，与他的表妹——约克公爵詹姆斯的女儿玛丽，在伦敦圣詹姆斯宫结婚。这天正是威廉的生日，十五岁的玛丽又是一个那么漂亮的少女，他自然非常愉快。更愉快的是，与宫廷中的其他夫妻相比，他们两人的婚姻算得上是比较美满的。十一年后，他们成为威廉三世和玛丽二世。虽然两人共享王位，但玛丽总是如历史学家说的："满足于热爱和服从他"，"事事笑脸相迎"，"无意追求高于乃至平等于其夫的地位"。可惜好景不长，六年后，1694 年 12 月 28 日，玛丽染上了天花死去，年仅三十三岁。威廉的痛苦是无尽的。在玛丽临死之前，他给一位朋友的信中曾经这样表述过他当时的心情："你可以想象我此刻是一种什么样的心情。我是至死都爱着她的啊。你懂得有一位贤惠的妻子的意义……"

　　身为一位国王，却连他"至死都爱着"的妻子的命都救不了，普通的平民百姓，还有什么可说。天花实在是太可怕了。确实，在那个时代，在欧洲，天花已经成为一种谈之色变的流行传染病。英国的一位著名的历史学家托马斯·巴宾顿·麦考利（1800—1859）就曾这样描述那段时期天花在英国的城市和乡村猖狂施虐的情形："天花总是不时出现，使教堂的墓地里尸体充塞，所有未曾患过此病的人，无时无刻都要提心吊胆。"

　　医学史证明，天花是最酷烈的传染病之一，它使千千万万的人丧失

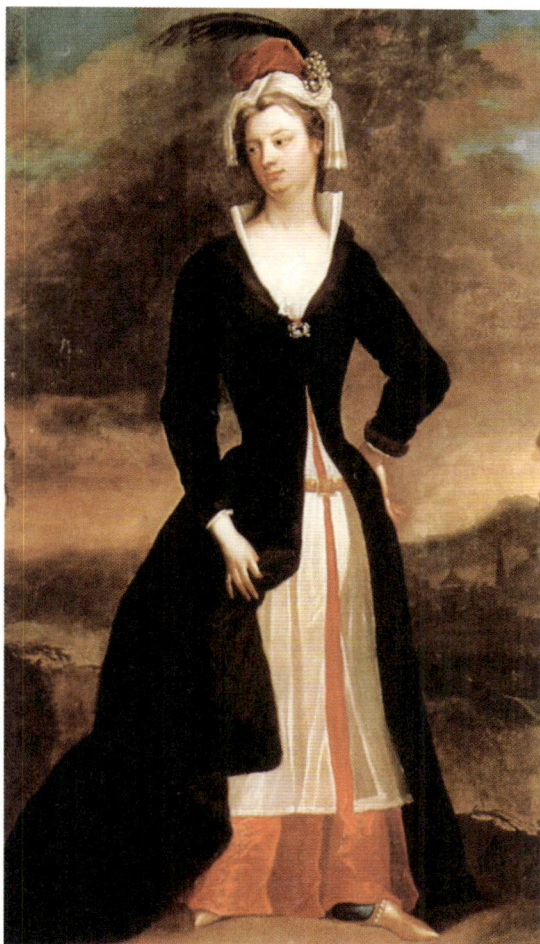

玛丽·蒙塔古夫人

了生命和健康。因此，当得知有一种方法，可以通过接种来防止此病时，自然很快就会引起一些对新事物敏感的人的极大注意。这些人是值得赞颂的：面对习惯势力的排斥、非谤甚至打击，能起来呼吁、实验和应用这一新方法，除了一些医生，还有一些关注公益事业的认识，甚至政治家，他们利用自己的权力和影响，采取有效的措施，为新方法的实施铺平了道路。他们这种重视公众利益的精神，更是令人钦佩。

英国驻土耳其公使的夫人玛丽·沃特利·蒙塔古是一个感觉敏锐的观察家，处在这么一个具有异域情调的国家里，她对一切都感兴趣。她遍访各地，了解土耳其人的风俗，学习她们的语言，甚至深入到下层人的生活中去。由于她的弟弟在1713年二十岁时死于天花，她自己本来是以美貌而闻名的，在两年后也因患天花，脸上留下麻子，眉毛都没有了。这使她特别注意土耳其人通过接种防止天花的办法。去土耳其仅两个星期，1717年4月1日，她就从土耳其西端的阿德里安堡给她在伦敦的女友萨拉·奇斯韦尔（？—1726）写了一封信，描述在那里人痘接种的情况：

223

……天花在咱们中间是如此致命、如此普遍，在此地，由于有他们把它称为接种的发明，完全没有危害性。每年秋天，在酷暑减弱的9月里，都有一伙以做这手术为业的老妇人。她们相互探问有哪家想要接种预防天花……那个带着一只核桃壳里盛有上好天花脓汁的老妇人……用一根大针把你所指地方挑开（让你不会比瘙痒更痛），再用她这大针的针尖把脓汁尽可能多地嵌到里面去；在这之后，用一片空贝壳将小小的创口包扎起来；并以这样的方法划开四五根静脉……孩子和年轻的病人在以后的几天里都在一起玩耍，而且到第八天都健康状况良好。后来开始发热了，他们便让他卧床两天，难得有三天的。他们脸上很少有二三十颗以上的痘疮，它永远不留痕迹，而且在这八天时间里，他们都和患病前一样的好……没有一个因接种而死的例子。你可以相信，我对这一经验的安全性非常满意，所以我打算在我亲爱的小儿子身上进行试验。我是爱国者，尽力要使这一有效的发明在英格兰成为风尚，而且特别要就这件事给我们的一些医生写信，只要我知道，我认为他们中有哪一个怀有良好的德行，为了人类的福祉，放弃一笔如此可观的收益。不过瘟热病对他们太有利了，不击穿他们的种种抱怨，就很难使目的达到。只要我能活着回来，也许我会有勇气跟他们做斗争的。到时候，就赞美你朋友心中的这种英雄气概吧。

蒙塔古夫人果然以她的行动实践了她对自己的英雄气概的期待。

基于她本人的切肤之痛，和如今亲眼目睹的事实，蒙塔古夫人深信土耳其的接种经验及其重大效果。于是，第二年，即1718年3月，她就在伊斯坦布尔使馆，让使馆的外科医生查尔斯·梅特兰为她六岁的儿子爱德华种痘。1721年4月回到英国之后，她还向她的朋友介绍接种的优越性，和这项程序如何使土耳其人，还有她自己的孩子防止了天花

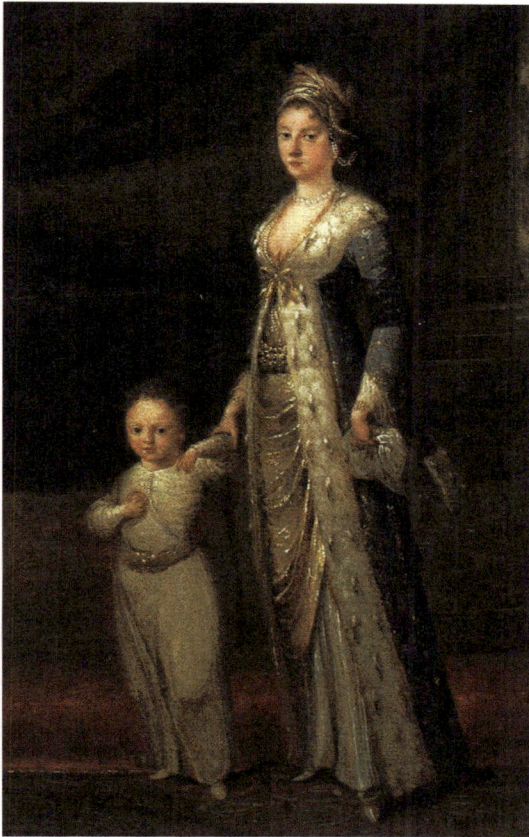

蒙塔古夫人和她的儿子

的严重危害；同时她又再次请梅特兰医生，甚至当着宫廷医生的面，包括国王的御医、皇家协会会长汉斯·斯隆爵士在内，为她三岁的女儿玛丽接种。这是第一次在英国的专业接种。

蒙塔古夫人要让接种在英国"成为风尚"并不容易。因为当时这一新方法有很多反对派，特别是来自宗教方面的势力。牧师们坚持说，接种是违背神圣上帝的意志的。他们宣称，从两个方面可以看出接种是邪恶的想法：一、只有上帝才能让疾病降临人类；二、要让接种来取代比较致命的疾病，这本身就是渎神的做法。反对接种的神职人员中，最有代表性的是埃德蒙·梅西牧师。梅西牧师认为，将疾病降临人类是上帝的旨意，"是考验我们的信念和惩罚我们的罪恶。害怕患病是对人的有幸的约束。如果人人都身体健康，他们可能就不太会正直了"。梅西牧师 1722 年 7 月在伦敦中心霍尔本圣安德鲁大教堂的一次讲道中又说，当撒旦"用肿疮来惩罚约伯的时候"，他就是第一个接种者，可见接种就是"一种恶毒的手术"。

在当时的社会条件下，梅西的言论是会迷惑一些虔诚教徒的。于是，玛丽·蒙塔古夫人去寻求她的好友威尔士皇妃的帮助，要以有力的

225

证据来证明接种的积极作用。

威尔士皇妃卡罗琳具有很高的文化素养。另一方面，她的女儿安妮刚患上疑似天花的病症。"为了保护她的孩子们，也为了公共利益"，汉斯·斯隆回忆说，"她请求对六名被判终身监禁、未曾出过天花的罪犯做接种实验。"于是就找了伦敦纽盖特监狱里的囚犯。这一被认为"皇家的实验"于1721年8月9日进行，斯隆本人和二十六位皇家内科医师协会的医生去实地观察。结果，参加的三男三女六名犯人，除一名以前已经出过天花的外，全部染上了天花，且都全部康复。随后，热心于此法的当时英国第一流的内科医师、对预防医学做出过重大贡献的理查德·米德（1673—1754）又对另一名囚犯——一个十八岁的少女进行了实验，也收到同样的效果。这些犯人全都获得了释放。威尔士皇妃确信这实验的结果，让她自己的两个女儿也于1722年4月17日接受了成功的接种。后来其他人又给七个孤儿也做了这样的实验，还有另外数百名的接种，都获得相当的效果，使舆论总的转向了支持种痘的一方。医学史家评价，是蒙塔古夫人将接种的方法介绍到英国。

种痘是一项关系到广大国民的生命因而直接影响到整个国家的繁荣和昌盛的医学实践。这是每一个国家领导人都不得不考虑的大事。在这方面，一些伟大的政治家显示出了他们可贵的政治远见。

俄国的女皇叶卡捷琳娜二世（Catherine Ⅱ the Great）是一个聪明机智、富有理想的女性，她继承彼得大帝，为使俄国繁荣富强，在位三十四年，普及教育，保护文学，发展科学文化，并开展外交，终于为俄国打开通向欧洲的大门，成为欧洲一个第一流的强国，为俄罗斯民族带来了荣誉。作为一位杰出的政治家，叶卡捷琳娜二世对新事物敏感和求知的好奇心是十分可贵的。她尽管为了依靠农奴主对她政权的支持，加强了非人的农奴制度，但是为了国家的强大，她也重视社会福利，鼓励人口的增长。从这一动机出发，她接受了种痘有利全民健康的思想，并特地于1768年从英国请来了全英国掌握第一流种痘技术的老手托马斯·迪姆斯达尔。女皇首先就让迪姆斯达尔为她自己的一家种了痘。几天之后，证明迪姆斯达尔的接种获得成功。随后，叶卡捷琳娜二世就拨

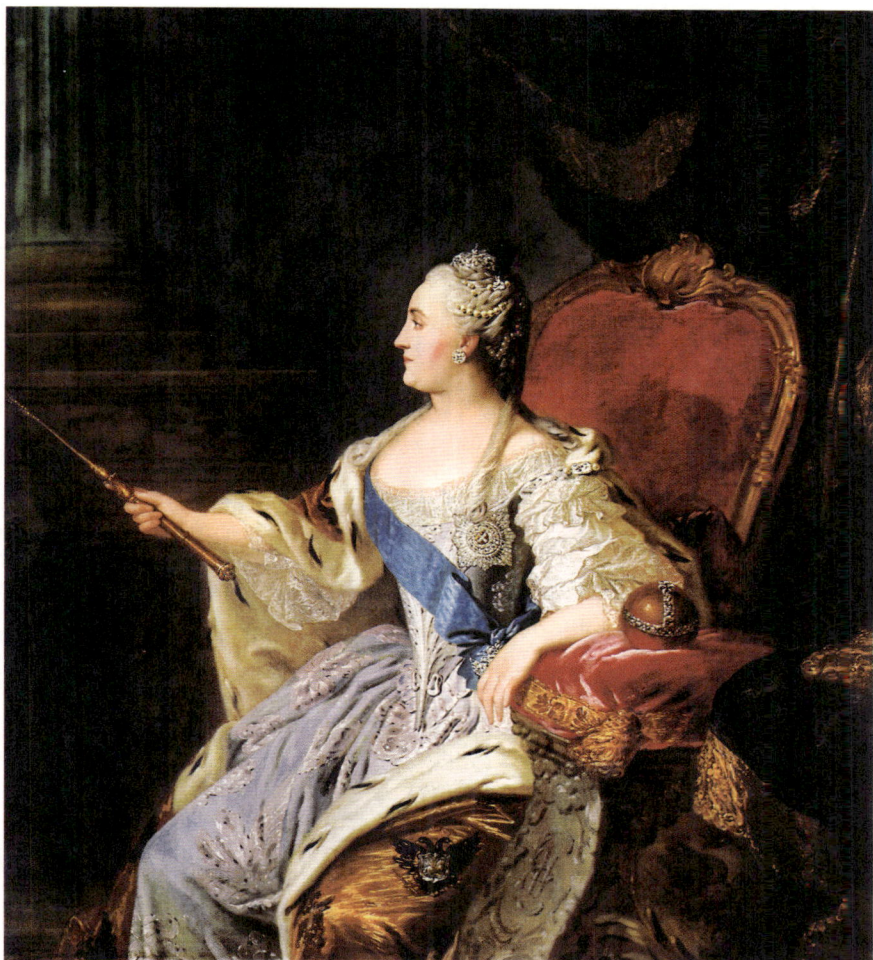

女沙皇叶卡捷琳娜二世

出一笔可以给二百万人接种的专款费用，来推广接种技术。为了表示对这位英国医生的酬劳，女皇赠给他一枚钻石戒指，并晋他为男爵、州议员和陆军少将，又奖励他一万英镑的奖金和五百英镑的年金。

在美国，不仅有一些医学界的先进人士，如马萨诸塞州的医师扎布迪尔·博伊尔斯顿（1676—1766），目光敏锐、最终自学成才的医学家科顿·马瑟（1663—1728），哈佛大学的教授本杰明·沃特豪斯博士（1854—1846）等人对种痘非常热心，在他们的影响下，有几位政治家也十分重视种痘这项社会公益事业。

1721 年，波士顿天花大流行，博伊尔斯顿从自己家庭、他的儿子和两个奴隶开始，成功地给二百多人种痘，虽然受到牧师和其他一些医生的反对，甚至生命都遭到威胁，他仍在极端秘密的境况下进行工作。出身于基督教世家的马瑟受神职，与父亲一起共事。他诚心祈祷、传教，同时也撰写和出版著作，并从事社会服务。马瑟对种痘的贡献是在当他从非洲已经接种人痘的奴隶处了解到种痘的方法之后，便不顾人们的反对，于 1721 年努力在美国推广这一方法，获得相当的成功。沃特豪斯在詹纳的那本小册子出版后不久，得到他的朋友、伦敦的教友会医师约翰·科克利·莱特松送给他的一本，读过这本医学史上极其重要的经典著作之后，沃特豪斯兴奋不已，他立即发表了一篇文章《医界的奇事》，用尽所有美好的词汇，来赞美种痘的方法。与此同时，沃特豪斯还向莱特松请教种痘的细节，要来牛痘疫苗，于 1800 年先后给自己十三个孩子中的七个种了牛痘，获得了成功，以自己的实际行为向公众推荐种痘。

本杰明·富兰克林（Benjamin Franklin，1706—1790）是一位伟大的民主主义者，在 18 世纪，他是仅仅次于开国元首华盛顿的一位著名人物。马瑟的工作和所写的《劝人行善文》，对富兰克林产生过十分重大的影响，他自己在《自传》中就承认，说此文"很可能促成我思想的转变，影响了我一生中的一些重大事情"。作为《独立宣言》的起草人之一，富兰克林从心灵深处竭力维护

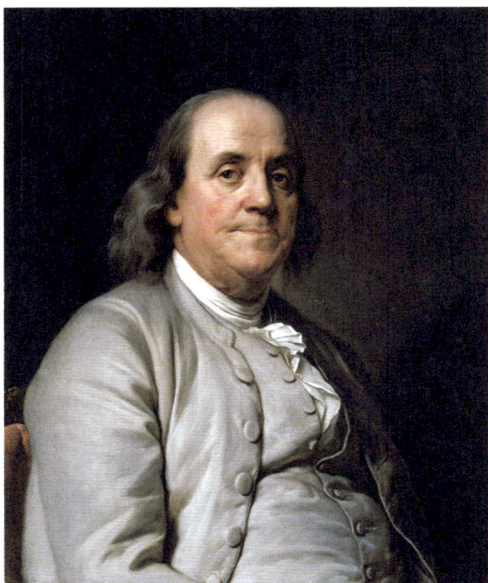

本杰明·富兰克林

《宣言》所弘扬的公民权利，十分热衷公共事业。当富兰克林得知种痘对预防天花的积极作用后，十分支持这一程序。他与英国杰出的医师威廉·赫伯登一起，出版了一本关于种痘的小册子。在这本书中，他根据精确的统计说明，应用了接种法，可以使天花的死亡率从11%降低到1%以下，竭力鼓吹这个方法的优越性。

除富兰克林外，美国另外两位伟大的政治人物对种痘的方法也非常支持。美国第一任总统乔治·华盛顿接受军医主任约翰·摩根的意见，甚至以自己的总统身份，下令对全军将士实行接种；为了这一大规模的种痘工作，美国还特地新建了一些专门医院。这是到当时为止全世界最广泛的一次接种实施。还有第三任总统、《独立宣言》的主要起草人托马斯·杰斐逊，一个坚持人人生来就应拥有各方面权利的政治家。当他的朋友、有"美国的詹纳"之称的沃特豪斯给自己孩子种痘获得成功之后，又将痘苗送给他时，这位总统毫不犹豫地给全家成员都种了牛痘，以实际行动宣传了种痘的方法，在全国产生了非常好的影响。

法国真是一个具有高度文明、力求科学进步又乐于接受新鲜事物的传统的国家，这种传统几乎在每一件事物上都会从正面或反面表现出来。法国最伟大的作家之一、伟大的启蒙思想家伏尔泰的一生，以他的机智嘲讽和批判精神最深刻地体现了法兰西的民族性格。伏尔泰不但早在1773年就在他著名的《哲学通信》中，对接种的方法倍加赞扬，说："我听说一百年来中国人一直就有这种习惯；这是被认为全世界最聪明最讲礼貌的一个民族的伟大先例和榜样。"他甚至为接种的方法热情洋溢地写下了一首富有哲理的诗：

有效的偏见存在/实在非常有害。/必须战胜偏见。/一名老汉，一位果敢的英雄/受益于您灵巧的双手。/过去，在我的国度/年幼时，我敢于谈论/这种接种术。/多亏于您，它被派上了用途。/我们在幻觉中看待它/屈辱地接受了它。/一切都如此诱人/我很难将人们视为错误的这种真实/做出有力的解释。/我从未有幸在我的国度/成为预言家。/有人说，怎么可以接受英国的事实！/难道在向我们发动战争的人那里/就没有任何可取之处？/法国人应该求教/你必须战胜的英国人。/当我们几乎不了解如何战胜他们/会不会羞于模仿他们？/面对所有正视现实的人们/当今的上帝应该让他们想象。/真实无时无处都会放出光彩。/让我们接受这可贵的启示/不必考虑出自谁人之手/是谁把它介绍给人类。/让宇宙天地成为它的祖国。

伏尔泰非常欣赏蒙塔古夫人和卡罗琳皇妃对种痘法的积极态度，他赞扬说，由于全英国都追随了她们的榜样，"从这时候起，至少一万万个家庭的儿童因为国王和玛丽·沃特利·蒙塔古夫人而得救，这些女孩也亏得有国王和玛丽·沃特利·蒙塔古夫人而保持了她们的美貌"。但是，接着，伏尔泰口气一转说，在基督教的欧洲，有一些人，却把接种的英国人说成是疯人，仅仅是如他挪揄说的，"因为他们给他们的孩子种痘，以免孩子出天花；说他们是狂人，因为他们甘心给这些孩子沾染上一种一定要发而且是可怕的疾病，为的是防止一种不一定就发生的疾病"。联想到自己的法国，这位有良心的公民问道：

LETTRES
Ecrites de
LONDRES
SUR LES
ANGLOIS
ET
AUTRES SUJETS.
Par M. D. V***

A BASLE,
MDCCXXXIV.

伏尔泰的《哲学通信》

怎么！难道法国人一点都不爱惜生命吗？难道他们的女人一点都不担心她们的花容玉貌吗？

这位伟大思想家把那些对种痘无动于衷的法国人称作"怪人"。于

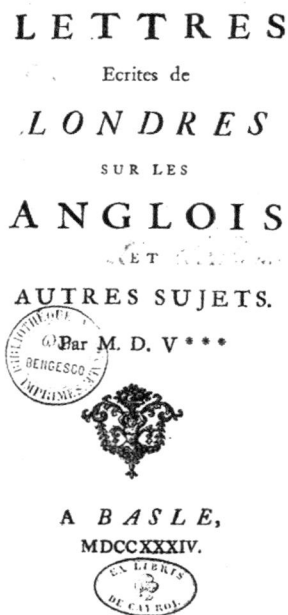

是，在举出了一些因患了天花而死亡的著名法国人的名字之后，他大声疾呼：

倘若有哪一位法国大使夫人从君士坦丁堡把（种痘）这个秘密带回巴黎，一定会给全民族做出永久有益的事情……

倘若我们在法国曾经实行种痘，或许会挽救千千万万人的生命。

伏尔泰是出于对祖国人民的爱，才急急发出这样的呼吁。实际上，具有良好民主传统的法国人对新事物是不麻木，而且是相当敏感的。在逃亡的法国贵族德·拉·罗什福科-里安库公爵1800年向人们宣传种痘的有效作用之后，此法就在法国开始应用。第二年，即1801年的2月7日，塞纳县的县长弗罗舒就开设了一家济贫院，专门供接种牛痘之用。特别是法国皇帝拿破仑，对种痘尤其重视。

1804年5月28日成立帝国前后，在拿破仑的政治生活中是最重要的时期之一，也是这位皇帝最繁忙的时日。但是拿破仑这位具有非常远大的政治眼光的人物，十分重视公众事业和国民健康，因此仍然从他安排得满满的工作日中，亲自对种痘投以关怀的目光。此前，在这年的4月4日，他就让内务部长

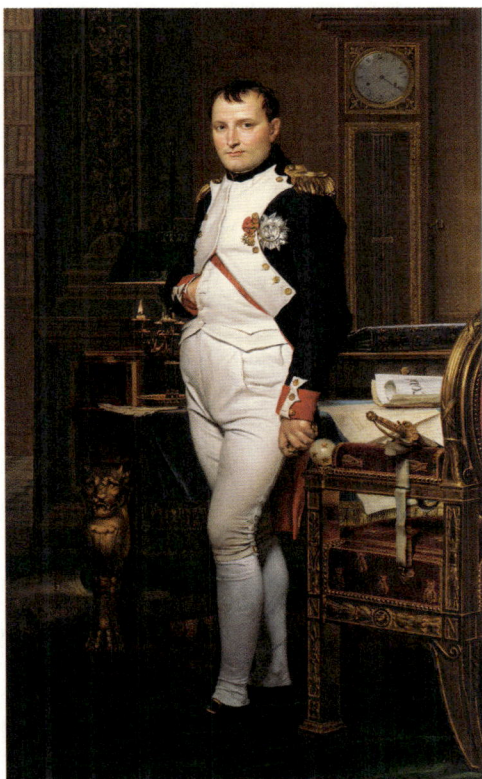

法国皇帝拿破仑

夏普塔告示全国各县执行种痘的指示。1805 年，拿破仑又再次下谕：所有未曾出过天花的法国士兵，均需接种牛痘。拿破仑深深感到牛痘接种与他的人民和士兵健康的密切关系，因而对保障这一健康的牛痘的创始者，也怀有深深的敬意。在 1813 年西欧被封锁的严酷岁月里，詹纳的一位亲戚米尔曼上尉被法军俘虏，囚禁于法国东北的凡尔登。詹纳于这年的 12 月 11 日给拿破仑写去一封信：

　　陛下：

　　　　我的亲戚、供职于大英国王陛下的步兵上尉米尔曼先生，作为凡尔登战役俘虏被拘。我可否恳请陛下赐予伟大的恩惠允他回英国？我成为其幸运发明者的接种及后来受到人类最伟大保护人之一的贵国部长赏识的接种法的实施，对提高贵国人口的作用，绝不下于保护贵国国民的生命。我谦卑地请陛下体恤释放的这个人，由于陛下的赦免，他的得以返家，会被视为来自陛下的终生难忘的荣幸。

陛下

最顺从

最谦卑的

仆人

爱德华·詹纳

贝克莱

格洛斯特郡

1813 年 12 月 11 日

　　詹纳的请求对拿破仑可是一个相当棘手的问题，因为是否释放米尔曼不只是米尔曼一个人的事，它还关系到法国对英国俘虏的政策。但是出于对詹纳的尊重，拿破仑还是同意了。据目睹此一事件的人回忆，当时，拿破仑读着这封信，稍稍犹疑了一下，便大声地说："Ah! C'est Jenner, je ne puis rien refuser a Jenner."（哦！是詹纳，我可不能拒绝詹纳啊。）

1800 年，拿破仑还怀着极其豁达的态度，提出要为詹纳竖立一座纪念像。只是当时正处在对英战争的剧烈岁月，未能立即实行，直到六十多年之后，即 1866 年，才在波罗那建立了起来。拿破仑对种痘的执着，还让他专门下令铸造了一枚牛痘纪念章，来

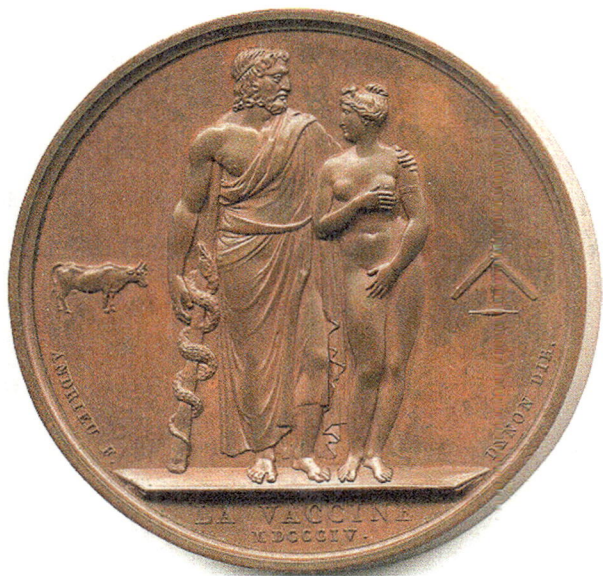

拿破仑奖章

纪念牛痘对他的人民和士兵健康的意义。这枚纪念章一面是拿破仑的肖像，上铸有"empereur et roi"（皇帝兼国王）几个字；另一面是健壮的希腊医神、带着蛇杖的阿斯克勒庇俄斯和戴了防护武器的裸体维纳斯，左边有一头小牛，右边是一根接种的针和一只标有"la vaccine"（疫苗）字样的小玻璃瓶。从纪念章上可以看到铸造此章的年份：MDCC-CIV（罗马数字 1815）。

拿破仑对接种的重视在各国都产生很大的影响。尽管整个 19 世纪，在这个领域中，争执始终没有停止过，但是从总的趋势看，接种已经被广泛接受了。在欧洲大陆，黑森大公爵于 1807 年第一个施行义务种痘的法律。20 年代开始，许多国家都陆续提出类似的法律。尽管牛痘接种的故乡英国政府是属于欧洲最后一个承认詹纳的成果也是最后一个制定强制种痘法律的国家，使历史学家感到颇具讽刺意味。但到了 1800年，英国国王终于召见詹纳，为表彰他的功绩，并于 1801 年铸造了一枚纪念章；1802 年，英国国会还以人民的名义奖励詹纳一万英镑，1807 年又再次奖他二万英镑，1805 年伦敦市还向詹纳颁发荣誉公民

奖状。

　　历史上最大的一项接种措施是在 1967 年。这年，联合国世界卫生组织开展了一项年内在全世界消灭天花的战役，保健工作者分赴人口拥挤的城市贫民窟和边远的农村，携带高质量的干冻疫苗，每小时可接种一千人以上的注射枪和特制的二叉针头，使用方便并可保存疫苗。保健工作者还搜寻天花病人，将他们隔离，并对每一个接触者接种疫苗。像西非和中非十九个国家的一亿一千六百万居民中，有七千多万人接受了牛痘接种。这一战略使广大地区消灭了天花。第二年，1968 年，全世界的天花总数降低到七万人，到 1975 年，全世界只有一万九千二百七十五例，1976 年又降到九百五十三例，到 1977 年 5 月，全世界只发生过一次天花流行：由索马里传入的病毒在埃塞俄比亚只引起四例天花，而 10 月 26 日索马里出现的天花患者，被科学家认为是人类最后的一例。

　　重视社会公益事业，关心全民健康，体现了一个组织、一个政府、一位公仆的良心。

血友病：显赫皇族的遗传悲剧

社会学家相信，在东方的一些国家，特别是在古代，男女两性之间的结合大都属于"依赖婚姻"，而一直具有自由民主传统的西方国家，尤其从近代以来，普遍的则是"自愿婚姻"。不过这个研究结论并不十分精确，因为这个所谓的"自愿"，显然并没有把西方许多皇族之间出于政治利益考虑的通婚包括在内。看一下历史，就不难发现，这类绝非出于本人自愿的婚姻状况，不管在近代的英国、法国、德国、奥地利、西班牙，或者许多其他国家，都普遍存在。在俄国也一样，从彼得大帝（1672—1726）以后，差不多有两百年之久，俄国历代的沙皇和几乎所有的大公，娶的都是外国的国王和大公的家族，主要是德国皇族的公主为妻。彼得三世于1745年与德国安哈特-泽尔布特地方的一位公主索菲亚·弗里德里克·奥古斯特完婚，索菲亚在婚后改名为叶卡捷琳娜·阿列克谢耶芙娜，后来以叶卡捷琳娜二世女皇（1762—1796年在位）的名义统治了俄国三十四年。彼得三世与叶卡捷琳娜二世的儿子帕维尔一世（1796—1802年在位）的第一个妻子是德国威廉家族的路易莎·黑森-达姆施特公主（俄国名纳塔莉娅·阿列克谢耶芙娜）；路易莎于1776年死后不久，他又娶了符腾堡的索菲亚·多罗特亚（俄国名玛丽娅·费多罗芙娜）。帕维尔一世1801年被刺后，他的儿子亚历山大一世（1801—1825年在位）接位。他是在此以前十六岁那年由祖母叶卡捷琳娜二世做主与德国巴登的杜拉赫公主路易丝·奥古斯特（俄国名叶丽扎维塔·阿列克谢耶芙娜）结婚的。他在1825年11月去克里米亚视察时因病去世，由他弟弟尼古拉一世（1825—1855 年在位）继承王位。还在十年前，即 1815 他 19 岁那年，在 11 月 4 日于柏林举行的一次国宴上，亚历山大一世和德意志帝国的第一个皇帝威廉三世两人亲自宣布了他与德皇的女儿、普鲁士公主夏洛蒂·卡罗琳娜（俄国名亚历山德拉·费奥多罗芙娜）的婚姻，两年后正式结婚。尼古拉一世于 1855 年去世，由他三十六岁的儿子亚历山大二世（1855—1881 年在位）继位，他的妻子也是霍亨索伦家族的近亲，也是黑森–达姆施塔特的公主，名马克西米里安娜·威廉·奥古斯特·索菲亚·玛丽娅（俄国名玛丽娅·亚历山德罗芙娜）。亚历山大二世 1881 年被民意党人炸死，因为长子尼古拉已于 1865 年去世，由他的次子亚历山大三世（1881—1894 年在位）掌握独裁大权。他的妻子虽不是德国人，但也是丹麦的一位公主。而亚历山大三世在 1893 年死后，接他王位的长子尼古拉二世（1868—1918）娶的妻子仍然是霍亨索伦家族的近亲、黑森–达姆施塔特的公主阿里克斯·维多利亚·伊琳娜·布里吉塔·路易莎·比阿特丽斯（俄国名亚历山德拉·费奥多罗芙娜）。

尼古拉二世是俄国罗曼诺夫王朝的末代皇帝，1917 年"二月革命"后被临时政府拘禁，本来准备将他和他家族送往英格兰，但由于彼得格勒苏维埃的反对，把他们改送到西伯利亚的托博尔斯克。1918 年 4 月，他们被押送至乌拉尔的叶卡捷琳堡。至 7 月，在白俄的军力接近这一地区时，为防止劫狱，尼古拉夫妇和孩子一家大小全被当地政权枪决。但是对于罗曼诺夫王朝来说，即使

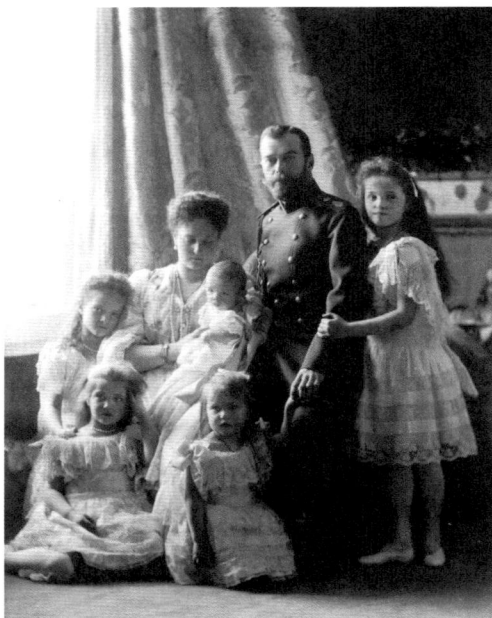

尼古拉二世和他一家，1904 年

不发生十月革命，即使全家没有一个人被枪决，尼古拉二世的王位仍然难以为继，原因是他皇位的唯一继承人、皇太子阿列克谢患有严重的血友病。

血友病是一种因先天缺乏某种凝血物质而引起的遗传性出血性疾病，它的遗传特征是"性连锁"。

每一物种，人也一样，体细胞内都有一定数目的 XY 成对的染色体，这是细胞核内载有遗传单位基因的物质。如果一个妇女的一个 X 染色体上只要有一个能造成血友病的基因，那么，在她另一个 X 染色体相同位置上的基因即使是正常的，这个妇女尽管没有显示出血友病的症状，也仍然是一个血友病的"携带者"。她所产生的卵细胞，一半具有正常的 X 染色体，另一半则具有血友病的 X 染色体。她 X 染色体上有血友病的那个卵，如果接受一个正常男子带有正常 X 染色体的精子而受精，结果发育成的就是一个女孩，这女孩虽然不是血友病患者，也仍然是个血友病"携带者"。如果这个妇女 X 染色体上有血友病的这个卵接受一个正常男性的带有 Y 染色体的精子而受精，发育成的是一个男孩，但由于 Y 染色体内没有什么能对抗女性卵细胞内的那个血友病基因，所以这男孩就是一个血友病患者了。从这里可以看出，血友病的遗传特征是男性发病，女性传递。一个患血友病的男子与一个正常的女子结婚后，他们的下一代，所有的儿子均为正常，但所有的女儿均属血友病的"携带者"；而携带血友病基因的女子与正常的男子婚配后，他们的儿子半数正常，半数患血友病，女儿则半数正常，半数为血友病"携带者"。

血友病的可怕就在于出血倾向，不但身体一碰到什么就非常容易出血，而且出血后血液也极不容易凝固，所以往往血流不止。患者的这种可怕情况会从婴幼儿时起逐渐加重，以致一点点轻微的，乃至不易觉察的损伤，对别的孩子来说根本毫不影响，而在他们身上却可引起大片的出血，并进而导致严重出血乃至死亡。

皇太子阿列克谢 1917 年十三岁，已经长得身材高大，有一张可爱的面孔，是一个相当漂亮的小男孩了。平时，他总是穿着整洁，头发也

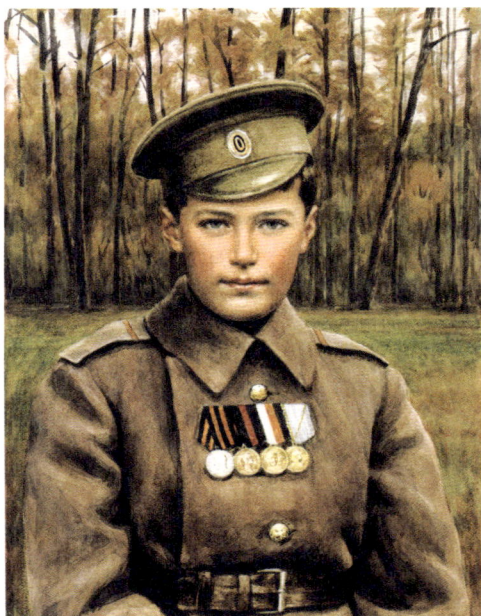
王子阿列克谢

梳得很整齐。但是，许多材料记载，血友病"给他留下了深刻的痕迹"：严重的出血使他的"脸显得过于苍白"，一对活泼的白眼睛，而且因经常出血，体力衰弱，对一切都显得懒散。他不喜欢读书，知识程度很低，不但读得极少，"学了五年文化之后还净写错别字"。他的一位中学老师很感惊奇地说："完全出于我的意料，这样大的孩子……智力竟如此低下……"他的爱好也似乎非常无聊，竟喜欢收集钉子、锡纸、绳子这类废弃的东西。在皇宫里一切如意，当他随父母被拘禁后，一次因摔了一跤扭伤，便严重出血，躺到床上无法走动，不能跟随父母一起被从托博尔斯克转移到叶卡捷琳堡，而得有医生留下专门来看护他。

实际上，血友病的情况早就为人所知。自古以来便被奉作犹太教神圣规范的犹太教律法著作《塔木德》中就提到，说血友病是从母亲传递给她某些子女的一种疾病；律法无疑已经注意到此病的严重性，以致作为禁忌，规定凡有两个男性婴儿死于出血过多的母亲，不得参加"割礼"仪式。公元 9 世纪的伊斯兰医生艾布勒·卡西姆也对此病做过详细的描述。德国医生克里斯蒂安·弗里德里希·纳赛（1778—1851）对血友病的观察使他在 1820 年立出一条所谓的"纳赛定则"：血友病仅出现于男性，但由女性所传递。还有那位出身于医生世家的约翰·C. 奥托（1774—1844）也在他的论文《对存在于某些家族的一种出血病的处置》中指出，血友病是一种家族性的疾病，男性是疾病的主体，女性不是，但却是通过女性才传给他们的子女……对血友病的这类认识或结论，历代国王的御医当然不会不知。只因政治高于一切，显然是出于政治的需要，皇族才不顾这一切。

阿列克谢的血友病也传自于女性——他的母亲亚历山德拉·费奥多罗芙娜；而究其根源，此病的最早传递者，有据可查的是英国的维多利亚女王。

维多利亚女王（1837—1901 年在位）可算是历史上最著名的血友病"携带者"了。她是 1837 年叔父威廉四世去世后在十八岁那年成为女王的，加冕仪式则是在 1838 年于威斯敏斯特教堂举行。1840 年 2 月 10 日，她与大表兄萨克森-科堡-哥特亲王阿尔伯特结婚，先后于 1841 年、1844 年、1850 年和 1853 年生了威尔士亲王、阿尔弗莱德亲王、亚瑟亲王和利奥波特亲王这四个儿子，他们后来分别为爱德华七世、爱丁堡和萨克森-科堡-科达公爵、康诺特和斯特拉森公爵、奥尔巴尼公爵。女王还生有五个女儿。大女儿维多利亚公主是在 1840 年 10 月生的，长大后嫁给普鲁士的皇太子巴滕贝格·路易斯，这对夫妇生的女儿巴滕贝格·艾丽斯，后来嫁给了希腊的安德鲁亲王；二女儿艾丽斯公主生于 1843 年，后来与黑森的路易斯大公爵成婚；1846 年生的三公主海伦娜嫁的丈夫是丹麦王国石勒苏益格-荷尔斯泰因的克里斯蒂安亲王，即后来的丹麦国王克里斯蒂安十世；1848 年，女王又生了四公主路易丝，嫁给阿盖尔公爵的长子；她最后的一个孩子是 1857 年生的比阿特丽斯公主，后与德国的伯爵世家、巴滕贝格家族中 1885 年取得英国国籍的亨利·莫里斯结婚。

维多利亚算得上是一位威名赫赫、历尽荣华富贵的女王。她不但在位六十四年，英国于 1897 年为她为王六十周年举行过盛大的庆祝仪式，是英国历史上统治时间最长的君主，而且在她治下这段时期的英国，政治稳定，外交成功，工业空前发展，科学、文学、艺术人才辈出，成果辉煌，以至历史学家用"维多利亚时代"这样的名词来赞赏和象征当时和平繁荣的美好景象。从女王的家族来说，也是非常发达的。女王和亲王夫妇尽量把时间花在培养孩子的身上，女王甚至亲自安排他们的婚事，一心要使他们的生活成为全英国的典范。她的儿女生下了三十六名

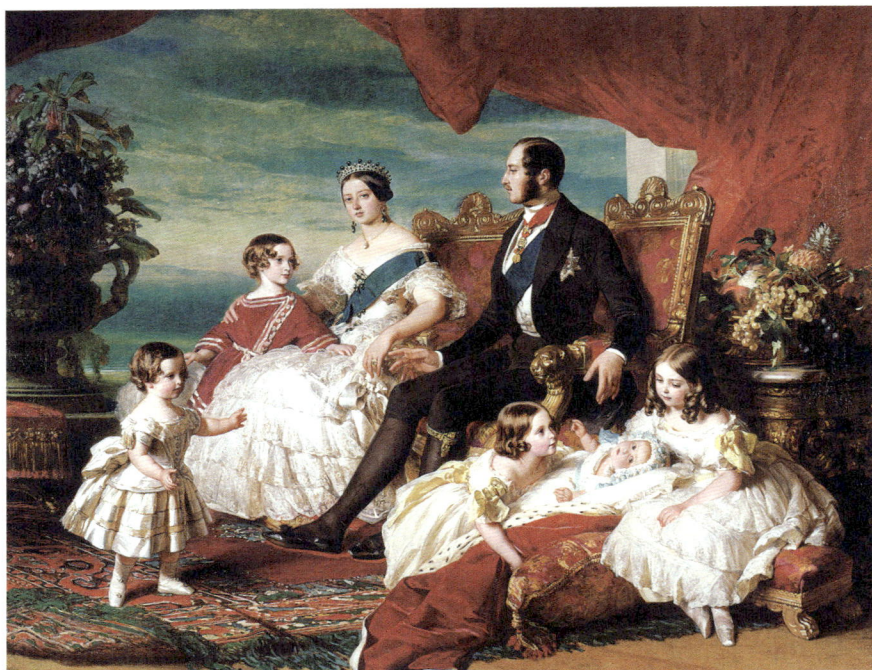

德国画家弗朗兹·温特哈特创作的《维多利亚女王一家》

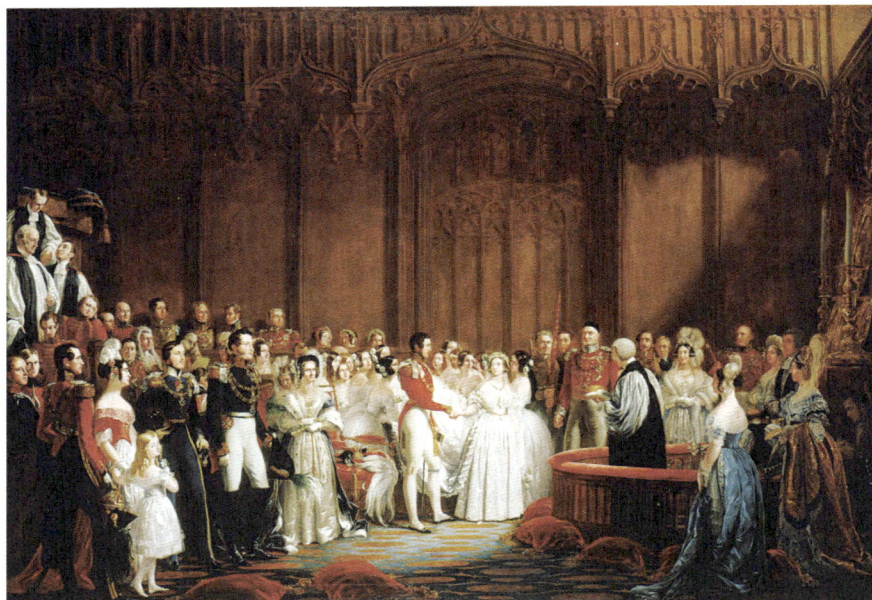

维多利亚和阿尔伯特的婚礼

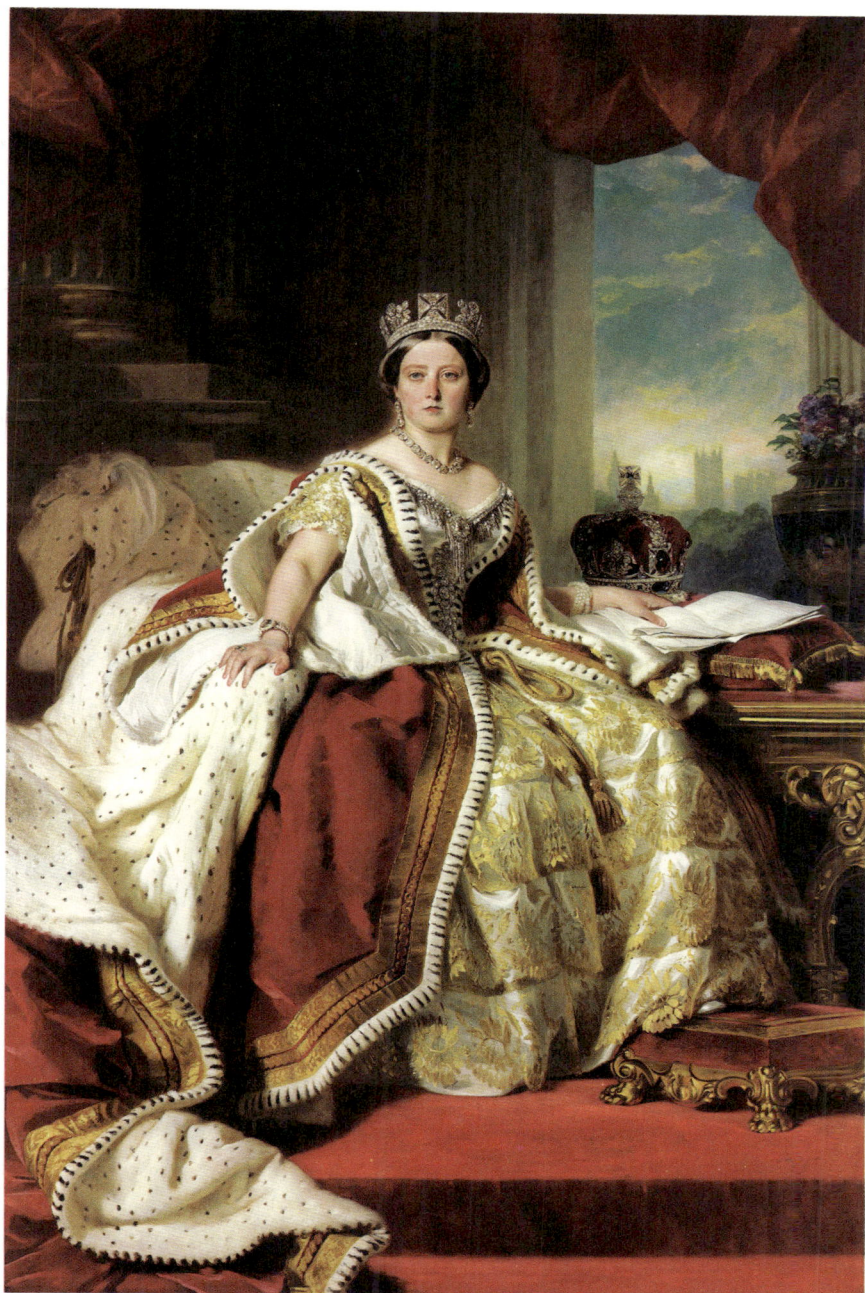

维多利亚女王

孙辈，使她家族的联姻遍及全欧洲，包括德国、西班牙、希腊、挪威的皇族和贵族，因而使女王有"欧洲的祖母"之美称。当她于 1901 年 1 月 22 日去世时，著名的美国作家亨利·詹姆斯深沉地叹息说："如今我们大家都感到像是孤儿了。"但女王的最大悲剧，或者说皇族的最大悲剧，也就在于这位伟大的女性本人是一位血友病的"携带者"。这就使她违反她的愿望，不由自主地将血友病传遍了整个欧洲。维多利亚不但使她的儿子利奥波特亲王传上血友病，她的女儿们受害更深。因为她，她的小女儿比阿特丽斯也成为血友病的"携带者"，她为莫里斯在 1887 年生下的女儿、1906 年成为西班牙国王阿方索十三世皇后的维多利亚·尤金尼亚也是血友病的"携带者"；女王又使她的二女儿艾丽斯传上血友病，艾丽斯又将此病传给了她的女儿，即后来成为沙皇尼古拉二世妻子的亚历山德拉·费奥多罗芙娜皇后，皇后的儿子阿列克谢的血友病便是传自于她的母亲。

尼古拉二世与亚历山德拉·费奥多罗芙娜结婚后，一直盼望有一位王位继承人。但是皇后 1895 年、1897 年、1899 年、1901 年连生四个孩子奥尔加、塔姬娅娜、玛丽娅、阿纳斯塔西娅，全部都是公主。经过漫长的等待，最后皇后总算在 1904 年生下了皇太子阿列克谢。这使皇上高兴万分，很希望好好训练和培养他视理朝政，以便将来把皇位传继给他。谁知阿列克谢患有血友病，从小就症状明

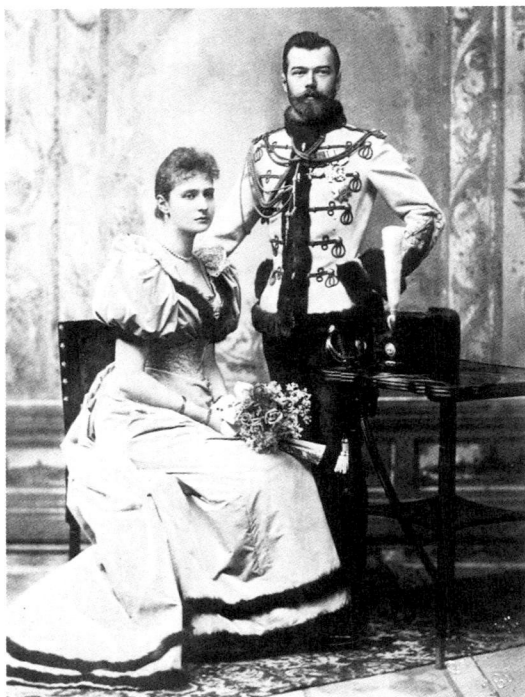

尼古拉二世和皇后

242

显。亚历山德拉皇后深知此病的严重性，她在德国的近亲，就有许多死于此病，所以，对儿子这种时时刻刻都有死亡危险的病情感到万分忧虑和焦急。

皇后亚历山德拉·费奥多罗芙娜一直患有神经系统方面的疾病，此外还有严重的心脏神经官能症，这已经深深影响着她的精神心理状态。加之，她来到俄国之后，改信仰俄罗斯的东正教，一种新皈依的教徒的狂热，使她对宗教的教义虔诚得近乎病态，于是渐渐地，她就越来越沉溺于宗教迷信的神秘主义之中。她对那些所谓先知、预言家的"通灵法力""招魂降神"以及其他种种巫术之类，都非常热衷。阿列克谢未出生时，有一位来自法国的菲利普医生，据介绍说是一位灵验的"通灵术士"，皇后当时就把生育皇子的希望寄托在他身上。但菲利普不久突然被召离俄，皇后的希望落了空。皇太子生下后，却患有如此严重的疾病。幸好，正在这时，一位新的"先知"在彼得堡露面了，而且是纯粹俄国本土的。

以占卜和浪荡而闻名全俄国的西伯利亚无赖农民格里高利·叶菲莫维奇·拉斯普廷（1871—1916）原是一个盗马贼的儿子，后来他也成了盗马贼。他实际上是一个无赖农民，但奇怪的是他确实让阿列克谢进入睡眠状态、减轻了病痛；最后孩子养成了听他的话，甚至只要他一走进卧室，便马上停止哼哼呻吟或呜咽哭泣。对于此种功效，美国布法罗大学的叶琳娜·阿洛诺瓦-蒂恩采娃和克莱德·弗里曼·赫雷德在他们的论文《血友病——"皇族病"》中引用专家的话说："一种可能的解释是拉斯普廷以他催眠的眼神和自信的态度，能够创造出一种气氛，使血流一定会在孩子的静脉中平静地流动。焦躁不安的母亲和犹豫不定的医生们则只会使病孩周围的氛围增加紧张性，所以拉斯普廷可以让他平静下来入睡。"这么一来，拉斯普廷也就获得皇后，进而获得尼古拉的特别尊重和信任，神经质般的皇后甚至相信，拉斯普廷是上帝派来保护俄国和他们夫妇，尤其要保护他们的儿子，以挽救罗曼诺夫王朝的专制政体的。最后，拉斯普廷成了皇后的私人顾问，其影响竟大到国家的大事都要征求他的意见，以致当时很多人都怀疑拉斯普廷"是俄国致人手中不自觉的工具"，有人甚至认为他就是俄罗斯的敌国德意志的间谍，"他们通过他来推行他们罪恶的阴谋"。但是为了儿子的病症，罗曼诺夫夫妇根本不顾这一切。这引起宫廷内外上下普遍的不满，最后，几名极端人士把他骗到尤苏波夫亲王家里，诱使他喝下了毒酒，随后又向他开了枪，在杀死他的同时，导致了至少是促进了俄国的革命。

阿列克谢没有死于血友病，因为这个十四岁的少年在 1918 年 7 月 16 日或 17 日凌晨就与他的父母和姐姐们一起早早地被

漫画：拉斯普廷和沙皇夫妇

布尔什维克枪杀。他的四个姐姐都没有孩子，无法知道她们是不是血友病的传递者。专家估计：一、这四个女孩子都可能是血友病"等位基因"的传递者；二、设想阿列克谢如果活下来并与一个健康的女子结婚，那么可能会生下一个患血友病的孩子；也可能生下的女儿全是血友病传递者，生下的儿子都是血友病患者。

从沙皇一家被枪杀之后起，就一直有人冒充幸存的某个沙皇的子女，甚至近至 1995 年，还有一个叫欧仁·罗曼诺夫的人，声称自己是沙皇小女儿阿纳斯塔西娅的孙子。但是从 1997 年发现并验证了沙皇夫妇和奥尔加、塔姬娅娜、阿纳斯塔西娅的遗骸，加上 2007 年发现和验证了玛丽娅和阿列克谢的遗骸后，就再也无须考察他们是否还留有后人，更无须研究他们的血友病了。唯一值得考虑的是这些血友病患者和传递者的最早的来源，也就是维多利亚女王本人的血友病是怎么来的。

英国国王乔治三世（1738—1820）在 1788—1789 年间曾经一度精

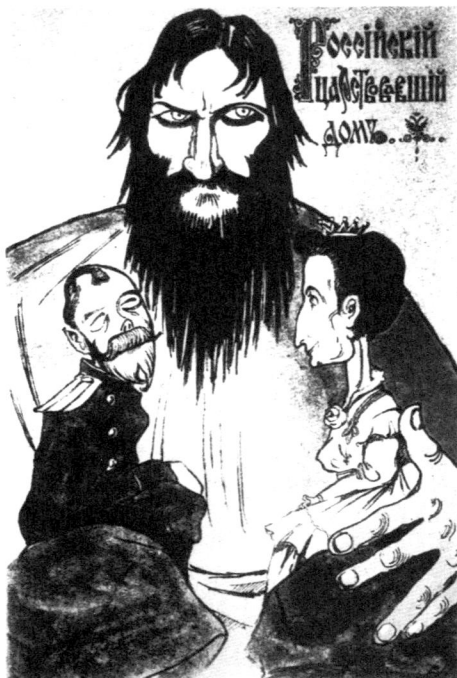

神失常。后来虽然得以恢复，但从 1810 年开始又再次发作。二是，国会安排从 1811 年开始，由威尔士亲王摄政。既然乔治三世的病不会再有好转的希望，那么亲王的独生女儿、1816 年嫁给肯特公爵的夏洛蒂公主自然也便成为未来王位的继承人了。谁知这位公主在出嫁当年的生育中死去。这么一来，不论是考虑王位的继承，或是为了根据"王位继承法"可获 2500 英镑的收入，肯特公爵都不能不有子女。于是，肯特公爵只好斩断与他同居达二十七年之久的情妇圣·洛朗夫人之间的感情联系，怀着崇高的、明显的使命感，于 1818 年 5 月 29 日，跟萨克森-科堡-沙菲尔德的维多利亚·玛丽·罗易莎公主结婚。志得意满的肯特公爵当时曾给一位朋友写信说："我希望我有能力完成我的职责。"但是他有这个能力吗？美国伯克莱大学的胚胎学家马尔可姆·波茨和英国兰开斯特大学的动物学家威廉·波茨兄弟出版于 1995 年 7 月的学术著作《维多利亚女王的基因》，对这个问题所做的回答是否定的，他们认为肯特公爵显然没有这种能力。根据是，他与圣·洛朗夫人同居这么长时间可都没有生过孩子啊。但是，成了公爵夫人的罗易莎公主毕竟于婚后第二年，很快就生下了一个女儿。这个女孩子名叫亚历山德里娜·维多利亚，也就是未来的维多利亚女王。这是怎么回事？据作者波茨兄弟的研究，维多利亚女王可能是另外某一个人的女儿，但绝对不会是传统所相信的肯特公爵的女儿；多半是"他的妻子跟一个比他有能力的男人睡觉"以五万分之一的极低几率生下这个血友病"携带者"。作者的含义很清楚，这就是，伟大的维多利亚女王大概是一个私生女。波茨兄弟的书出版之后，可以想象，引起了人们的怀疑，产生极大的轰动。假若真是如此，那么维多利亚女王的血友病到底来自何人，更是一个十分令人思索的谜。

关于末代沙皇继承人的血友病与革命的关系，有的历史学家认为，可以这样说，没有血友病，便没有拉斯普廷；没有拉斯普廷，便没有俄国的革命。这对吗？

波茨兄弟回答：这是一个过于简单的理论，不过也是一件"可以说得通的事例"。

不过现代科学在飞速发展，对血友病的遗传也可以不必十分悲哀。

　　美国有一对夫妇，二十八岁的哈维尔·埃斯帕尼奥尔和二十三岁的奥尔加，两人都是血友病患者。哥伦比亚受精和不育研究中心与美国血友病协会对他们提前进行遗传诊断，具体做法是：在奥尔加怀孕之前，从她的受精卵中取出细胞，利用分子技术，对它进行活组织检查，确定这受精卵的遗传变异；然后采用体外受精的技术，再将受精卵植入母体的子宫。这就排除了血友病的遗传，使她终于在 1995 年 8 月 1 日生下了一个身体健康且无血友病的儿子安赫洛·埃斯帕尼奥尔。这是在这一领域里的世界首例科研成果，获得世界卫生组织的认可和祝贺，为结束血友病的遗传悲剧透出第一道科学的曙光。

厌食症：从禁食到骨感美女

1908 年，奥地利考古学家约瑟夫·松巴赛在下奥地利克里姆附近一个维伦多夫小村子的旧石器时代遗址上发现一座高 11.1 厘米的女性小雕像，属于大约公元前 24000 年至公元前 22000 年间的作品。人类学家研究认为，远古先民为尊重生殖女神，均对她冠以"维纳斯"（Venus）之称，据此，考古史按其出土地址，将这座小雕像命名为"维伦多夫的维纳斯"。

这是由一块卵形石灰石雕刻而成的艺术品，雕像的女性乳房、臀部、腹部都十分突出。研究者相信，原始人常带此类小型雕刻品在身边，作为护身符，以佑护族群繁衍延续。作品特别刻画女性形体的丰满肥硕，是

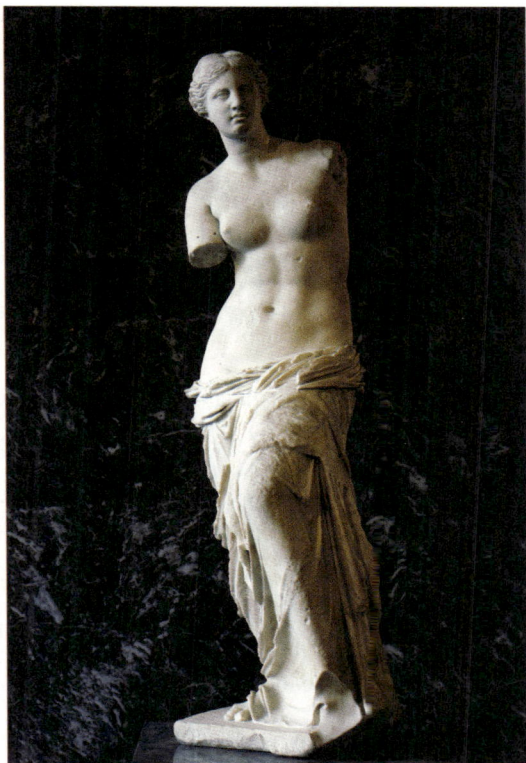

米洛斯的维纳斯

为了象征她具有旺盛的生育能力。

人体美的首要标准是青春、健康和活力。对早期的人类来说，优秀的女子，必须有旺盛的生育能力，才可能使种族日益昌盛。一个女子，臀部肥大，就意味着她的骨盆宽大，能容许大头颅的下一代降生，而高级种族的头颅都是比较大的；一个女子，胸部发达、乳房饱满，才能担负起哺乳健康下一代的任务。因此，在他们看来，这样的女子才是合乎理想的，所以是美的。"维伦多夫的维纳斯"就是上古人类眼中的"美神"。除"维伦多夫的维纳斯"外，图宾根大学考古学家尼古拉斯·康拉德教授领导的研究组2008年在德国西南部谢林根发现的一座35000年到40000年前的"谢林根的维纳斯"（Venus of Schelklingen）小雕像，和后来的"劳塞尔的维纳斯"（Venus of Laussel）等，大多都是这一类突出性征丰满的形象。

古代的希腊人把肉体的完美看成是神明的特性，"完美"的基本特征是"发育好、比例匀称"，这所谓的"匀称"就是符合"黄金分割"率。具体对男的来说，应体格健壮、动作矫健、擅长各种运动，如雕刻家米隆（Myron）的《掷铁饼者》；女的应肌肤丰润、体态柔美，如《米洛斯的维纳斯》。

文艺复兴时代继承了古希腊的人体美观念。瑞士历史学家雅各布·布克哈特在他的名著《意大利文艺复兴时期的文化》中论"人的外貌的描写"时，根据有关史料，详尽转述了文艺复兴时期判断人体的美丑，包括身材、发肤、眼鼻等方面的标准，要求有宽大饱满的前胸、长短适度的两肩、圆而没有颈窝的脖颈、浓密而卷曲的头发，等等。其中最需要注意的是，布克哈特不止一次提到，他们强调美的女性应该是"皮肤白皙洁净（candida），但不惨白（bianchezza）"，"鼻的下部必须比耳朵的颜色略浅，但不是没有血色的白"（傅雷译），表明他们认为人体的美应该是健康的，而不能是病态的。

从产生于古希腊数学家毕达哥拉斯时代的"黄金分割"（Golden Section）定律的美学标准来看，几千年实践下来，无论对建筑、艺术品，或是对人来说，这样的"黄金矩形"都是最匀称、最合乎适度，因而也就能给人带来美感，令人愉悦。

人的整个形体或四肢、脸形，不论太高、太矮、太长、太短、太胖、太瘦，都算不得匀称和适度。研究者相信，《蒙娜丽莎》的脸是合乎"黄金分割率"的。中国古代战国后期楚国辞赋作家宋玉在《登徒子好色赋》中以"增之一分则太长，减之一分则太短；著粉则太白，施朱则太赤；眉如翠羽，肌如白雪；腰如束素，齿如含贝；嫣然一笑，惑阳城，迷下蔡"来写他的一位邻家女子，可说是对女性美最好描述的一例。所谓"环肥燕瘦"绝不是说杨玉环过于肥胖，而赵飞燕又过于瘦小，而是指她们的身体都能在适度中，一个略微丰满些，另一个更显得苗条些。但是与此相反的是，总有一些人，出于各种原因，或者极端到偏爱病态的美，因担心"过量的"食物会使人肥胖臃肿，因而一味禁食，最后从忌食、禁食，发展到厌食，以致最后竟成为一种病症：厌食症。

多年来，一直认为"厌食症"是近几十年里才发现的病症。但是，《圣厌食症》（*Holy Anorexia*，1987）的作者、当代的德国学者鲁道夫·贝尔（Rudolph M. Bell）相信，中世纪的一些基督教女圣徒，实际上也患有厌食症。这些圣徒坚信，一个人的肉体不过是一具躯壳，灵魂才是不朽的。为了表明肉体和灵魂的分离，表明自己对上帝和基督的忠诚，她们除圣餐之外，绝不进食别的食物。意大利的两位修女，出身于福利尼奥一个富有家庭的福利尼奥的安吉罗（Angelo of Foligno，1248—1309）和锡耶纳一位诗人之女锡耶纳的凯塞琳（Catherine of Siena，1347—1380）都拒绝进食，就是最典型的例子。锡耶纳的凯塞琳除圣

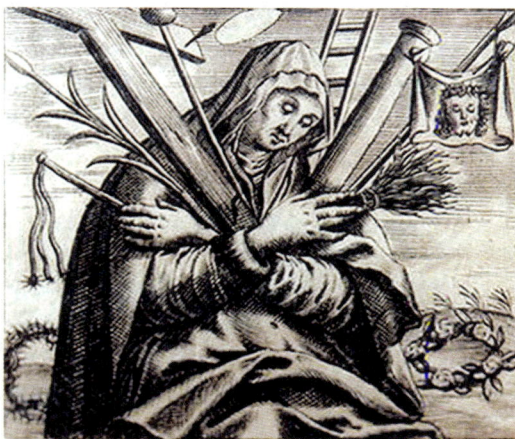

福利尼奥的安吉罗

249

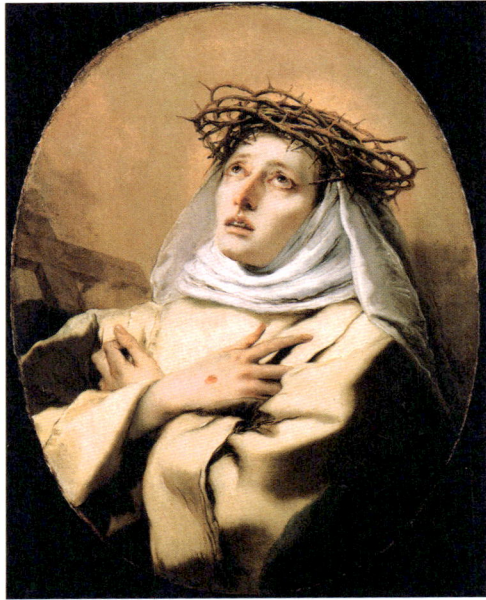

锡耶纳的凯塞琳

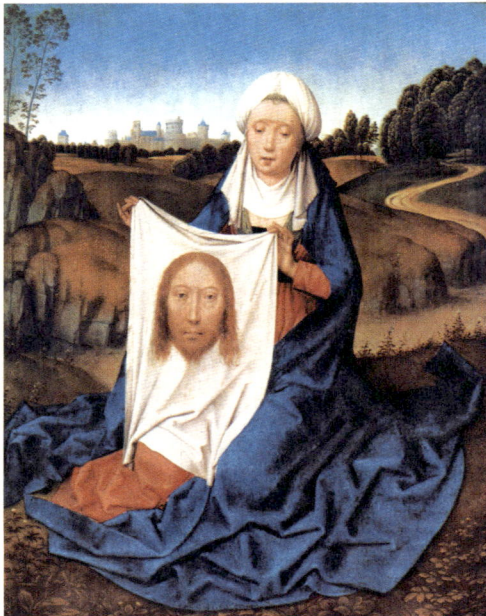

画家笔下的修女圣韦洛尼卡

餐外，每天只吃一勺香草，或喝病人的溃疡，也就是疮疤里的脓汁，或病人身上的虱子和溃疡结落的痂。据说，她竟然声称这些"食物""犹如食用圣餐一样的甜美"。另一位意大利修女圣韦洛尼卡（Saint Veronica，1660—1727）甚至什么都不吃，只是嚼五颗橘子的籽，正如祭坛上的酒代表基督的血，她将这籽看成代表耶稣被钉死在十字架上受的五处伤。法国尼韦勒（现属比利时）的修女奥兰治的玛丽（Marie of Oignies，1177—1213）和比利时佛兰芒的拿扎路的比阿特丽斯（Beatrice of Nazareth，1200—1268）都说不仅一闻到肉香就要呕吐，而且些微食物的气息都会使她的喉管闭塞。此类例子还可以举出很多。

中国古代的有些虔诚的僧人和尼姑，无疑也有类似的情况。他们戒一切荤腥食物，甚至也会一闻到荤腥气息就呕吐，最后因极度营养不良、严重贫血，全身肌肤萎黄，脸孔和四肢浮肿，即所谓的"黄胖病"，可能就是厌食症的表征。

这是宗教的原因。更多的厌食则是由美的观念造成的。

19世纪，特别是维多利亚时代（1850—1900），普遍的女性美标准是纤巧体形中的曲线美。基于这一要求，必须要收缩腹部，而忌其突出。为此，许多中产阶级和上层阶级的女子通常都要以穿紧身衣（corset）来保持自己的体形。奥地利作家斯蒂芬·茨威格在他的《昨日的世界：一个欧洲人的回忆》中形容说，女性穿上这种"用鲸鱼须骨（架起的）紧身衣，活像马蜂的细腰"，同时又"把女性最主要的特征——胸脯炫耀地让人看得一目了然"，好像是有意要求女人成为男人的"猎物"（舒昌善等译）。从当时的一些淑女的肖像画，都可以看到这副模样。但仅仅这样还不够，如果不注意饮食的话，身体还会胖起来的。于是，一些女子只好禁食，尽量少吃。禁食成风后，就产生一批所谓的"禁食女孩"（Fasting Girls）。

"禁食女孩"是维多利亚时代，一般是指青春期前的某些女孩，据说她们不吃任何食物和其他滋养品，却能无限长时间地活下去。自然，这不合乎科学实际。

有"威尔士禁食女孩"之称的萨拉·雅可布（Sarah Jacob，1857—

1869）是历史上最著名的禁食女孩。

萨拉·雅可布，威尔士的卡马森郡（Carmarthenshire）人。她父母都是农民，他们心地单纯，但没有受过教育，思想愚昧，虔信宗教。此前，萨拉身体健康，人也聪明，听说还会写诗。她读的书都是宗教读物，最坚信的就是《圣经》。她是一个非常美丽的孩子，据当地的牧师埃文·琼斯（Rev. Evan Jones）的证词，说她是"一个好女孩"。

萨拉声称自己在十二岁之后，就没有吃过任何食物了。据说她每天都不过喝几滴水，就活下来；并遵照基

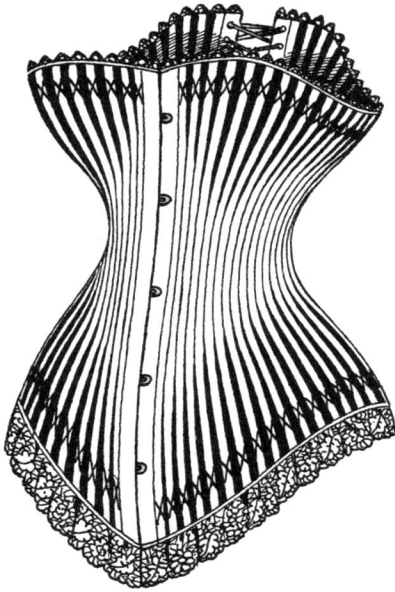

束缚身躯的紧身衣

督教的教义，对照圣徒，作为自己的行为准则。牧师，可能就是埃文·琼斯起初疑心她所说的这些，后来相信是真的。于是，萨拉便以"威尔士禁食女孩"之名，声誉传遍全英国，被看作非凡之人，收到数以千计的礼物和捐赠。但医生们渐渐对她所说的情况发生怀疑，主要是伦敦的医生和专家宣称这不可能是真的，说她两年里不吃东西而活下来一定是编造的骗局。最后医生们要求她在医院的监护下，看她所说的禁食情况是否真实。1869 年，萨拉的父母同意，在著名的盖伊医院（Guy's Hospital）的护士严格监视下进行一次测试。没有指示护士，即使她想吃也不给她食物，只要求她们认真观察，把她的一举一动都记录下来。这样，两周后，萨拉就表现出明显的饥饿状态，并出现麻痹、痉挛等病状。牧师告诉她父母，说萨拉已经极度衰弱，必须让护士给她吃东西。但是遭到她父母的反对，甚至通知说女孩已经都快要饿死了，他们仍然拒绝，坚持说，此前经常见她这种样子，不吃东西不会有什么的。几天后，萨拉·雅可布死于饥饿，因为她暗中吃下的一点点食物实际上已经消耗殆尽，她再也无法在医学监护之下活下去了。

萨拉·雅可布死后，英国一代名医威廉·古尔（Sir William Gull）将她的病情正式定名为"神经性厌食症"（anorexia nervosa）。而萨拉的父母则遭到忽视孩子生命和非法杀人的指控，被判入狱六个月。

另一个维多利亚禁食女孩莫莉·范谢尔（Mollie Fancher，1848—1916）因声言长期不吃或只吃极少的食品而有"不可思议的布鲁克林女孩"（Brooklyn Enigma）之称。莫莉少时进校后即被公认是一名优等生。十六岁那年诊断她消化不良，十七岁左右传说她曾戒食一个星期了，随后即两眼失明，卧床不起。这样，在此后的四十多年里，她右手和右脚都陷入麻痹，除心跳外，全身的自然功能也都消退，常常感觉不到脉搏的搏动，而且身体冰冷。但是在如此的状态下，传说她却表现出超人的视力和"通感"，如能在黑暗中分辨颜色，写出漂亮的字迹，找到丢失的物件；她还宣称，她能阅读书刊，若集中心智，还能预测事故的发生，因而获"不可思议的女孩"之名。她的名声虽然持续了十四年之久，但医生和人们还是感到不信，希望进行测试其真实性，只是未能实行。

这类禁食女孩的事例还有很多。

实际上，传说"禁食女孩"全都不可能真正做到"禁食"，声称"禁食"只是为了符合时尚。1889 年，《波士顿环球报》以《谁动了冷土豆？玛丽·沃克医生谈禁食女孩吃炸面饼圈》（*Who Took the Cold Potato? Dr. Mary Walker Says the Fasting Girl Bit a Doughnut*）为题报道了这么一件事。报道援引沃克医生的话说，以（加拿大）"廷威克女孩"（Tingwick Girl）而闻名的约瑟芬·玛丽·贝达德（Josephine Marie Bedard）"禁食"完全是骗人的传说："在旅馆里，我找到她的衣服，发现一只衣袋里有一个已经被咬过一口的炸面饼圈……禁食那天，我吃过为我准备的中饭后……我在一只盘子里剩了三片烤土豆。等我回去时，发现有一片已经不见了……却见约瑟芬用手帕掩住她的嘴巴。"沃克医生问怎么会有这种事，"我责备她后，她突然放声哭了。"

禁食女孩的所谓禁食也只能带给那些女孩肉体和精神上的极大损害，她们的某些所谓惊人的表现，往往不过是在极度虚弱下自我想象出来的幻觉。

19世纪浪漫主义时期，一种类似的审美观念流行一时。

浪漫主义既是一种感情方式，也是一种审美情调。浪漫主义艺术家热衷强烈的炽情，赞赏特异的美，又喜欢奇异，这包括德国浪漫主义先驱沃尔夫冈·封·歌德所指出的"病态"，和美国学者威廉·费尔普斯所鉴定的"感伤的情调"。

人类的祖先出于自卫的需要，逐渐进化而成为群居动物，但其本能仍残存着孤独感，并一直被遗传继承了下来。19世纪动荡不安的生活，造成西方人的厌倦情绪和忧郁感；也许还有基督教禁欲主义的压制，使得浪漫主义有关病态美的意识，在人性和人类环境的深处得以滋生或找到共鸣，从而把与自己心灵深层中的孤独、厌倦、忧郁情绪相联系的事物看成是美的。法国诗人夏尔·波特莱尔以"社会上最有意思的东西———一个女人的面容"为对象来谈美时，最清楚不过地表达出了这种病态心理。他认为，"美"就是"能够同时满足感官并引起愁思的迷蒙梦境的；它暗示着忧郁、疲倦，甚至餍腻之感；或者暗示着相反的感觉———一种热忱，一种生活的愿望，同失意或绝望所产生的沉闷心情中的怨恨相混合"。

什么人的面容才会使人感受到愁思、忧郁、疲倦、餍腻、沉闷、怨恨、失意、绝望呢？唯有有病的或者病态的人，而这些人中间，主要是瘦削、惨白、萎靡不振的肺结核病人才最有效地给人以如此的"美"感。浪漫主义是时代的影响，同时反过来也影响着时代的风尚。事实就是从这时起，以肺结核病人的憔悴、瘦削的体形为特征的人体，渐渐被视为是"美"的，并越来越盛行，最后演变成为一种时髦。到了20世纪末，"骨感美人"竟成为许多女子的目标，一些女性刻意追求自己体形的柔弱、纤细和苍白，为的是显得或是冷艳，或是酷味，或是性感，以达到一种独特的美。

当然，这是需要付出代价的，往往是残酷的代价。

因为担心发胖，本来就不敢多进食。为了塑造身体的纤细、苗条，追逐者更努力控制饮食，从减少和不进食高脂肪、高蛋白、高热量的食物，只吃一根香蕉、一只苹果之类，继而到不敢进食，最后变为厌食。加上饮食不定时、生活不规律，于是越来越影响食欲，最后从厌食，一步步酿成厌食症。

厌食症虽是生理上的，更大程度是神经性的疾病。发病的特征是长期拒绝进食或维持和减低原有的体重，对肥胖有深切的恐惧，对自体形象的扭曲的想象使病人总是认为自己的躯体超重而身心受累，尽管实际上并不存在任何引发体重急剧下降的因素。于是，这类病人即使已经非常瘦削了，仍会坚持认为自己超重，且否认或尽量隐瞒自己的病情，拒绝承认自己缺乏营养，不肯接受治疗。如今，患此病的大多是部分以体形示人为业的女模特、女演员等演艺界的年轻女性，从某一个特定角度来看，它可能已经成为她们的职业病。别看这些人，当她们在 T 型台或舞台、银幕上，是那么的光彩照人，受尽粉丝的追捧，其实，他们的生活是非常非常痛苦的，他们这种疾病的并发症包括低血压、低体温、嗜睡、便秘甚至闭经和歇斯底里等症状，有一些的命运很是可怜，最后悲惨地死去。美国的歌星卡伦·卡彭特的短促的一生是有典型性的。

卡伦·卡彭特（Karen Anna Carpenter，1950—1983）是 20 世纪 70 年代美国最轰动的音乐家之一。她一踏上舞台就立刻让观众入迷，深受他们的喜爱。成千上万的人被她演唱的一首首经典歌曲所振奋。电视台特约她出演主角，多个全国性的，甚至世界性的杂志以她作为封面像。但是就在她的荣誉和幸运达到顶点的时候，她的生命也已处在垂死的边缘。卡伦·卡彭特这是由严重的神经性厌食症导致的。

据她兄弟，也是歌唱家的理查德回忆，卡伦·卡彭特原是"一个丰满的少女"。只是作为歌唱家，她希望自己站立在台上演唱时，让人看到有一身纤细、苗条的体形。于是从 1967 年起，她开始"节食"，按医生的规定，她以"水饮"（water diet），即喝冷水来减重，使体重从 140 磅减到 120 磅。当她减到 115 磅时，朋友们告诉她，她看起来已经很好了。但是她回答说，这还不过刚刚开始，她希望再减。到了 1975 年秋，卡伦的体重减到了 80 磅。但她还每天服用 12 片甲状腺制剂（thyroid pill）来减重，并将吃下的食物呕吐掉一些。如此一来，卡伦的身体就显得非常虚弱，以至常常不得不在演出的间歇躺下来休息。这年，有一次在拉斯维加斯演唱《世界的顶端》时，卡伦突然出现虚脱状态：她躺倒在地、脸色惨白、呼吸表浅、大汗淋漓，把观众和她家人吓坏了。这次的虚脱才使卡伦认识到自己情况已经十分严重。她虽然去找了医生，却自信不至于会有什么。但是实际上，她仍然患病，而且病得相当重了，这是因她仍然进食太少、缺乏睡眠而又服用过量的泻药，加上对未来的焦虑，才造成如此的疾病。最后的结果是 1983 年 2 月 4 日上午 8 点 51 分，卡伦·卡彭特的母亲发现她赤裸着身子，倒在衣柜旁的地板上，已经失去知觉。卡伦被急速送往医院抢救，但已经来不及了。一个小时后，卡伦·卡彭特死了，死因是厌食症引起的心搏停止。这年，卡伦年仅 32 岁，体重是 108 磅。

虽然以往就曾出现过这些神经性厌食症，但如今此类病人就更多了。1980 年代起，许多医治饮食疾病的诊所也应运而起、陆续开张，但是仍旧很难改变厌食症患者饮食的习惯和观念，尤其在她们周围的其他人都是这种饮食习惯的纤巧、苗条的女人时。现在，许多年轻女子都迷恋于节制饮食，把它当作成为模特儿和好名声的途径。据 1984 年《魅力》杂志（*Glamor*）对 3300 名 18—35 岁的女性做的一次调查，这些人中 75‰ 的都认为自己过胖，虽然实际上只有 25‰ 的超重。对上层阶级的女性来说，纤巧苗条是最主要的，而充斥在电视、电影、杂志、广告中的，却都是她们这样的形象。尽管出现卡伦·卡彭特这样的悲剧，而且禁止过于瘦削的模特儿做广告出任商品代言人，但为追求纤巧苗条而禁食之风一时还很难停息。

耶路撒冷综合征：真诚又可笑的宗教狂热

听说过有的人为了爱，情绪过于激动，甚至会狂热到疯狂的地步。更有甚者，有些虔诚的宗教徒，他们的情绪有时也会狂热到疯癫的程度。德国哲学家弗里德里希·尼采在他的名著《悲剧的诞生》中就说道，在古希腊的"酒神节"期间，"几乎在所有的地方，这些节日的核心都是一种癫狂的性放纵"；人们"陶然忘步忘言，飘飘然乘风飞飏。他的神态表明他着了魔……此刻他觉得自己就是神，他如此欣喜若狂，居高临下地变幻，正如他梦见的众神的变幻一样"（周国平译）。这种迷狂状态，还可以在古希腊剧作家欧里庇得斯的悲剧《酒神的伴侣》中看到有生动的反映。剧作家在这个剧本里从头到尾都在描写酒神如何地使那些卡德墨俄斯"狂女""个个疯狂"（罗念生译）。这些，都可以称为"宗教狂热"。

"宗教狂热"，法国哲学家伏尔泰在《哲学词典》里解释说：

> 这是一种心灵疾病，像天花那样传染。图书传播这种疾病远逊于集会和演讲。人们在阅读的时候很少头脑发热，因为这时人们可以心情平静。但是当一个感情激动而想象力奔放的人对一些想象力较弱的人讲话，两眼冒火，这股火力便传播开来，他的声调、手势、姿态震撼着听众神经。他喊叫着：上帝在看着你们，舍弃人间的一切，参加主的战斗吧。人们便都去战斗了。

宗教狂热之于迷信，犹如狂暴之于感情激动，暴跳如雷之于愤怒。

凡是神魂向往，心有幻象，把幻想当成现实，把想象当成先知，都是看来大有希望的宗教狂热的新手儿，他不久也就必会因要取悦于上帝而去杀人了。（王燕生译文）

伏尔泰特别指出："这类疯疯癫癫的人确信圣灵附体，故能超越一切法律，唯一应该服从的法律，在他们看来，就是他们的狂热激情。"他举例说：有个叫巴托罗缪·迪阿兹的人，是个发誓信神的狂热信徒。他在纽伦堡有一位兄弟约翰·迪阿兹，尽管只是个狂热的路德派，却坚信教皇就是《圣经·启示录》里所说的伪基督，因为这教皇具有《启示录》里描绘的那个"从海中上来"的"七头兽"的特征："有七角十头，在十角上戴着十个冠冕，七头上有亵渎的名号。"但巴托罗缪更坚信教皇就是人世间的上帝，便从罗马出发去说服他的兄弟改宗，否则就杀死他：他后来居然真把兄弟杀害了。伏尔泰感叹说："真是十足的狂

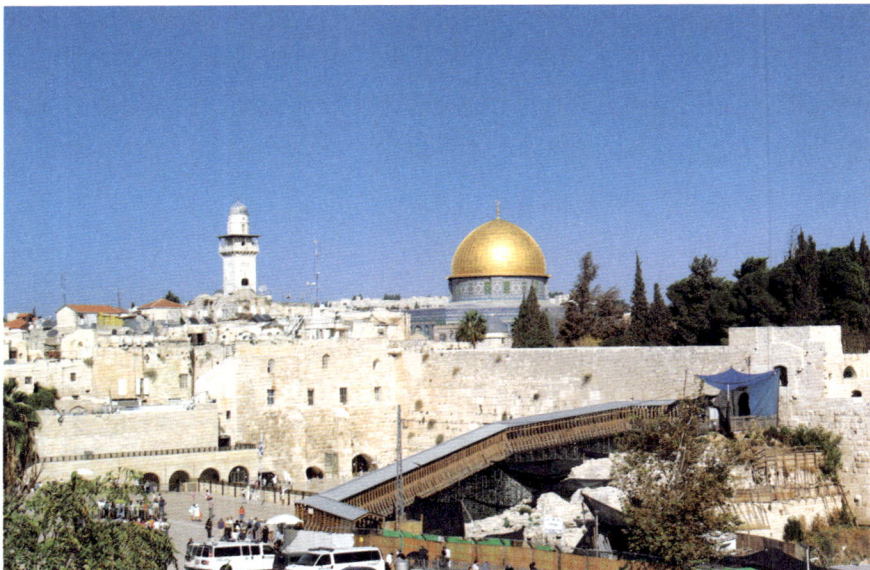

耶路撒冷著名的"哭墙"

258

热信徒。"

这是狂热到杀死别人，还有狂热到乐于赴死的。在 13 世纪威尼斯商人、著名的旅行家马可·波罗口述他"东方见闻"的"旅行记"中，就说到一群信徒，被一个秘密团体的头子、号称"山中老人"的哈桑·伊本–萨巴哈（？—1124）洗了脑子，不惜赴汤蹈火，牺牲性命的：

······山老在两山之间，山谷之内，建一大园，美丽无比。中有世界之一切果物，又有世人从来未见之壮丽宫殿，以金为饰，镶嵌百物，有管流通酒、乳、蜜、水。世界最美妇女充满其中，善知乐、舞、歌唱，见之者莫不眩迷。山老使其党视此为天堂，所以布置一切摩诃末所言之天堂。内有美园、酒、乳、蜜、水，与夫美女，充满其中。凡服从山老者得享其乐，所以诸人皆信其为天堂。

只有欲为其哈昔新（即大麻——引者）者，始能入是园，他人皆不能入。园口有一堡，其坚固至极，全世界人皆难李据。人入此园者，须经此堡。山老宫内蓄有本地十二岁之幼童，皆自愿为武士，山老授以摩诃末所言上述天堂之说。诸童信之，一如回教徒之信彼。已而使此辈十人，或六人，或四人同入此园。其入园之法如下：先以一种饮料饮之，饮后醉卧，使人异置园中，及其醒时，则已在园中矣。

彼等在园中醒时，见此美景，真以为处在天堂中。妇女日日供其娱乐，此辈青年适意至极，愿终于是不复出矣。

山老有一宫廷，彼常给其左右朴质之人，使之信其为一大预言人，此辈竟信之。若彼欲遣其哈昔新赴某地，则以上述之饮料，饮现居园中之若干人，乘其醉卧，命人异来宫中。此辈醒后，见己身不在天堂，而在宫中，惊诧失意。山老命之来前，此辈乃跪伏于其所信为真正预言人之前。山老询其何自来。答曰，来自天堂。天堂之状，诚如摩诃末教法所言。由是

259

未见天堂之人闻其语者，急欲一往见之。

若欲刺杀某大贵人，则语此辈曰："往杀某人，归后，将命我之天神导汝辈至天堂。脱死于彼，则将命我之天神领汝辈重还天堂中。"

其诳之法如是。此辈望归天堂之切，虽冒万死，必奉行其命。山老用此法命此辈杀其所欲杀之人。（冯承钧译）

是不是认为这些都像是神话故事？不，这都是历史的真实。今日就有此类事实。

一个身心健康的年轻旅游者去以色列游览，最后来到著名的耶路撒冷。进入这游览胜地的时候，突然，他向旁人宣称，说他就是《圣经》人物参孙，曾赤手空拳杀死一只狮子，还曾搬走迦萨的城门。现在，他是奉了上帝的旨意，前来拯救以色列人的，他就要将哭墙近旁的一座座墙都推倒。

不要以为这是在开玩笑、说笑话。不是的，这是确确实实曾经发生并正在发生的真实的事，而且发生过不止一次。有统计称，在耶路撒冷，出现类似的事，每年大约有一百五十件之多。

耶路撒冷是大卫王之城，是犹太王国之城，又是希律王的都城和拜占庭的圣城。耶路撒冷也是犹太教、基督教和伊斯兰教的"伟大的圣城""赐福的圣城"，

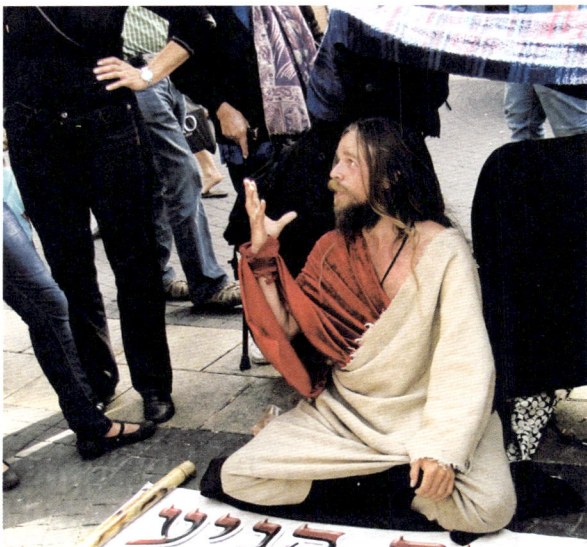

2010 年在特拉维夫拍摄的一个镜头：一位自称是弥赛亚的男子

据说先知穆罕默德创立伊斯兰教后的第九年（619 年），接受真主阿拉的祝福和启示时，就是踩着这里的一块巨石升天的。他赞美耶路撒冷："耶路撒冷是真主在他所有土地中的选择。世界从这里展开，并将如一幅卷轴从这里收起。降落在耶路撒冷的露珠可以医治百病，因为这露珠是来自天国的花园。"对于基督教徒来说，耶路撒冷是耶稣受难、埋葬、复活和升天之地，也是最为非凡的圣城。这就不难想象，耶路撒冷那神圣的气氛和诸多或是庄严或是优雅的建筑，会吸引着世界各地的游人：旅行家是来领略这异国情调的处所，艺术家是来观赏那一座座特殊风格的圣堂，朝圣者是来瞻仰他心中最重要的圣地；一生中只要有一次来到这里，朝圣者就会觉得，他就是来到了主的身边，心中难以控制的激动，有时会使他们丧失理性，呈现出一种特殊的宗教狂热状态，这种真诚而又可笑的状态，医学上有个专门名词，称它为"耶路撒冷综合征"。

"耶路撒冷综合征"之名取之于《圣经·新约·约翰福音》，说的是圣徒施洗者约翰见证耶稣第一次进耶路撒冷时医好一个"病了三一八年"的病人，然后警告他"你已经痊愈了，不要再犯罪"。故事的潜在含义是，一切疾病的发生都是上帝对人的罪恶的惩罚，但是来到耶路撒冷朝圣之后，任何的奇迹都会发生，任何疾病都会不治而愈，罪恶也会得到赦免，只要今后不再犯罪，就能获得拯救。许多基督徒，就都是抱着这种心态来耶路撒冷朝圣的，心中的激动可想而知，于是很容易陷入狂热。此类狂热很多。

"十字军东征"是西方基督教徒组织的反对伊斯兰国家的几次远征，目的是要控制耶路撒冷并夺取与耶稣基督尘世生活有联系的一些地区。第一次东征共聚集了四千名骑兵、二万五千名步兵于 1096 年 3 月出发。两年后，1098 年夏抵达耶路撒冷，数千名十字军绕城七次，相信如此一来，该城就会不攻而塌。"不攻而塌"，怎么会有这种想法呢？今天的人听来不免会感到奇怪。但是对于虔诚的基督教徒来说，这是没有疑义的，因为他们相信《圣经》中所记载的都是事实，而《圣经》中就写到今天称它为"耶利哥效应"的那个"奇迹"。

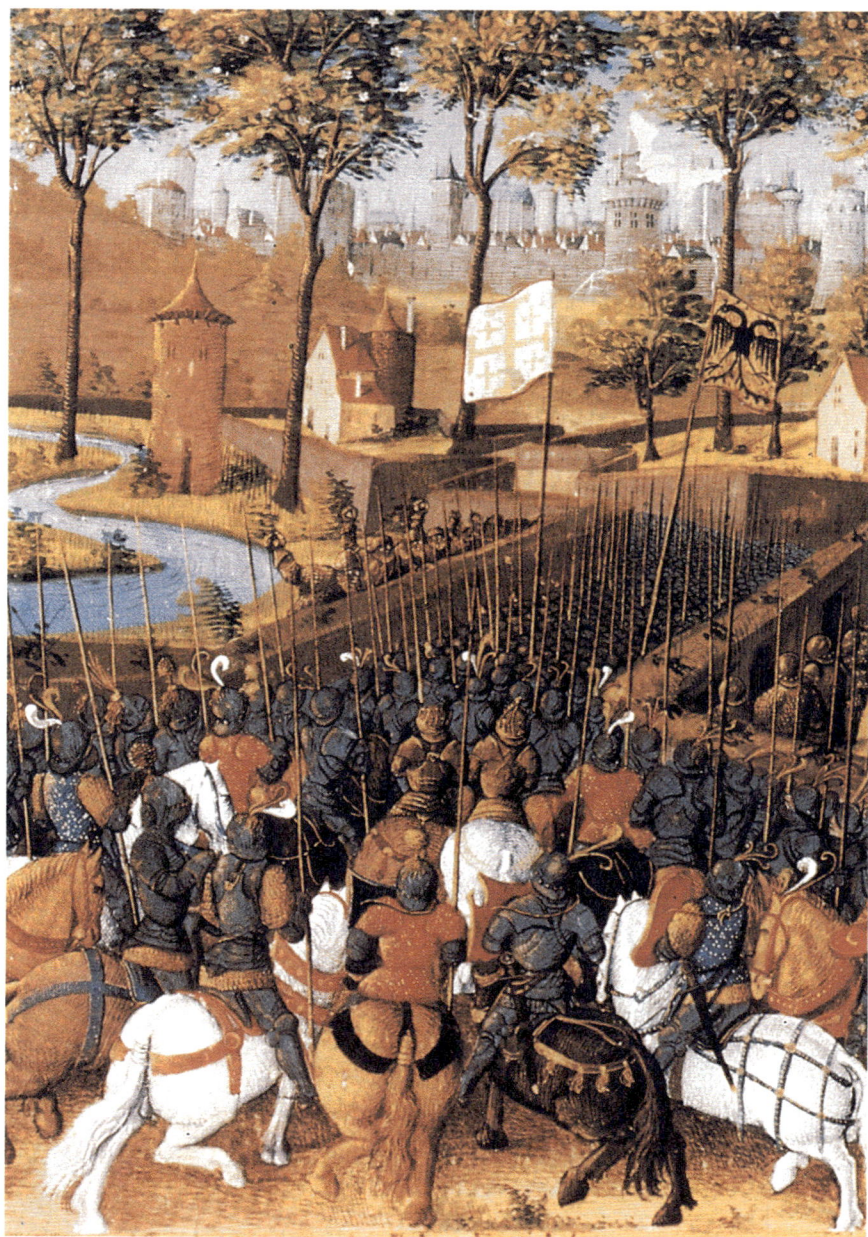

十字军东征的一个场面

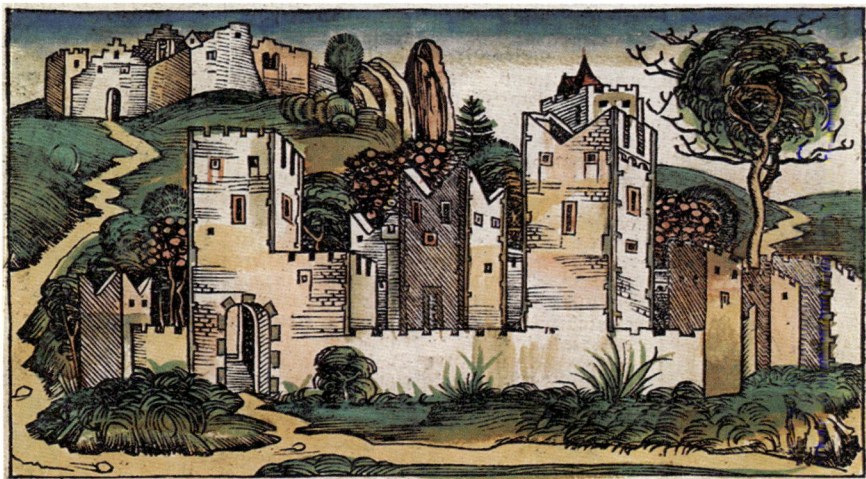

1493 年的《纽伦堡编年史》描绘耶利哥城

耶利哥（Jericho），今译"杰里科"，位于约旦河西侧，是巴勒斯坦的一座古城。《圣经》中提到，它是约书亚率领以色列人渡过约旦河后攻打的第一个城镇。《约书亚记》写道："耶利哥的城门因以色列人就管得严紧，无人出入。耶和华晓谕约书亚说：看哪，我已经把耶利哥和耶利哥的王，并大能的勇士交在你手中。你的一切兵力要围绕这城，一日围绕一次，六日都要这样行。七个祭司要拿七个羊角走在约柜前，到第七日你们要围绕七次，祭司也要吹角。他们吹的角声拖长，你们听见角声，众百姓要大声呼喊，城墙就必塌陷……"据说，当时这么做后，耶利哥城果然不攻而陷。

"不攻而陷"自然只是传说。但十字军坚信，凭借上帝的奇迹，只要他们围城七次，耶路撒冷也会不攻而陷。这自然只是他们的希望。事实哪有不攻而陷的事！

当十字军在 1099 年夏抵达耶路撒冷城郊时，他们相信自己已经到了主的身边，无比的激动使他们近于疯狂，加上这些欧洲人完全不习惯东方的自然环境，特别是当时正好天气异常闷热，且他们都穿着铠甲，尤其感到特别的不舒服，心情就非常烦躁，见城墙并没有因他们的七次围绕而塌毁，就更加心烦意乱，最后陷入了极端的疯狂状态。气恨之

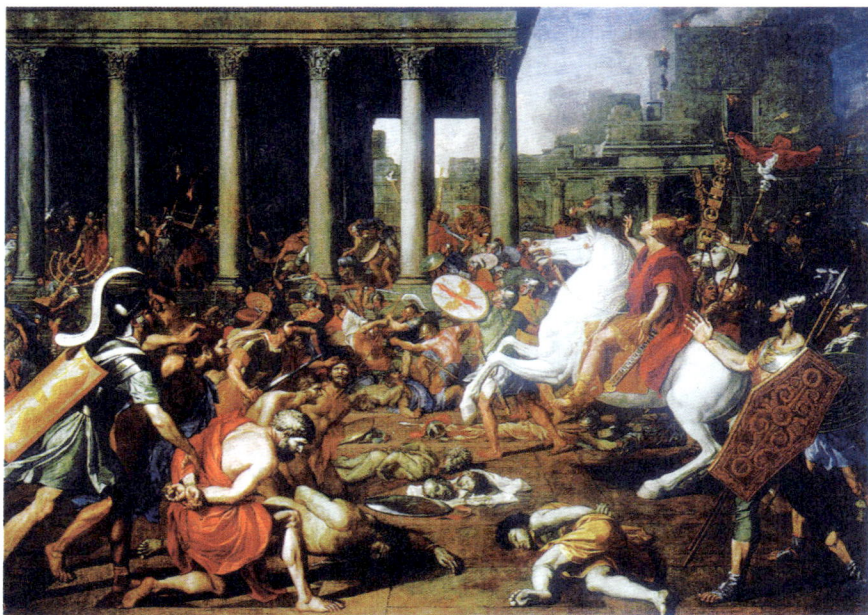

耶路撒冷的征服

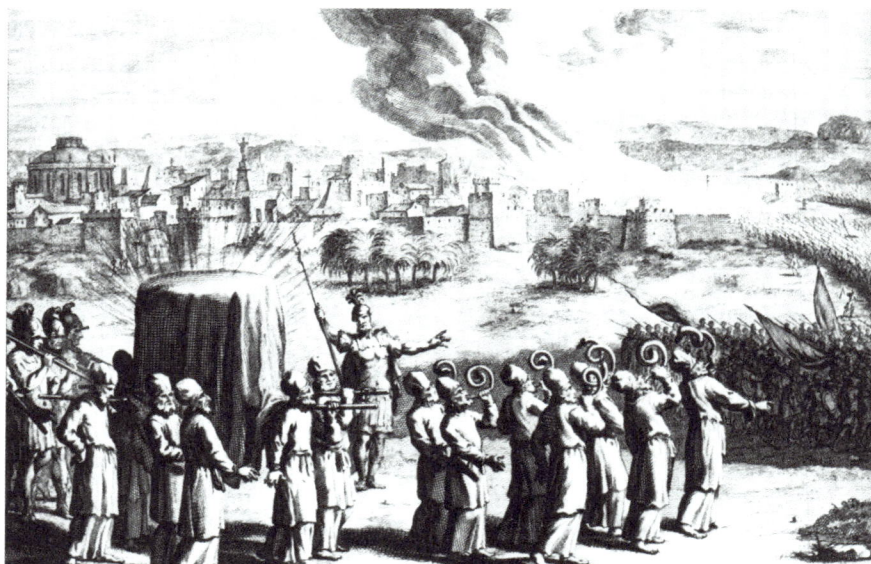

名画：祭司们将约柜抬往圣殿

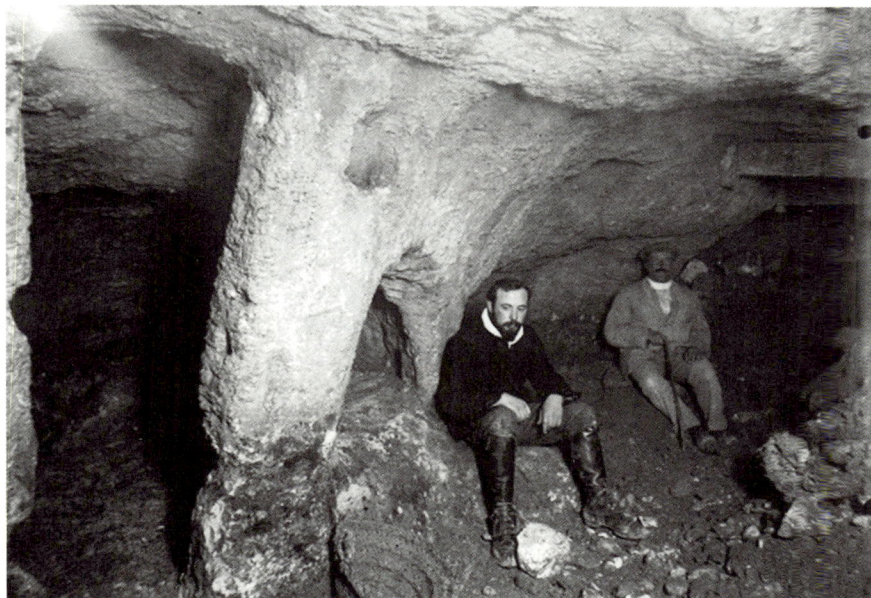

蒙塔古·帕克（左）在耶路撒冷

下，他们搬来梯子和木柱，越过城墙，进行了一场极其残酷的疯狂大屠杀，将该城所有的穆斯林和男女老幼犹太居民，差不多五万人全部杀死。

另一个陷入宗教狂热状态的著名人物是蒙塔古·帕克（1878—1962）。他是英国的军官和远征考察队的一位领导人。他相信古以色列最伟大、最富有的国王所罗门的灵魂已经附进了他的体内，并把他保藏在"圣殿"中的宝物的位置显示给他看。于是，他就要去寻找这些宝物，虽然以往所谓的"所罗门的宝藏"一直吸引着诸多的探险家和人类学家前去寻找，却都未有所获。

这"宝物"指的是约柜。那是《圣经》时代存放刻有上帝授予"摩西十诫"的两块石板的装饰华丽的镀金木柜。在以色列人漂白狂野期间，这约柜是专门由他们中担任宗教职务的支派利未人抬运的；以色列人占领迦南后，约柜被安放在他们的主要圣地和宗教活动中心示罗。随后，以色列的第二任王，上帝选派他继承扫罗的大卫王把它迁往耶路

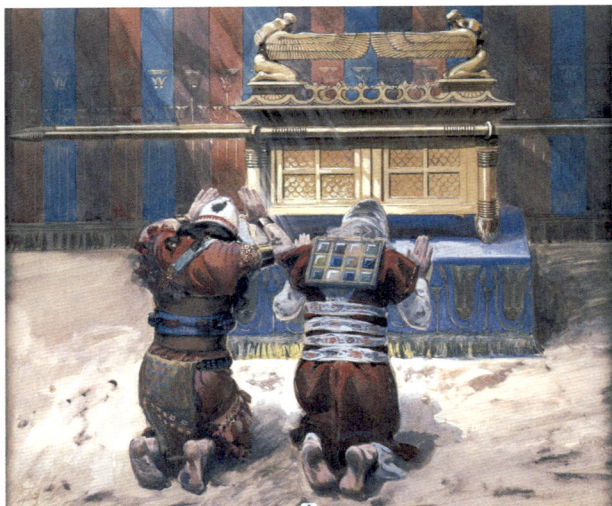
漫画描绘摩西和约书亚在约柜前下跪

撒冷，最后所罗门王把它安置在以色列人最高的祭司场所"圣殿"内。从此，这约柜便不知下落，成为宗教人士和考古学家们历年来寻求的最高机密。现在，被宗教情结纠缠得入魔发疯的蒙塔古·帕克认为自己受到神的启示，就可以得到这一圣物了。

帕克向英国和美国的金融家们筹集了十二万美元的资金，带领他的小组，于1909年8月来到耶路撒冷。获得有关方面的允许之后，他们去圣殿南面的大卫城奥菲尔，不顾蚊子叮咬，开始他的挖掘工作。一开始，工作就颇有成效，很快就找到《圣经·创世记》中说的从伊甸园分出的第二道河流基训。他们以极大的韧劲，将河中的淤泥全部挖出，并清理干净，但仍旧一无所获。于是，当天深夜，他潜入圣殿偷偷进行发掘。他想，这下子就可以得到这件宝物了。谁知他已被穆斯林当局发现。好在正要抓获他的时候，他成功逃跑了。

俄国作家果戈理也经历过一次宗教狂热。

尼古拉·果戈理（1809—1852）是俄国19世纪前半叶最优秀的讽刺作家，他以他的小说《死魂灵》和剧作《钦差大臣》表明他是俄国批判现实主义的奠基人之一。果戈理深信自己是一位文学天才，并认为，上帝赋予他这才华，是让他不仅用笑声针砭社会上的时弊，还要他向读者指明在罪恶的现实世界里应该如何正确生活。为此，他决定创作《死魂灵》（1842），写成像但丁的《神曲》那样的三部曲。但是果戈理

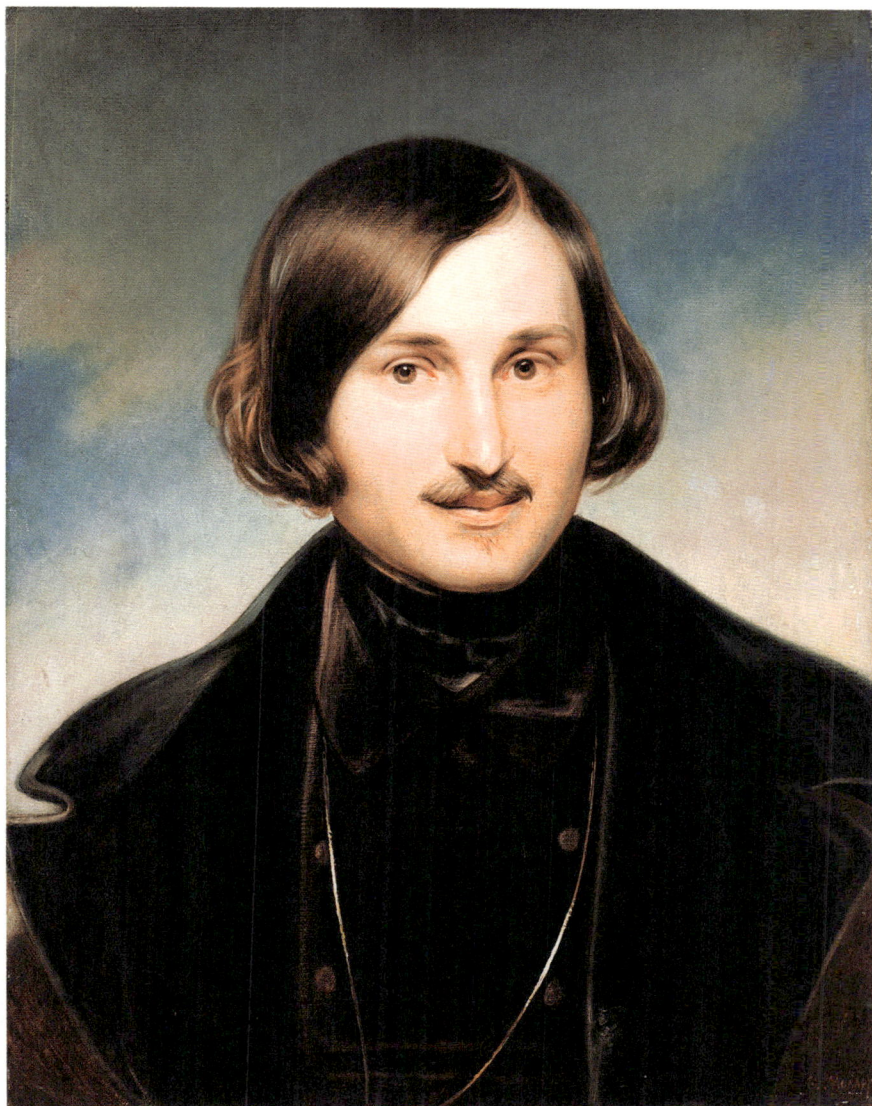

俄国作家果戈理

没有意识到，这时，他的创造力已经在逐渐衰退，使他在创作的时候，着笔屡屡不顺，感到万分苦闷。加上1847年发表的《与友人书》，不仅歌颂了保守的官方教会，还为自己以前无情鞭笞过的农奴制俄国辩护，受到原来敬仰他的批评家别林斯基的尖锐批评。严重的精神困扰使果戈

267

理认为，他必须，正如俄国传记作家伊戈尔·佐洛图斯基在《果戈理传》中指出的，必须"在耶稣墓前（也只有在那里——佐洛图斯基原话）为自己祈求继续生活和写作的权利"。于是，"他就带着这样的心情（于1848年）前去耶路撒冷"。

耶稣当年是骑毛驴进耶路撒冷的。古代的基督徒也都骑驴进这座圣城。果戈理也仿效古代基督徒，骑着毛驴，虔诚地沿着石板路进去。可是到了"圣墓教堂"时，激动之心使他突然感到脑际一阵嗡嗡喧嚣。圣墓教堂的基址是《圣经》中描述的耶稣基督被钉死的地方，据说耶稣的圣墓也在此处。这使果戈理十分困惑。他给朋友的信中描写当时的感觉说："我的祈祷不仅无法从我的胸中飞出来，连挣扎出来都做不到，我还从来没有这样明显地感觉到自己的麻木、冷木和僵硬。""我从来没有像在耶路撒冷和来此之后，对自己的心境这样不满过。我恐怕只是更多地看到了自己的冷酷心肠和自私自利——这就是全部收获。"果戈理特别提道："我怀着某种恐惧之心感觉到……我没有信仰……"佐洛图斯基就此写道："他是为了要证实这（指信仰——本文作者）一点，才到耶路撒冷去的。他去的时候，心里怀着恐惧，怕亲眼看到自己没有信仰，——可是他看到了，证实了。这使他大为震惊。"

在圣地，在耶稣基督面前产生的这种恐惧和震惊，极大地撼动了果戈理的心灵；加上几年来狂热的神父马特维·康斯坦丁诺夫斯基对他的影响，更增加了他心中对罪恶的恐惧感，最后导致他从耶路撒冷回国之后，濒于疯狂状态，最后1852年2月24日将已经完成的《死魂灵》第二卷部分手稿付之一炬。

疯狂状态通常都是躁狂和抑郁交叉的。在躁狂中，果戈理烧毁手稿，转入抑郁后，他又陷入沉思，喃喃地说："您瞧我干了件什么事！原想烧掉早就打算烧掉的东西，可是把所有的手稿都烧掉了！魔鬼真够厉害的——他竟让我干出了这样的事！"这是因为在陷入宗教狂热的果戈理看来，想象自己到了耶路撒冷后，被一直与基督为敌的魔鬼所缠绕，才使他"干出了这样的事"。

像这类宗教狂热的事例还有很多。1898年，德国皇帝威廉二世和

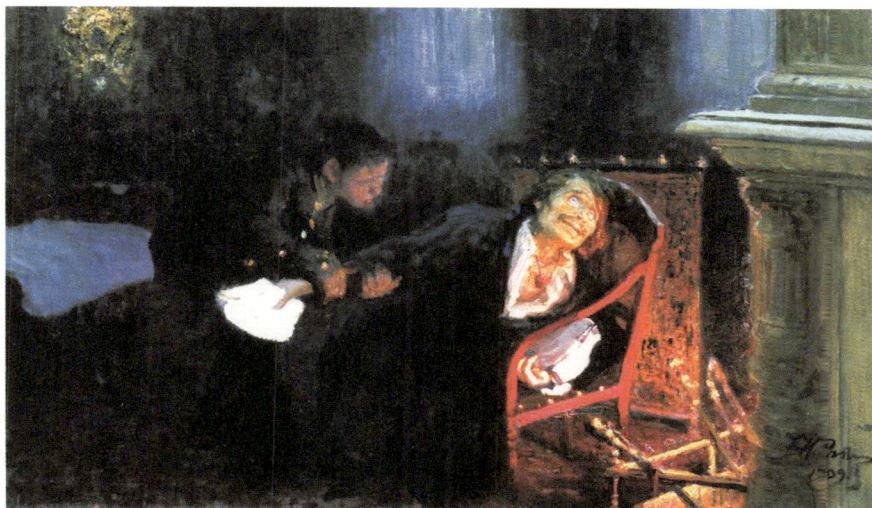

列宾的画《果戈理烧毁手稿》

皇后奥古斯塔·维多利亚访问耶路撒冷时，一束原本是针对他们的疯狂的火焰却烧着了向他们献花的一个阿拉伯女孩的衣服，终至把她烧死。1969 年 8 月 21 日，奥地利年轻基督徒德尼·罗昂来耶路撒冷旅游时，声称自己是"主的特使"，是依照《撒迦利亚书》中说的不能让以色列的犹太人在圣殿山上重建圣殿的指令，要将阿克萨清真寺烧毁，于是便往寺里放了一把火，致使寺顶和寺中的讲坛遭受些许损毁。1999 年 12 月 31 日晚，千禧日之夜，成千上万来自世界各地的狂热的基督徒集聚到耶路撒冷，怀着激动得近于疯狂的心，希望看到耶稣基督所谓的"弥赛亚再临"。当然，什么都没有发生，这不过是他们的狂热思想。还有，1141 年，西班牙出生的犹太哲学家，也是诗人和医生的耶胡达·阿列维拉比（约 1075—1141）来耶路撒冷朝圣。来这里是他毕生最大的愿望，但一直未能成行。这次终于实现了他的这一梦想。据说他到达耶路撒冷后在进入西侧的雅法门之前亲吻大地时，被一个像疯子一样骑着马的人踩死。虽然踩死的事实际上是发生在埃及，但相信"耶路撒冷综合征"的人们宁愿相信它是发生在耶路撒冷。这一切都说明，宗教狂热是多么的影响和毒害教徒的心灵。

癔症：人性的敦实和世故

19世纪末，划时代的"心理分析"理论的创始者、奥地利的医生西格蒙特·弗洛伊德还没有出名，只在维也纳做一名开业医生。不过他对某些疾病发生的心理因素已经有坚定的认识，并开始从这一方面入手给予治疗。一天，一位富有的工厂主陪着他的小女儿来请弗洛伊德看病。主诉谈到，这孩子断续发作惊厥已有五年，一切该做的检查都已经做过，却始终未能发现有什么器质性的疾病，因此，很多名医都相信她患的是癫痫，因为在那个时候，癫痫还没有有效的仪器可以检测出来。弗洛伊德想通过催眠的方法来医治她。谁知病人刚被催眠入睡，惊厥就又发作了。但弗洛伊德仍然继续运用他这治疗方法。他与她交谈，问她："我亲爱的，你在脑海里看见了什么？"女孩子回答说："那条狗，那条狗来了！"弗洛伊德问："哪条狗？你自己的狗吗？""不是，不是，"小女孩明确答道，

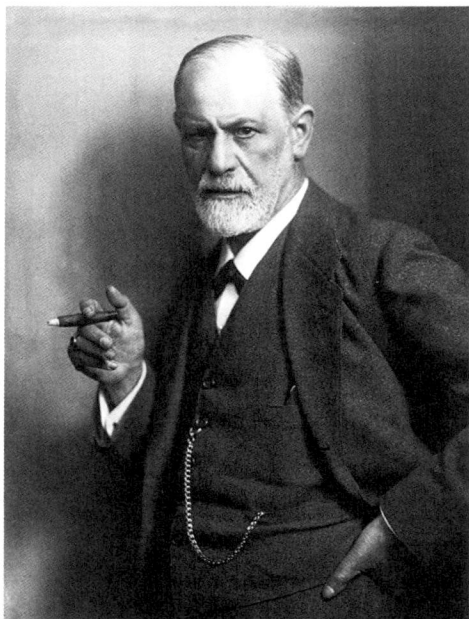

奥地利医生和心理学家弗洛伊德

"一条陌生的狗，在撒野……目光好凶……嘴里吐着白沫……它想咬掉我的腿……"弗洛伊德检查了孩子的双腿，没有发现有任何伤疤，于是诱导她说："可狗并没有咬你啊。你跑掉了。那条狗早就不在了。你再也没见过它，不是吗？你永远不会再见到它了。把这事忘掉吧。这样的事从来没有发生过。你在脑海里看到的那条狗会消失的，你会把它忘掉的。"

弗洛伊德唤醒女孩子，把她的父亲从候诊室叫来，问他女儿第一次发作惊厥之前是否有一条狗追逐过她。父亲告诉他，是在狗追逐她的同时发生惊厥的。弗洛伊德心想，"既然那条狗根本没有咬她，怎么可能使她染上癫痫呢？"他相信，实际上"她染上的是恐惧，这才是造成她惊厥的原因"。于是弗洛伊德决定，并跟孩子的父亲说清，他要通过不断的"暗示"，来消除他女儿第二意识里的这种根深蒂固的恐惧。

随后的一个星期里，弗洛伊德天天都接待这个女孩子，为她驱除心头的恐惧，最后孩子的恐惧终于消失了。父亲非常高兴，真心感谢弗洛伊德救了他的女儿。当弗洛伊德把一份要价不高的账单交给他时，他掏出一只信封给他。弗洛伊德打开一看，里面是一笔可供他一家人度夏的巨款。

像这种没有任何器质性病变的症状，实际上只是患者的一种感觉，或者说是运动障碍或精神障碍，这种感觉异常、感觉过敏甚至完全感觉缺失，或者瘫痪、颤抖、抽动和痉挛等的运动障碍体征，便是通常所说的歇斯底里（hysteria），如今一般都译作"癔症"。

癔症是一种古老的疾病，可以说，从人类开始出现意识时起，有些人就可能会发作不同程度的癔症。医学史家考证，从古代文献上对这种病症的记载和描述看，说此病大多都发作在女人身上，以致被误认为它是女性专有的病，"hysteria"一词就来源于希腊文"hyster"，意思是"子宫"；男人没有子宫，当然不会得癔症。早期的医学著作坚信，一个女人的子宫如果出现位移，则会引起各种不同的感情突变，发作歇斯底里，治疗的方法则是让子宫复位。这个看法影响十分深远，甚至连让-马丁·夏尔科这么一位19世纪著名的巴黎神经科医生也相信确是这

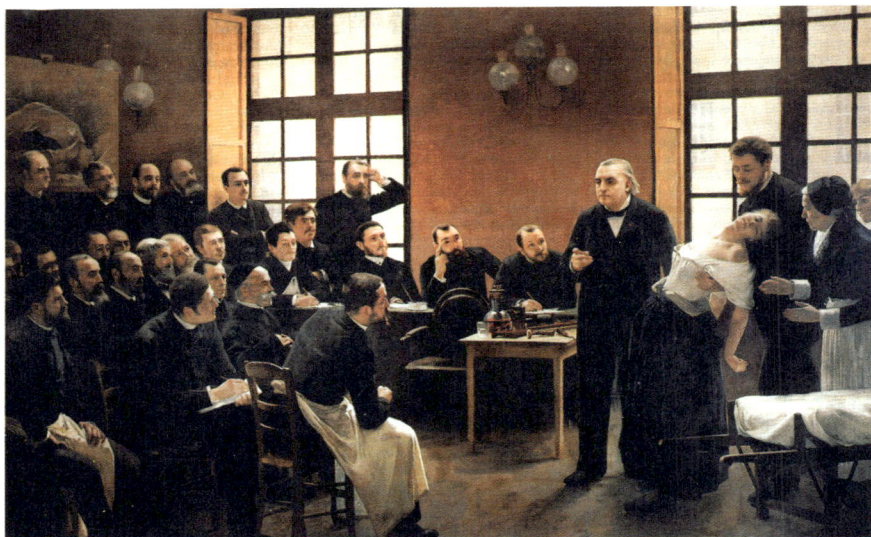
名画描绘法国医生夏尔科的癔病实验

么回事。一次，夏尔科讲演之后，一位听众问起这个问题时，他就很激动地回答说："这经常同性感区有关——经常如此，经常如此，经常如此！"弗洛伊德也亲身感受过这种传统的偏见。弗洛伊德本着自己不同于传统的认识，一次，想试着是否可以在男性病人中找到癔症患者。一位老医生知道后，竟惊奇不已，大声叫道："天哪，我亲爱的先生，你怎么能说出这样荒唐的话？歇斯底里是子宫的意思，男人怎么会得这种病呢？"当然，这个看法实际上是没有科学依据的。不过癔症倒的确是由于情感突变所引起，例如与宗教情感、性爱情感等发生冲突，都会引致癔症的发作。因此，在古代，或者黑暗的中世纪，甚至近代，都曾出现很多癔症病人。

阿斯克勒庇俄斯是希腊的医药之神，被认为能为人在梦中治病，信者往往都睡在他的位于伯罗奔尼撒半岛东北部埃皮达鲁斯的神殿里，以求治好自己的病。阿斯克勒庇俄斯神殿的匾额上记载了许多这类治病的事例。公元前4世纪，一位名叫安布罗西娅的雅典女子一只眼睛丧失了视力，她不相信瞎眼或者瘸腿等残疾会仅仅因为这么在神殿里睡一个晚上就能够医治好，不过最后她还是听从旁人的规劝，去了神殿。当夜晚来临时，据她后来告诉别人说，神真的出现在她的面前，并且答应把她的病治好，只是要她为神殿许下一个虔诚的愿心。在她模糊的记忆中，她当时许诺的是一只银铸的小猪。于是，她说，神随后就切开她那只失却视力的眼睛，为她涂上香油。到了第二天天明，安布罗西娅这病真的痊愈，恢复了视力。这似乎是一件完全难以置信的事，不过也不是不可以解释的。世界著名的医学史家亨利·E. 西格里斯特指出："癔症是一个人以突然的变聋、变哑，或者非器官损伤的僵痛，来逃避不愉快的现实。"他认为这实际上是属于最容易医治的一种病。西格里斯特说，像安布罗西娅这种丧失视力的症状，其实并不是真的眼睛瞎了，而只是视觉障碍，属于一种感觉状态。因此，如果心理上平衡，例如产生信念，这感觉障碍就有可能消失，随之症状也便跟着消失。安布罗西娅的情况是这样，弗洛伊德医治的那位工厂主女儿的情况也是这样，原本都不属于器质性的疾病，而由于某种心理障碍而引起的感觉障碍，因此，一旦心理平衡，症状就有可能消失。

中世纪的西欧，对死亡的恐惧和对宗教的狂热致使一种集体性的癔症大流行。

那是 14 世纪末，黑死病大流行虽然已经过去，但是它对人造成的恐怖却永远无法消失，人们提心吊胆，担心在未来再一次"魔鬼作祟"的瘟疫中，自己是否能够获得神的拯救。这想法时刻交织在他们的心头。正是这种意识的冲突所产生的意识障碍，使很多人要在癔症，即歇斯底里的发作中，来逃避或忘却幻想中的这一可怕的现实。

先是 1374 年，在原古罗马矿泉疗养地艾克斯拉沙佩尔，即今日的德国亚琛。男人们和女人们，一群又一群都自发地、不由自主地聚到一起去狂跳乱舞。这舞蹈群随后从亚琛迅速蔓延了开来，转到了法国，甚至越过了整个德国，到了荷兰中部的乌德勒支、莱茵河畔的科隆与法国东北的梅斯。这真是一种独特的舞蹈模式，或者应该说是一种舞蹈仪式：男男女女的舞者，都手挽着手，连接成一个圆圈又一个圆圈一个小时又一个小时地从一个市镇跳到另一个市镇，还不断地从新地区充实新成员，来扩大自己的狂舞队伍。19 世纪德国医学史权威尤斯图斯·

弗里德里希·黑克尔曾这样描写这种舞蹈的情景："……他们的知觉似乎已经失去了控制，一直不断地跳下去，不管旁观的人怎么样，一连几个钟头都陷于极度的兴奋和狂热之中。"黑克尔说，只有绝对的疲乏，才可能使他们停下来；而一当他们停止了跳之后，他们立刻就躺倒在地上，不住地呻吟和哀号，诉说心中的压抑，大声惊叫想象中折磨他们的魔鬼的名字；还有一些舞者声称自己此刻正落入魔鬼的汪洋血海之中，因此要想法高高地跳离这危险的境界；也有一些舞者自称他们已经望见了天国的大门，看到耶稣和圣母马利亚坐在他们的宝座上，等等。据说，在这些跳舞的人当中，有一些倒地之后，口吐白沫，身躯扭动翻腾，像发作癫痫的样子。不过这种间歇通常都是非常短暂的，他们立即又跳了起来。目睹者说，一定的时候，舞者会多到几百个人同时一起跳。在那些出现这种舞蹈群体的地区，正常的日常生活停止了，成群成群的居民都去了那里，主要是农民、工匠和其他穷苦民众，有时也有少数经济富裕的市民和贵族，"农民丢下了犁耙，技工离开了工场，主妇抛下了家务，孩子离开了父母，仆人离开了主人，全都加入这野性的群舞行列中自娱"。也有一些人是抱着观望瞧热闹的态度，或者是为了去行宗教仪式帮助这些可怜的、患病的舞蹈者。历史记载，当时，在舞群跳到著名的圣保罗隐修院教堂所在地列日时，发生了一场争执：教士们坚持说舞蹈者是被魔鬼缠身，他们要为这些受难者施行驱魔仪式，一些反教权主义的派别则对教士百般地数落和嘲笑。后来，这一活动受到当局的制止。1418年的一次歇斯底里狂舞，舞群队伍跳到法国和奥地利边境的斯特拉斯堡，有大

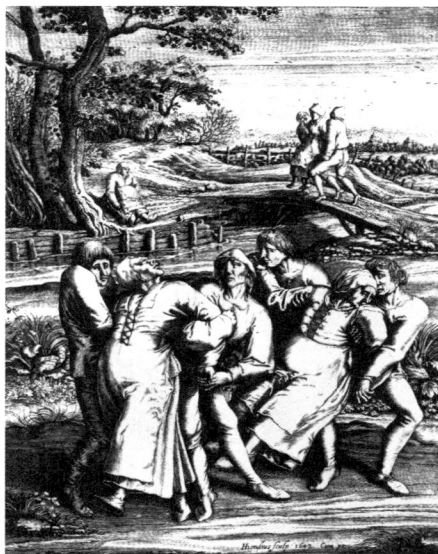

老勃鲁盖尔的版画描绘癔病患者舞蹈

批的人加入队伍中去，在市区的街道上发疯似的跳个不停，伴之以风笛的音乐和大批观看的人群。其中有许多父母亲，他们非常担心自己的孩子也会加入里面去，反响十分强烈。于是市议会便采取了一项积极的措施，把他们拆开，分成一个个小组，让他们或步行或乘车，安排他们去扎贝恩和罗特斯坦附近的圣维图斯小教堂，由那里的教士和民众一起为这些患歇斯底里舞蹈病的病人举行宗教仪式，治疗他们这奇特的病症。

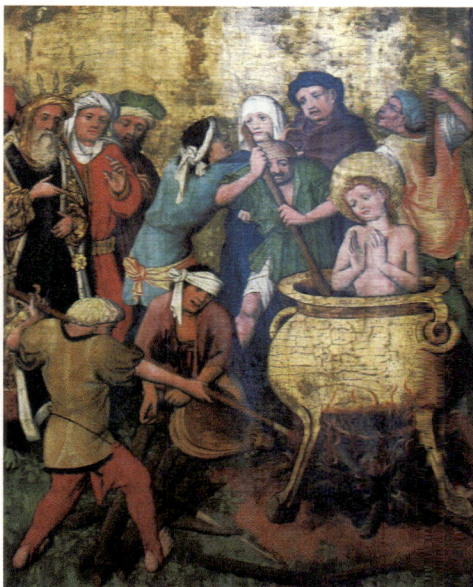

15世纪的作品：圣维图斯殉教而死

关于这种"舞蹈病"当时形成的一种风俗，16世纪最伟大的佛兰德斯画家，画过大量风俗画的彼得·勃鲁盖尔（老）一定目睹过，他有一幅素描非常生动地描绘了一批舞蹈病的受害者，一组又一组。一个女人跳在两个男人中间，显然都沉醉在极度的狂热之中。

当然，这种被称作"舞蹈病"的群众性歇斯底里大发作，据医学史家考证，也并非起始于中世纪。早在公元303年，意大利西西里的青年圣维图斯被疯狂迫害基督教的罗马皇帝戴克里先处死殉教的时候，临死前曾祈祷说，凡是把他殉教这一天作为纪念的人，都能得以防治舞蹈病。因此，这种舞蹈病又被称为"圣维图斯病"。后来，在公元10世纪或者稍早一些，此病也有过一次大流行。中世纪时，曾出现过一段间歇期，15—17世纪又重新流行。

那是在意大利。有记载说，在意大利普利亚大区的塔兰托，有一种塔兰图拉毒蛛。如今科学研究已经查明，塔兰图拉毒蛛对人并无毒性。但是在当时，人们普遍相信，若被塔兰图拉毒蛛咬伤之后，便会患者兰图拉毒蛛病，症状是又哭又跳，最后发展到不停地狂舞，直到疲乏得无

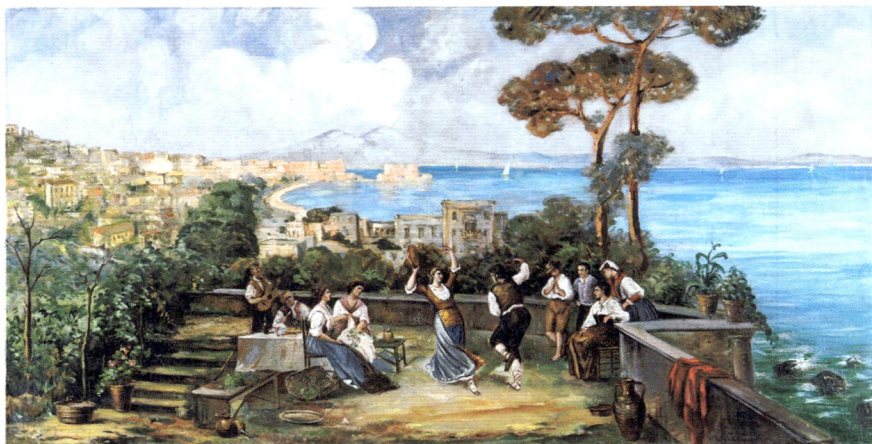

意大利人跳塔兰台拉舞，实际上也是一种癔病

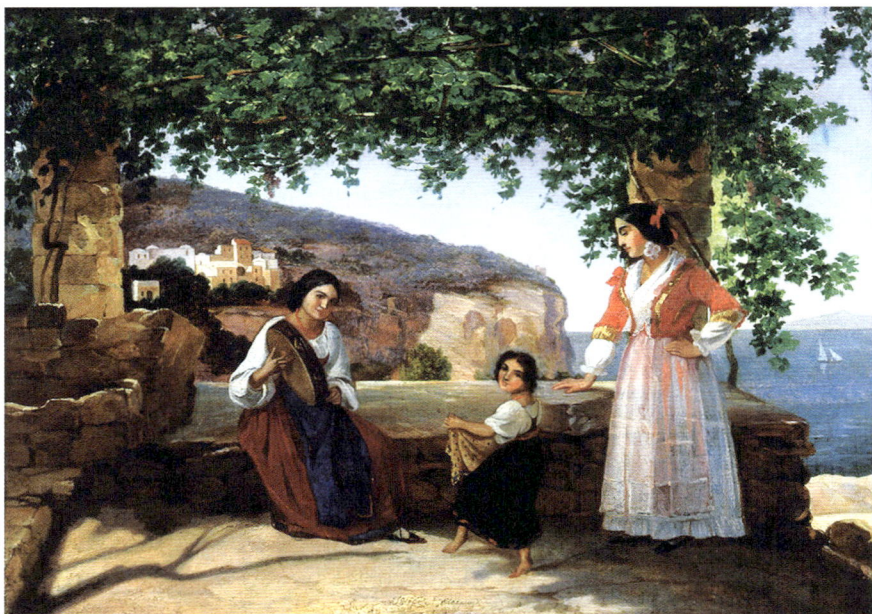

意大利舞女跳塔兰台拉也一样，图为 1846 年的画

力倒地为止。所以可以想象，既然无毒，患者又多数是恋爱中的女人，纯粹只是由于心里害怕，或者因为其他原因，例如在性生活上发生精神障碍，才发作舞蹈病这种歇斯底里的症状。因此，当时的人们都相信，此类病人只有通过一种独特的狂舞才能治愈。那叫塔兰台拉舞，是一种舞步轻快、舞伴间相互挑逗调情、颇具性感的民间男女对舞。从医学心理学的角度看，通过狂舞，最后"治愈"歇斯底里症，并不是不可能的，因为产生信念，就可能减缓意识的障碍，从

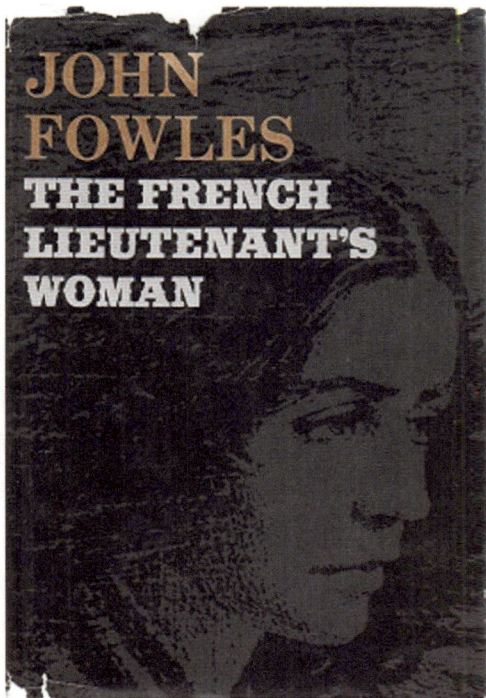

福尔斯的小说《法国中尉的女人》

而有助于症状的缓解，如是属于性压抑造成的意识障碍，那么在这种对舞调情中，就能使压抑获得发泄。

被历史学家称作"维多利亚时代"的那个时期，是大英帝国的荣耀。但是在繁荣的同时，历史学家们不能不令人遗憾地提到这一时期流行的另一种价值标准：岛国的狭隘性，实利主义，品头评足，尤其是对青年男女的性压抑，甚至到了十分严酷的程度，是这一时期最突出的特点之一。英国当代著名作家约翰·福尔斯在小说《法国中尉的女人》中曾经这样评述这个时代的特点：

在那个时代，妇女们的衣服把肉体遮盖得比任何时代都严实，……在那个时代，任何小说、戏剧、诗歌等方面的著名文学作品，在色情描写上从来都不超过接吻的程度。……在那个时代，

人体的某些器官是从来不提及的，否则会被认为有失体统；……在那个时代，在人类活动的其他方面都出现了长足的进步和解放，而唯独在最基本的个人情欲方面却受到苛刻的控制。

对青年女子性压抑这种情形在 19 世纪其他一些西欧国家中也同样存在。

那个时期，在专制家长式的统治之下，一个上流社会家庭出身的少女，从她生下来的那天起，直到由父亲陪她去教堂，然后与丈夫同时离开婚礼的圣坛止，她没有一天不是生活在经过人为把持和严密"消毒"的环境里的。她们的穿着要说是异常的考究，不如说是异常的拘束：腰间紧紧地束一件用鲸鱼须骨制成的紧胸衣，脖颈上的衣领扣得又高又紧，直到下颚，卡得人几乎透不过气来；下身是鼓起的肥大裙子，有如一只倒置的香槟酒杯，穿的人要想稍稍快一点移动脚步都是非常困难的；精心设计的发型，高高耸起，上面是一个个螺髻、辫子，不用说，还有摇摇晃晃、闪闪发光的珠宝和头饰，没有几个钟头花下去是打扮不出来的，这就强迫人无论是走或是坐，都得老老实实、规规矩矩，不可多动。此外，少女的全身，全部都被裹在服装里头，不但两脚盖得严严的，两只手也始终要捂在手筒里，甚至在室内洗澡也要穿一身白色的长衬衣……这样的装束，就是为了让异性甚至同性都不要看见女子的肉体。有人说，那时的女子，一辈子至多只有接生的、洗尸体的和丈夫三个人见过她的肩膀。只要想想，女子这样的穿戴，先是要由仆人把她背后从腰身到脖颈的搭扣一个个全部扣上，再用力将紧胸衣束住，然后请理发师把长长的头发烫鬈曲、梳整齐，再做出发型，最后再在外面一层一层地给穿上衬裙、紧身内衣、上衣等等，不但得费去很多很多的时间，就是这样做的动机本身也是荒谬绝伦的，因为在那个讲究"道德"的时代看来，好像越是把女性的自然形态掩盖得严严实实，就越是能够使女性忘掉自己是一个女性，也就越是能够忘掉女性的自然欲求；越是让女性把大量的时间花费在这类梳妆打扮上，就越是能使她们没有时间去想心事，也就是说让她们没有时间想到性这类问题上。除此之外，时代还通过外在的手段来控制女子。上流社会家庭的女子时时都得由一位家庭教师陪伴——应该说是看管着，绝不允许她们有片刻的独处；不论上舞蹈课或者音乐课，同样都有人接送，绝不让她们在无人保护——应该说是监视的情况下离开家门一步。她们读的书，不用说，都是经过检查的，就连基督教的经典，也是"节本"或"洁本"《圣经》，里面对少女们自己和对家长们都属最重要的内容，例如涉及人类本性爱情的《雅歌》等篇章都已删去。而且，不但是异性之间的交往，没有人在旁是不允许的，连平时与任何人说话、写信，用语上也得竭力避开与性有关的词汇，以至于可笑到像"裤子"这么个词都不敢说，而得要用譬如"下装"或者"难以启齿之物"之类的词语来代替。

但是"性"是人的自然欲求，这欲望作为人类的本能，是不可能消除的，外在施加的压力只能将它压制到潜意识中去，它仍然时刻要求得到发泄。性欲只有三条出路：在与异性的性交往中，经由升华的途径使之转化于科学、艺术创造中，还有就是精神病。如果前两条途径没有可能，那么，性的长时期的压抑只能导致人的精神病。奥地利的现代著名作家斯蒂芬·茨威格根据自己亲身的观察和深入的研究深深感到，当时的人们一方面心中满怀着自然的性欲求，另一方面又出于"对道德观念近乎歇斯底里的迷恋"，竭力压抑这种自然欲求。这样，两种心理长期的冲突，结果致使从社会的最高阶层一直到普通的黎民百姓，都"害怕任何的肉体和自然"，最后就患上了歇斯底里症。茨威格有一个姨妈，就曾发作过一次歇斯底里，也就是癔症。那是她的新婚之夜，已经到了凌晨一点钟，她还是逃离了新房，跑回到父母的寓所，大吵大嚷，说什么她再也不愿意见到那个与她结婚的"下流男人"了，因为他一本正经地想扒下她的衣服，使她害怕极了；她费了好大的劲，才使自己摆脱了他那她认为显然是病态的要求。

但是到底是谁病态呢？是她的丈夫，还是这个女人自己？

近年，权威的《不列颠百科辞典》指出：

癔症的发病率在世界许多地区渐趋减少，其原因是人们在

279

心理上变得更为世故；在性的问题上拘谨和压抑少了；家长权威制的家庭结构也减少了。

人性的敦实才容易发生歇斯底里，世故倒是有利于压抑的发泄。

近年的情形确实大不一样了。进入现代社会后，资本主义消费品生产的飞速增长，引起传统的纯朴生活方式的改变；人文主义思想对个性解放和个性自由的呼唤，影响到性的领域；现代生物学、心理学的研究成果，进一步揭示了人类性生理，特别是潜意识中原始本能冲动的秘密。这一切都有助于打破性问题上的拘谨、压抑和专制家长制的家庭结构。人们开始认识到，成人中间的正常的性行为，不但不是罪恶，反而有助于人体的健康，增强人的自信心，启迪人的思维和灵感。这样开放的心理状态与精神障碍是格格不入的，还会有什么癔症呢。

中毒（一）：愉快地迎接死亡

季莫菲·海因先生上星期在法明顿去世，终年六十岁。其时，一群蜂正忙于搬家，他一侧脸上及颈上被蜇四五处。他的几个儿子将他抬至十竿左右远处的一面石墙跟前，他无人帮助显然已不能行走，就留下他去叫母亲来。他们往大约五竿远处的家走去。可是，还没有等到他们回来，他就倒下了，不到一个小时便断了气。这一天数注定的事件，对别的人也是一个打击。

这是美国安大略省 1814 年 5 月 17 日出版的一期《安大略墓室周报》上的一则报道，叙述的是一次前所未见的"极不常见的死亡"。

神奇的大自然是合乎"目的论"的。动植物的毒本是用来作自卫或者捕食的手段，如一些植物的毒是为了免受某些动物，特别是昆虫的伤害；一些动物的某些组织甚至全身分泌毒素，是为了帮助捕食，兼用于防御，所以它们的效能一般仅仅在于使对手处于暂时的麻痹状态。对于人类这样庞大的躯体，一只小小的蜜蜂，它的毒性，至多也不过引致人体局部红肿和疼痛而已。因此，这一"极不常见的死亡"，自然就引起人的疑惑。最后，研究人员在纽约州查平的"狄龙墓地"或叫"洛林豪斯公墓"处，找到一块已经破裂了的石板，石板上有一张照片，旁边刻着这样几行诗体碑文：

为纪念/1814 年 5 月 12 日/六十六岁死去的/季莫菲/瑞安。

千百种方式使我们的寿命缩短。/没有一个人得免于死亡。/蜜蜂蜇了我/使我停止临终的呼吸。

这座坟墓收容着/我肉体的脆弱躯壳的最后遗骸/我的灵魂已经离开/不再返回到永生的时日。

看见我躺着的地方/每个朋友都会气愤又怜悯。/但是记住，你定会死去/此地已经为你的死做好准备。

研究人员相信，季莫菲·海因和季莫菲·瑞安定然是同一个人，死者的年龄和死亡的日期是由于后人的记忆有误。而且季莫菲·海因墓石旁有他两个儿子阿尔伐和詹姆斯的墓，可作那则报道的旁证。

世界上有数以亿计的动植物，其中很多被人类用作食物，以维持人类自己的生存和种族的繁衍；另有一些动植物，经过验证之后可以作为药物，帮助人来治疗疾病，增强人的健康。但也确有一些动植物，它本身具有毒素，即使很小的剂量，也会使人中毒，引起人的急性或慢性疾病。不过，人类具有亿万年间长期进化遗留下来的避死就生的本能，使人类的机体本身就具有预防中毒的自我保护机制。或是出于本能和经验而避开毒物，或是通过呕吐和腹泻将服下的毒物排出体外，甚至能够通过由基因控制的代谢过程解除进入人体细胞内的毒物，使人在多数情况下都得以避免中毒和死亡。所以，季莫菲的死及其墓碑上的哀怨动人的诗句，现在已经被作为动植物的毒素致人死亡的一个"极不常见的"例证，写进了医学史。

的确，谁不珍惜自己的生命呢？"我的灵魂已经离开/不再返回到永生的时日。"道出了人类对丧失宝贵生命的共同的哀叹。但是确实也有一些人，并非因为厌恶现实的生活，而只是因为怀有一种信念，或是为了理想，或是为了爱情，或是为了科学，而毫无顾忌地面对毒物，欣然服下这些毒物，甘于受毒，期待因之引起机体的损伤，以致弃绝宝贵的生命，使他们的事例具有严峻的或者浪漫的传奇情调。

有一种叫"毒芹"的植物，每年盛夏开花，在阿尔卑斯山一带到

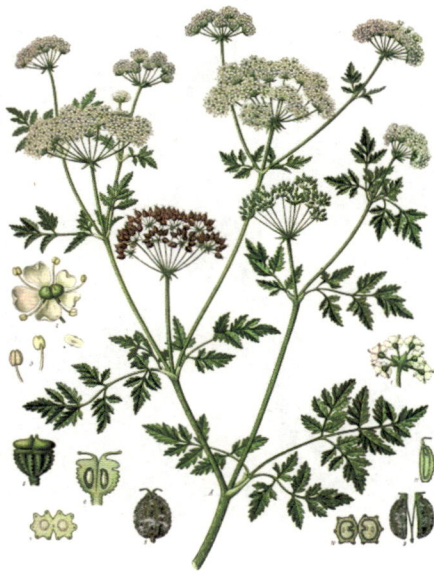
毒芹的植物图

处可以看到。它在分类学中属于伞形科毒芹属，是一种多年生的高大草本。过去的著作中曾一度误认它有治疗痛风的良好作用，实际上它的根部有剧毒。

毒芹，自从公元前 4 世纪雅典的法庭用它来杀死苏格拉底，两千年来，它是最为西方的人所熟知的毒物了。

苏格拉底（约前 470—前 399）是古希腊三大哲学家中的第一位。由于苏格拉底的生活处在灾难性的伯罗奔尼撒战争的混乱时期，当时，由三十僭主实行专政，社会生活非常不安定，人们的道德价值也遭到严重的腐蚀，苏格拉底有几位年轻的朋友甚至企图把雅典出卖给敌国斯巴达。面对此种情景，这位伟大的思想家感到自己有必要也有义务站出来，劝导人们要像在德尔菲的阿波罗神殿正面上所刻的题词所教导的："认识自己"，并力求探索道德和人道的含义，来支撑当时生活中的这种伦理局面。但是他这崇高的思想却被当成违法，遭到了指控。对他的起诉，据古希腊著名历史学家色诺芬《回忆苏格拉底》中的可靠记述，是认为"苏格拉底的违犯律法在于他不尊敬城邦所尊敬的诸神而且还引进了新的神；他的违法还在于败坏了青年"。最后，由五百多名陪审团组成的法庭以微弱的多数通过，判处他死刑。

尽管在审讯之后，还允许做另外一种选择，即苏格拉底可以服从，也可以不服从；而且有钱的朋友还已经为他做好安排，帮助他，使他完全有机会逃往国外，没有人会防备他。但是苏格拉底拒绝做这样的事。

苏格拉底的一生，都是遵循自己的信念所指引的方向，过理性生活。受审后，他曾这样对朋友们说："我以为，那意识到自己一辈子度

283

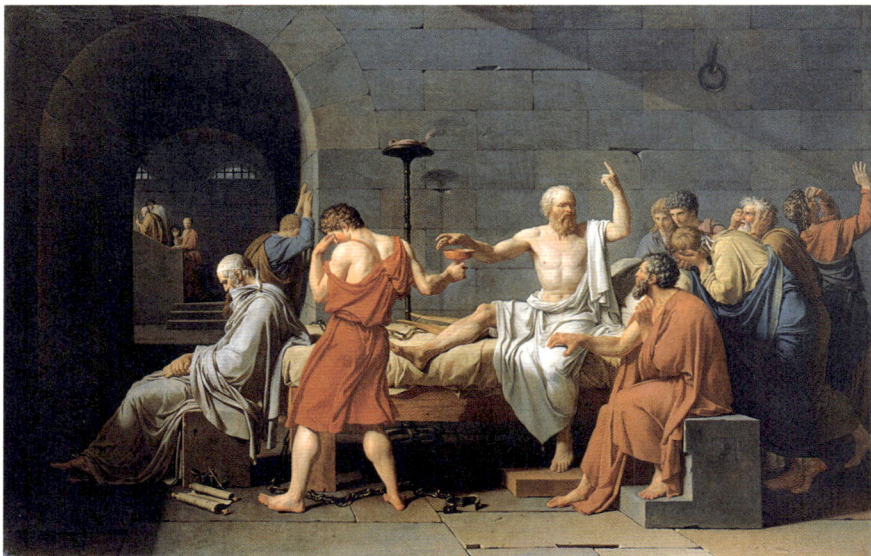

大卫画的《苏格拉底之死》

着虔诚和正义的生活的人是最幸福的人"，而他自己，他觉得，便正是一个这样的人。因此，他"对于自己（目前的境遇）是感到非常快慰的"。在苏格拉底看来，信念重于生命，为了自己这信念，有必要，即使是死，也要勇往直前。在此之前，在他的对话录《斐德若篇》中，苏格拉底就曾建议说，哲学家应当去死，因为这样就可以让肉体从尘世的生活中超脱出来。所以，他说，雅典法庭这次对他的判决，虽然违反事实，但既然是合法法庭的判决，是合乎理性的，他就必须服从。同时，苏格拉底还相信，他现在去死甚至是合乎时宜的。因为他相信，"正是由于神明恩待我，照顾我，他才不仅使我在适当的年龄死去，而且还是用（喝毒芹汁这种）最容易的方法"。他认为这是"使朋友最少感受痛苦、使死者最多被怀念"的一种绝好的死法。所以，他绝对不愿寻求任何理由、任何方式来逃避这一死亡。他坚定地表示："我宁愿选择死亡也不愿奴颜卑膝地乞求比死还坏得多的苟且偷生。"

像平时那样，临刑那天，苏格拉底怀着他毕生的信念，理性地先是脱掉穿在身上的长袍，沐浴净身，然后穿上另一袭干净的长袍，回到囚室。等到傍晚囚室也暗下来的时候，他觉得时刻到了，便走到门口，要求"把毒芹汁拿来"。

一会儿，下毒人将这毒药放在一只有清晰花纹的精美器皿中送来了。看到这种情景，朋友们痛苦得浑身发抖，忍不住哭了出来。满怀理性信念的苏格拉底却一如平日，从容自如。他毫不犹豫地端起这碗毒汁，一饮而尽。他还按照下毒人的吩咐，在一动不动站成一排的朋友们面前开始走来走去，为的是使药物的毒性被他的躯体充分吸收；然后，他慢慢地、吃力地走近床边，在床上躺了下来。对这种毒液是怎么使他感到难受，伟大的哲学家一句也没有说。下毒人知道，是毒性发作到使苏格拉底全身都感到发麻了，才见他以最大的努力、最强的意志，伸直自己的身子，支撑着求身边的人代他办一件事：给医神阿斯克勒庇俄斯送一只鸡去，作为归还他毒药的钱，因为苏格拉底认为，这帖"药"治好了他的病，结束了他的生命，使他走上了合乎理性的不灭之路，所以要向这位医神祭献。很快，毒性最后终于达到他的四肢，随后到了他的心脏。朋友们又一次忍不住失声痛哭。这时，下毒人指给他们看，说饮毒者的身体已经僵直到了腰部，虽然他们看到，他的脸上还露出了笑容。这是因为，如16世纪伟大法国思想家米舍勒·德·蒙田说的："预先思考死亡就是预先思考自由。知道怎样去死的人，不知道怎样做奴隶。知道怎样去死会使我们摆脱一切奴役和压抑。"

毒芹的液汁到底是怎么使人感到难受呢？这是一个千百年来一直吸引着人们的谜。

不少古代和近代的医生和药学家，著名的如18世纪德国的安东·封·斯泰克和意大利的拉扎罗·斯帕兰札尼等，都对毒芹做过不少的研究，但是在他们的著作中叙述得不是很详尽，大致只是说，在服用不同量的毒芹之后，轻则出现患霍乱似的症状，重可使呼吸神经麻痹，许多受试动物都死于呼吸肌麻痹。看来，这些大医学家主要还只是在动物身上做过实验，因此，对于毒芹对人的机体所产生的反应机理就不很清楚了。

为了科学，19世纪曾有三位维也纳的大学生，甘于受毒。他们每人三次，共计九次，喝下了毒芹根部的液汁，来做自体实验。他们每次

285

喝下的液汁在 0.003 克到 0.08 克之间。

大学生们诉说，在喝毒芹的液汁时，舌头感到一种特别尖锐的味觉，口里出现剧烈的烧灼感。接着是喉咙发痒，唾液大量分泌，可以看到舌面上有多处明显的损伤，以致舌头像是麻木得没有感觉。大学生们声称，不论剂量多些或者少些，都是在实验开始之后三分钟时，每个人的脸孔会感到炽热，并觉得意识模糊，脑袋沉重。以后这种感觉更加强烈，头也开始晕了，根本不能思维，只呆呆地把注意力集中到某一个固定的目标上。伴随这种状态的是精神萎靡不振，情绪异常不佳，还有像是酒醉之后的头痛和不舒服感。这种情况一直持续到第二天，而且更加感到软弱无力；视力也更加衰弱了，瞳孔放大，周围所有的一切，什么都看不清楚；听觉弱得像是耳朵被一团棉花塞住；触觉同样也十分迟钝，还觉得全身的皮肤都毛茸茸的，有如许多蚂蚁在爬动……

很快，实验者们更加软弱了，连头都难以支撑起来。他们用力想动动手，但是手不听使唤；走起路来步伐不稳，始终摇晃不定，甚至到第三天两脚都要颤抖。最后，到实验结束，大学生们能够回家时，他们还感到肌肉仍然十分松弛，行走时步伐完全不由自主，基本上是整个躯体在自动往前，肌肉几乎不运动。在进家门和上楼梯该脱鞋子的时候，他们的四肢和其他部位的肌肉开始痉挛，特别是手腕和大拇指痉挛得格外厉害。

在进行这项实验期间，即使每次服下微量的毒芹汁，大学生们也感到非常不舒服。他们肠胃紊乱，两手出汗，有呕吐感甚至呕吐，虚弱得犹如患了一场重病。他们还脸色苍白，脸颊凹陷，脉搏先是加速，随后是稀薄，但始终非常微弱。他们不断地打呵欠，精神极度萎靡。尽管他们的实验没有应用致死量的毒芹汁，但是记载说，他们在想象中觉得自己"所受的折磨，与苏格拉底死前有些相似"。

不错，从结果看，大学生们的实验用的不是致死量，但他们事先并不知道；他们是抱着献身的准备，甘于受毒，参与这次实验的，只是按照惯例，才由少增多喝这些毒芹汁。

被毒蛇咬死的事，不知多多少少，以致各国的许多民间故事中，蛇往往都被作为邪恶人物的化身。后来知道毒蛇咬人致死是由于它分泌毒汁。可是它的毒汁在哪儿呢？在 17 世纪以前，西方普遍存在着一种迷信观念，相信毒蛇的毒是在它的胆中，这胆具有一种神奇的力量。也有一些人相信毒蛇的蛇毒是含在它的唾液里。但是一位 17 世纪后半叶生活在意大利比萨的人并不这么看。

托斯卡尼公爵的宫廷医师弗兰西斯科·雷迪是一个学识渊博、兴趣广泛的人。他写过一本书，里面谈到，人们感到可怕的蛇，它的胆和唾液实际上根本没有什么危险性，因为它没有毒。蛇的毒是从它的牙齿分泌出来的。不错，雷迪没有像今天的科学那样，更精确地了解到，毒蛇的蛇毒是来自于毒蛇牙齿部位上的毒腺，但是他的推断是正确的。

不用说，在当时，许多人都不相信他这一看法。事实上，雷迪自己也既不知道什么毒腺，也没有看到过蛇毒怎样从毒蛇的牙齿部位那中空的毒牙排出，流进被蛇咬伤的人的创口。但是雷迪是一个具有信念的人，为了科学，即使有生命危险，他也要反证蛇毒存在蛇胆和唾液中的传统看法。

于是，雷迪和他的一位与他具有同样信念的助手雅可布·斯特洛奇，就当着许多学者的面，吞下一条蝮蛇的胆和唾液。结果，两人都像实验前一样的健康。这证明雷迪的想法是正确的。后来，雷迪猜想　也许有人会说，他们吞下的量不够多，所以才没有中毒。为此，斯特洛奇声称，他完全可以喝下足够的量。于是，他抓来一条如他后来说的"极大极大"的蝮蛇，用酒反复冲洗它的嘴和牙齿，然后把这混合了蝮蛇唾液的酒喝下。同样的实验，后来还用其他种类的蛇重复过三次。雷迪和斯特洛奇的实验，在当时引起很大的震动，被认为已经有足够的证据支持吞吃毒蛇的胆和唾液没有任何危险的理论，不然，他们一定会死。其实，今天知道，这样说并不完全正确，因为万一实验者的口腔里，不论哪一部位有哪怕一点点损伤，蛇毒都会渗入血液，最终使他死亡。

在雷迪和斯特洛奇的实验之后几十年，另一个意大利人已经知道这一危险性。这位任教于比萨和佛罗伦萨的菲里克斯·丰塔纳在他写的一部有关毒蛇的著作中，就明确表达了这样一个思想，即：被毒蛇咬过后，它的蛇毒是通过毒蛇某些牙齿中的洞，浸透到人的被咬过的伤口，使人死亡的。同时，丰塔纳在书中还说道，喝下蛇毒，如果人的"舌头上有伤口"，也会有这种危险性，他"毫不怀疑这一点"。他的这种思想在当时是极有价值的。但是，他还是甘于受毒，愿意冒着危险，做一次自体实验，为的是体验一下蛇毒的滋味。这是前人所没有做过的。

丰塔纳做这实验，最初用量很少。他先是在玻板上滴下一滴蛇毒，再用一百二十滴水去稀释它，然后他用舌头去尝这稀释过的溶液。"起初只是感到冷，没有任何特别的味道"，他说。他稍稍停了一会儿，心想蛇毒一定会使他的舌头"有烧灼感，或者像硫酸、硝酸之类和其他有腐蚀性液体的味道，想体验一下这种感觉"。但是试过之后，体验不到有这种感觉。于是，他用舌头去舔嘴唇、舔牙床、舔上颚，希望可以更好地感受这毒的滋味。"但是，"他说，"我仍然没有感觉到有任何特殊的味道。"这就更激发了丰塔纳的勇气。于是，他好几次重复这样的实验，虽然仍然给蛇毒掺水，不过水一次比一次掺得少了。可是他始终没有感受到有什么特别的气息或滋味，他认为："这是一种无味的液体。"

尽管如此，丰塔纳并没有以这样的结论为满足。他又抓来一条蝮蛇，尽可能地把它的毒全部取出，冒险试着不加水来做实验。他将蛇毒蘸到嘴唇上，用舌头去感觉这毒。"现在，我发现这毒要强烈得多、浓重得多了，"他报告说，"在此以前，当我用水冲淡它的时候，它没有任何辛辣的、烧灼的味觉。也就是说，蛇毒中没有一点感觉得到的滋味。但是现在它也仍然并不像井水那样的无味。"

丰塔纳、雷迪、斯特洛奇和那几位维也纳的大学生是为了科学而甘于受毒，他们的精神是令人钦佩的；苏格拉底不选择逃脱而选择死亡，甘于受毒，是人类历史上把信念置于生命之上的最杰出的代表之一。除他们外，还有一个人，虽然历史学家对她评价不一，但是她为爱情而甘于受毒，使她被看成是一个极富魅力的人，两千年来激发了许多哲学家、史学家、文学艺术家的灵感。

的确，美丽的克莉奥佩特拉（前69—前30），用著名的古希腊传记作家普鲁塔克的话来说："她的魅力已经渗透到男人的心灵深处。"

从当年留存下来的钱币上的铸像来看，克莉奥佩特拉前额宽阔，下颌坚毅，鼻梁高挺，眼睛如秋水一般明亮，连嘴唇也长得十分的动情。普鲁塔克还描述说，她是连说话的声音都异常动听，犹如"多弦的乐器"那么的婉转悦耳。

克莉奥佩特拉一生的历史简单地说就是：她先是与兄弟争权，随后又诱引罗马名将裘力斯·恺撒，利用他来击败她的政敌，并追随恺撒来到罗马，被恺撒安顿在台伯河对岸的豪华别墅。恺撒被刺后，她又利用恺撒的同僚马克·安东尼来实现她追求权力的目标；两人结为夫妇后，双双都成了罗马人讨伐的对象。一年后，安东尼和克莉奥佩特拉的联军在与恺撒的义子屋大维的海战中失败，克莉奥佩特拉成了屋大维的俘虏。感情的创伤，亡国的悲哀，囚徒的耻辱，使克莉奥佩特拉觉得生不如死。只是由于对安东尼的爱和嫉妒，使她怀疑安东尼会在她死后不履行两人永远忠于对方的诺言，而去找他的妻子。于是，她便隐藏在陵墓里，故意让人诈称已死。安东尼信以为真，感到失去所爱，便伏剑自戕。三十九岁的克莉奥佩特拉随后也自杀身亡。

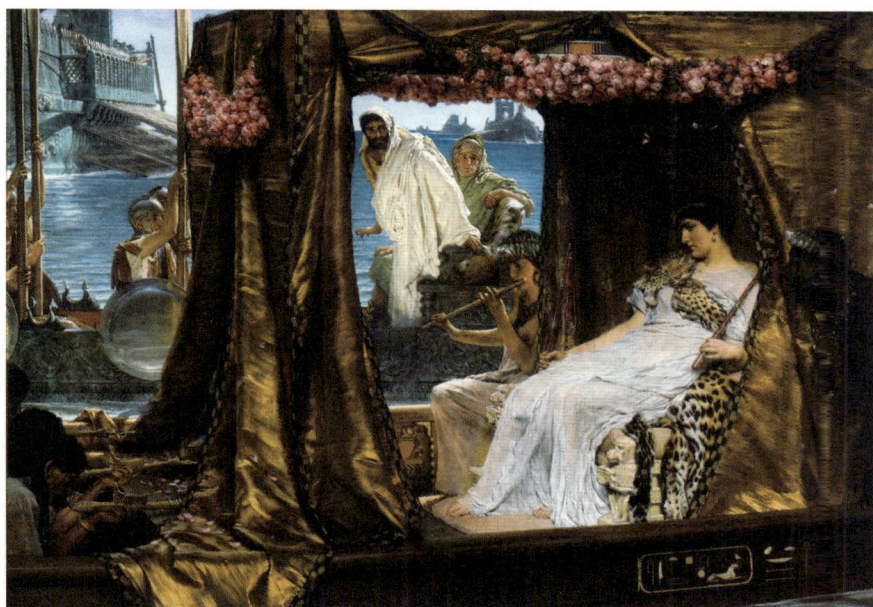

安东尼去见克莉奥佩特拉

289

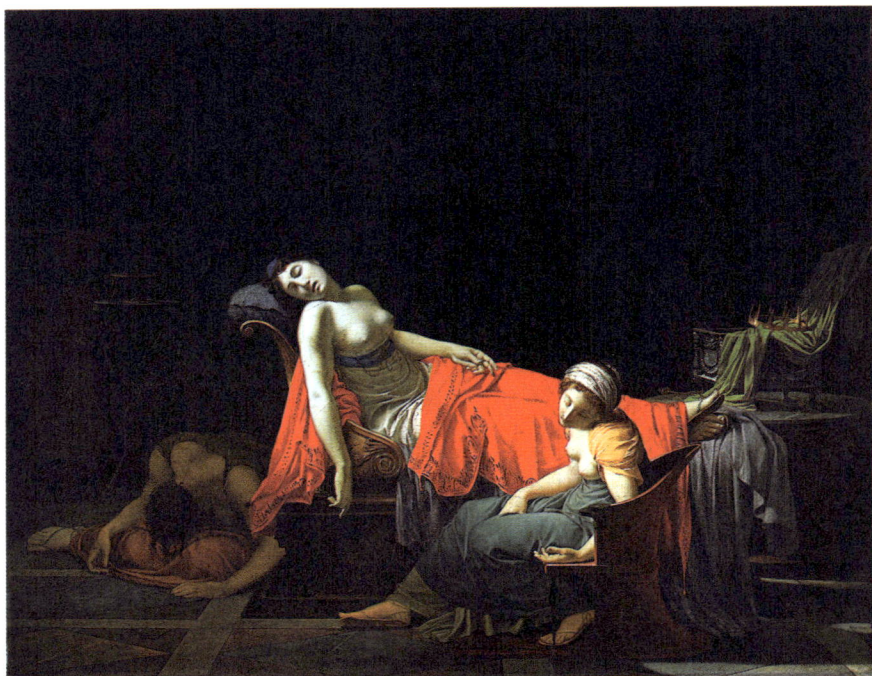

克莉奥佩特拉服毒而死

　　克莉奥佩特拉决意要使自己在任何时候都保持她的优雅风度，即使死后也要像生前一样的美。她要让人们惊叹，不仅惊叹她在失败之时仍旧保持尊严和勇气，还惊叹她死时也保持平静和形体的美。她事先早就让她的医生在死囚犯身上做过多次实验，终于发现，一种毒蛇的蛇毒是"一种药性柔和的毒药"，被它咬，人只会感到像被"刺"了一下，心脏停止了跳动，但容貌依然如故。

　　于是克莉奥佩特拉在温热的香汤中洗净了身体，仿佛准备去与情人幽会，脸上涂上一层甘松香，显得甜美娇柔，又敷上白色的锑粉，口唇涂得像殷红的玫瑰。再穿上当年在加冕典礼上穿过的那件雪白的长裙，并戴好首饰，显得光彩照人。

　　这时，经过周密安排，那位医生化装成农民来了，带来一篮无花果，下面是克莉奥佩特拉所需要的毒蛇。她就以它的蛇毒，像被"刺"了一下，心脏就停止了跳动，没有痛苦，也丝毫没有损伤她美丽的容貌。

中毒（二）：寻找罪证

　　尼科洛·马基雅维利以他一系列的政治活动，以及基于这些活动的真实体验和对古代经典著作的精心研究而写出的几部著作，使他成为意大利文艺复兴时期最著名的政治思想家，同时也是当时最臭名昭著的政治哲学家，因为他在《君主论》中竟然公然提倡，一个统治者，为求维护他所统治国家的权力和安全，不必考虑什么正义和仁慈，完全可以让道德服从于这一政治目的。他最蛊惑人心的理论是："当遵守信义反而对自己不利的时候，或者原来使自己做出诺言的理由现在不复存在的时候，一位英明的统治者绝不能够，也不应当遵守信义。"他推崇"伟大的亚历山大六世"教皇和他的私生子切萨雷·博尔吉亚是这种政治家的最好的典型。

　　十六七世纪的意大利，平民和贵族之间、政治党派之间、世家大族之间，侵权略

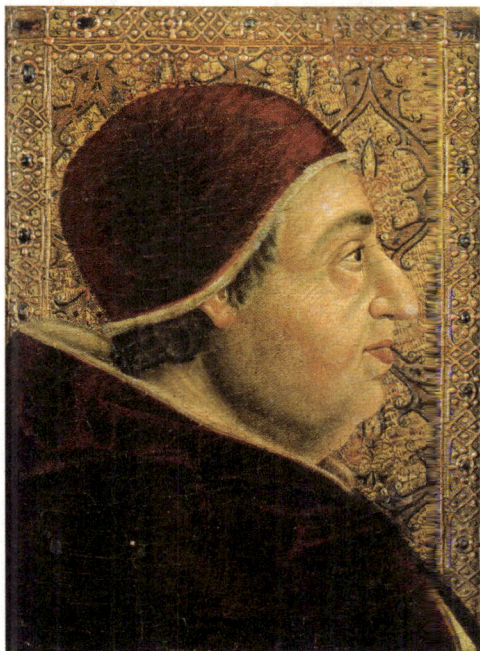

亚历山大六世

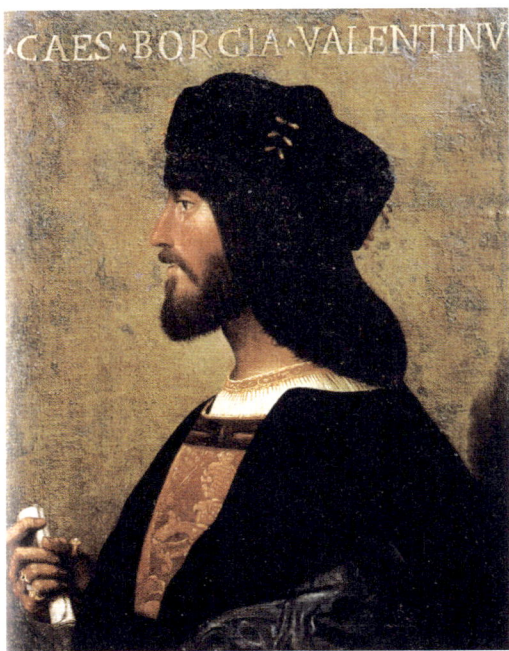

切萨雷·博尔吉亚

土，斗争不绝。不要认为，在这类斗争中，教皇和主教都是游离于世俗的宗教圣人，实际上，他们几乎没有一个不是善于玩弄手腕的政治人物。亚历山大六世（1431—1503）和1493年升为枢密主教的切萨雷·博尔吉亚（1475？—1507）父子在这些斗争中，一面是用公开的暴力来袭击政敌，同时又常常以隐秘的毒杀手法来除掉他们。他们秘密杀人的方式是下毒，将一种味道可口的白色粉末掺进酒、菜肴或其他食物中，并不立即发生作用，而能缓慢地逐渐使人致死。当时出版的一本《罗马宫廷报告》曾经引用威尼斯大使保罗·卡佩罗的报告说：那时，"每夜都发现四五个人被谋杀，其中有主教、高级教士等人，整个罗马都战战兢兢，惧遭公爵（切萨雷）毒手"。教皇史的摘录史官、《教皇史纲》的作者乌诺弗利奥·潘维尼奥在书中指出，奥尔西尼、费雷里奥和米奇尔等三位枢密主教就是被亚历山大六世毒死的；还有，据说，甚至多年以来一直是教皇的共同密谋者的洛佩兹枢密主教，以及一位维罗纳的枢密主教，也同样遭到他的毒手。

有意下毒或无意中毒作为物理或化学因素而引起的急性或慢性疾病最终致人于死的事例，一直贯串于人类的历史。但是在古代，由于人们知识的局限，例如见尸体发黑、发青、起斑点或有异味，便认定是中毒；又相信，中毒的死者心脏在火中烧不化等等。例如，罗马帝国早期的著名传记体历史作家盖乌斯·苏维托尼乌斯·特兰克维鲁斯在他的

292

《十二恺撒传》中说到罗马皇帝盖乌斯·卡里古拉（12—41）的死，"有人怀疑他是被毒死的，因为他死后尸体上到处是黑色的斑点，嘴角流着泡沫，火化后心脏没有烧掉——据认为这是心脏的特性，即中毒的心脏火烧不了"。把因尸体腐烂而出现的正常现象与中毒所特有的症状相混淆，缺乏科学根据，致使真正投毒的罪证也无法查明。甚至到了十七八世纪，由于砷中毒出现的病状与当时经常流行的霍乱疾病的症状十分类似，难以用科学方法加以鉴定，使大量投毒杀人的案件无法查出。

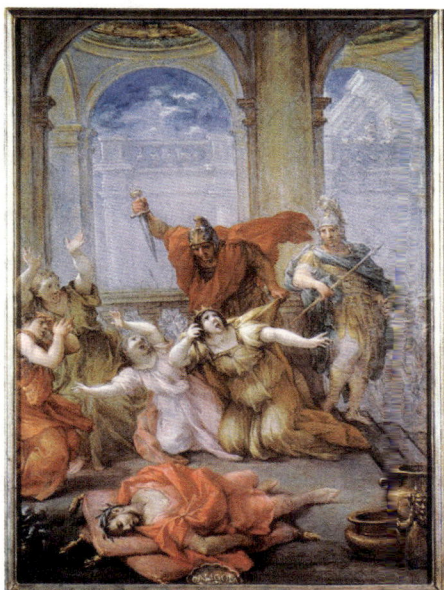
刺杀卡里古拉皇帝

布兰维利耶侯爵夫人（约1630—1676）是法国一位民政长宫德勒·多布雷的女儿，她天生丽质，形容娇美，但一意追求享乐，1651年嫁给出身高贵又非常富有的伯利维里厄侯爵后，四年里都与仁父亲的朋友、风流潇洒的骑兵上尉德·圣克罗瓦通奸。多布雷大人对女儿这种无耻的偷情行为很感不快，便向国王请求，得到了一道有国王封印的"密札"，据此将圣克罗瓦监禁到巴士底狱。在狱中，这名军官得到

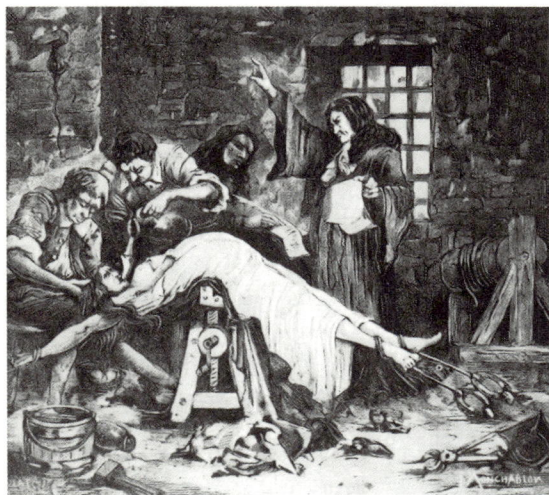
布兰维利耶侯爵夫人受刑

一位毒物学家的帮助，于是在释放之后，侯爵夫人就与他合谋，一起去拜访一位瑞士化学家，共同设计出一份处方前去寻访毒药。侯爵夫人先是将毒药掺在食品中作为礼物送给医院里的病人，病人吃后在痛苦中死去，但是医生仍然认为是属于自然死亡。1666年2月，侯爵夫人开始给她父亲服食小剂量的砷。父亲服后，虽然出现轻度砷中毒的体征，医生仍然诊断不出病根，也无法医治疾病，只建议他到乡下换换空气。在乡下，他的健康开始慢慢有些好转。侯爵夫人装出改邪归正的态度，常常去探望和照料父亲，同时还把她听话的心腹仆人加斯东派到父亲身边，在食物和药剂中投放毒药，一步一步地使父亲最后因慢性中毒在这年死亡。尸体经医生解剖，也没有发现砷中毒的迹象。1670年，这个女人又为遗产的问题设法毒死了她的两个兄弟。医生在对她的弟弟做尸解时，认定是砷中毒引起的死亡，只是没有立即起诉。等过了十年之后，也不是检查，而是在圣克罗瓦死后，在死者的遗孀那里发现有三十四封情书，上面写有这对情人伙同仆人一起投毒的情况，才解开这个谜团，因而布兰维利耶侯爵夫人于1676年7月16日在巴黎被斩首后焚尸。

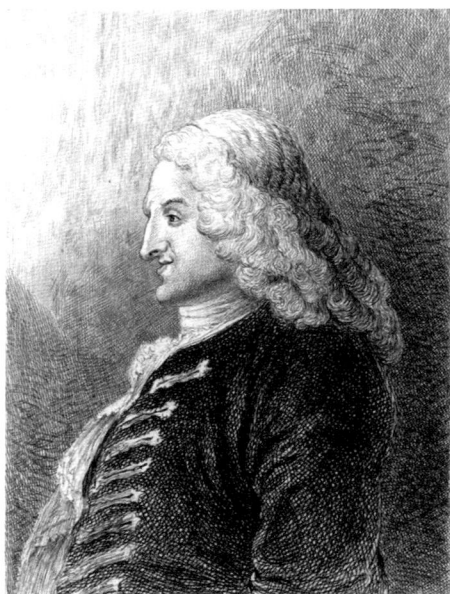

英国小说家菲尔丁

多数人大概只知道亨利·菲尔丁（Henry Fielding）是18世纪的一位英国小说家，而往往没有注意他还是威斯敏斯特和米德尔塞克斯区的地方治安法官。本来，这虽然是个没有薪俸的职务，却是一个受贿和谋取私利的肥缺。菲尔丁不但本身拒绝受贿，还极端关心公众利益，建立了新型的警察制度，改革监禁程序，使执法官员与行贿人员无法互相勾结。一次，邻居们都相信一个寡妇毒死了她的丈夫，但是在她的房间内没有找到毒药，也无法证明她买了毒药。菲尔丁向医生们提出，是否能证明死者的尸体里有毒药，医生承认他们无法办到。绝望之余，菲尔丁感叹：难道正直的人就没有办法对付这类隐秘的杀人犯了吗？难道就想不出办法使毒药成为看得见的东西了吗？

菲尔丁的愿望也是全世界每个正直的医生和科学家的愿望，他们也在思考这个问题。荷兰医生赫尔曼·布尔哈夫（Hermann Boerhaave，1668—1738）设想并验证，"在赤热或蒸气状态下"，各种毒物都有它不同的典型气味，因此他建议将怀疑含有毒物的物质置于燃烧着的炭块上，根据它所发出的气味来识别它的毒性。虽然这样做，不会十分精确，但布尔哈夫还是被视为第一个提出用化学方法来检验毒药的人。以后，随着历代科学家的努力，慢慢地，使那些用毒药杀人的隐秘手法，一步步地得以揭露。

卡尔·威廉·舍勒（1742—1786），这位最先发现氧气的瑞典化学家，他的探究精神，使他在发现新物质方面，在当时无人能与他相比。舍勒是一位有心人，1775 年，他又像是"偶然地"发现，砷，也就是砒霜，在被加入氯水之后可以形成砷酸，这种酸如果与金属锌接触，便透出一种剧毒的气体，这种叫作"砷化氢"的气体，有些类似大蒜。十年后，出生于萨克森的医师、"顺势疗法"的创始人塞缪尔·哈内曼（1755—1843），在研究了大量药物用于健康人所产生的效应之后发现，液体中的砷，包括中毒的人胃内容物中的砷，如果给加上盐酸和硫化氢，则会形成一种黄色的沉淀。同时，另外还有一些医生和化学家也实验证明，如果怀疑某种物质里含有砷，不妨将此物质置于木炭上加热，再在上端设一只铜盘。这样，积聚物质若真的含有砷，那么它被加热之后透上来的气体，就会在这铜盘上凝起一层白色的三氧化二砷，这就是砒霜。此外，德国柏林医学院的瓦伦丁·罗斯（1762—1807）在1806年通过对中毒者胃壁的实验，也获得类似的结果。这些研究为揭开隐秘杀人的手法、找出罪证开启了一道成功的前景。

马蒂·约瑟夫·博纳文托·奥尔菲拉（1787—1853）是一位生于西班牙的法国医生，对化学，特别是毒药问题，兴趣十分浓厚。尽管从

1831 年起登上了巴黎医学院的最高位置，被任命为该院院长直至 1848 年，奥尔菲拉仍一意在自己寓所的实验室里对砷进行精心的研究。他吸取前人的经验，尽可能收集了国内外有关这一毒药的资料，加以验证，取得了成果。他让狗吃下含砷的食物，查明这种毒物是经过狗的胃、肠然后进入肝、脾、肾甚至神经的。奥尔菲拉的工作证明，如果从一个中毒多日的人胃里已经再也找不到砷了，那么多数情况下，在他的肝、肾等处仍然能够找到。但是奥尔菲拉在实验中也发现，有时，吃下有毒食物的实验动物死后，在它的体内，不论是胃、肠，还是肝、脾、肾，哪儿都"看不到"砷的痕迹。这使奥尔菲拉感到非常困惑。解决这一疑难的是另一位科学家。

1832 年的一天，英国伍尔威奇附近普拉姆斯特德的农民乔治·博德尔早餐时喝了咖啡不久，就感腹部剧痛，并开始呕吐和腹泻，觉得四肢无力，最后这位老人就死了。尽管博德尔年已八十，但他的死仍旧引起人们的怀疑，因为邻人们都知道，他的经常缺钱花的儿子早就盼着他死；他们还亲耳听到他的孙子曾经更加露骨地说过，他一死，"我们每年就有两千镑了"。同时，有人还亲眼看到，这个一心期望"每年有两千镑"的小约翰不仅一个星期前曾经向街上的药商两次购买砒霜，说是用来毒老鼠，而且就在祖父病倒的这天清早还曾去井边灌了一烧水壶的水，说是要煮咖啡。治安法官封存了他的咖啡壶，请来外科医生马什对死者的尸体进行解剖，然后又将咖啡和死者的内脏交一位化学家检验。

詹姆斯·马什（James Marsh，1791—1846）是一位实用化学家，曾做过著名化学家迈克尔·法拉第的助手。马什应用哈内曼的方法，发现咖啡和内脏的内容物都出现可溶于水的黄色沉淀，于是小约翰被控犯有谋杀罪。但是审判时，决定罪名是否成立的陪审团大多都是些缺乏科学知识的人，他们可不管"黄色沉淀"意味着什么，虽然小约翰在十年之后承认自己谋杀了祖父，但是对他们来说，既然肉眼"看不见"砷，那就不能肯定他是谋杀，于是只好宣判被告无罪。

陪审团的态度深深刺伤了马什的自尊心。他决心寻求一种方法，要让即使是最愚蠢无知的陪审员也能清清楚楚地"看见"砷，来证明它的存在。

马什做了一个 U 字形的玻璃管，一头敞口，另一头做成尖形的喷嘴，喷嘴边塞一块锌。应用时，先将需要加以检验的液体加上酸，然后从敞口倒进 U 字形管。这样，液体中即使含有最微量的砷，但一接触锌，也会产生砷化氢从喷嘴跑出来，可以被点燃；如果对着火焰置一冷瓷碗，瓷碗上还会形成黑色的砷沉淀。这样一来，砷就看得见了。这装置后来经过改进，敏感到液体中即使只有千分之一的砷也能显示出来。

如此看来，好像揭开隐秘杀人的手法已经解决，罪证也不难找到了。但实际上问题仍然很多。例如平日的食物，有时会有砷污染的情况。最有名的事件是 19 世纪末，英国曼彻斯特市有近六千人生病，症状都是砷中毒。皇家派调查团调查，查明原来是酿酒厂所用的葡萄在制造的过程中被砷污染。调查团同时发现发酵粉、麦芽、醋、果浆、面包等都含有砷，甚至糖果的包装纸上用的染料也含砷。另外，在审理案件时检验死者胃或肌体其他部位有无砷时，用作检验的化学药剂本身，如锌可能就含有砷。还有人的骨骼中也含有微量的砷，巴黎公墓的土壤里就含有砷。而且有些死者生前可能用砷剂治疗过癌症或梅毒，等等，这些复杂的情况都可能使尸体里也含有微量的砷，从而直接影响到化验的正确性。这就是说，人体里的砷含量，多少才是正常的，要超过多少才属砷中毒，"这个问题，"医学史说，"一直拖到一个多世纪之后还没有完全解决。"直到 20 世纪，在查明拿破仑是否死于砷中毒上，科学才比较精确地得到解决。

拿破仑·波拿巴（1769—1821）是 1821年 5 月 5 日 6 点差十一分死的，第二天下午 2点开始进行的解剖。七

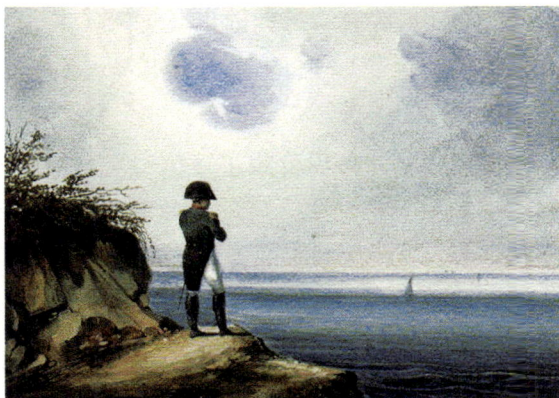

拿破仑在圣海伦岛

297

位医生交出的四份解剖报告一致同意这位前皇帝是死于他父亲也同样因此而死的遗传性胃癌。那位法国医生，即拿破仑的私人医生则认为他的主人死于肝炎，是由于海岛的恶劣气候导致此病。这招来很多骂声，说英国政府是故意将拿破仑送到这里来将他折磨死的。除了这两种不同的看法和其他不下十种的死因推测外，近几十年间，又出现一种新的看法，认为拿破仑是被他的敌人毒死的。

瑞典的斯登·福苏弗波德（Sten Forshufbud）是一位牙科医生，他业余时研究血清学和与之有关的毒物学，又是一个拿破仑迷，对这位伟大军事家的一切都感兴趣。从 1955 年阅读拿破仑的一位侍从长路易·马尔桑的回忆录时起，到 1975 年，二十年里，福苏弗波德都在为弄清拿破仑的死因而费尽心力。从回忆录和其他有关材料中，福苏弗波德感到拿破仑病逝之前交替出现嗜睡又失眠，两脚浮肿，体毛脱落，还有形体并非像胃癌病人那样的枯瘦憔悴，而是越来越肥胖；加上尸解时发现的肝脏肿大，越来越相信一切都属于慢性砷中毒的症状。布兰维利耶侯爵夫人的砷谋杀案更增加了他的怀疑。

为了证实自己的分析，福苏弗波德从皇帝的后代和收藏家那里受赠或高价购得了拿破仑特有的像婴儿一样柔软的红褐色的头发，又找到了好几个懂行的合作者，先后运用使砷元素活化的分析方法和原子轰击技术，终于取得了结果，不但查明拿破仑头发里的砷含量，有的为每一百万克中含 10.38 克，最低的也有 1.75—4.94 克，远远超出现代正常人头发中的砷含量——每一百万克中含 0.8 克。何况，他认为，拿破仑时代的人，由于受砷污染的机会少，头发中的砷含量平均值还要更低。福苏弗波德同时还分段分析了这位前皇帝的头发，有的部分砷含量高达 51.2 克，确定出他吸入砷的大致时间。根据这样的研究，福苏弗波德坚持认为，这位失败了的英雄是被人蓄意毒死的，毒害的方法是：多次反复地对受害者使用剂量不大的砷，但没有一次剂量足以把中毒者杀死，使受害者出现的症状会被诊断为其他疾病。

福苏弗波德的研究是十分细致的。在这个基础上，他又找来侍从长路易·马尔桑等拿破仑身边的人的日记，逐日分析拿破仑的身体和疾病状况，并与头发上的检验所见相对照。最后确信自己原来的猜测，写出了文章发表。

本·韦德尔（Ben Weider）是加拿大拿破仑研究会的会长，不用说，对这位前皇帝的一切都感兴趣。1974年，在读了一位会员寄给他的福苏弗波德的这篇文章后，韦德尔认为福苏弗波德对拿破仑的死因"做出了令人信服的解释"，很赞同他的看法。于是，他就与福苏弗波德联系。这两人在经过好几年的通信之后，最后见了面，并花了一个星期共同来探讨这个问题，得出一致的结论，拿破仑是被人用毒物其杀而死。

那么谁是投毒的凶手呢？出身于旧贵族家庭的夏尔-特里斯丹·德·蒙托隆是两位负责看管拿破仑、与拿破仑一起度过全部流放岁月的官员中的一个，虽然最后成了拿破仑的心腹，但是据说他是恨拿破仑的。福苏弗波德和韦德尔等人认为，这有多方面的原因。作为一名军官，蒙托隆的作战经历，拿破仑根本没有看在眼里，因此不肯提升他；拿破仑还反对蒙托隆跟他如今的这个妻子阿尔比·德·瓦萨尔结婚，因蒙托隆不接受这一旨意，拿破仑便将他解职。蒙托隆对拿破仑产生的不满情绪，使他在拿破仑逊位到厄尔巴岛的时候，去投靠了波旁王朝，得到了将军的任命。但蒙托隆因贪污军饷受到指控。在这种情况下，当拿破仑从厄尔巴岛回来后，据他自己说，他便又立刻重新加入拿破仑的队伍。蒙托隆一意要毒死拿破仑还有另外的原因，一是因为拿破仑把与蒙托隆一起来岛上生活的妻子阿尔比占去成为他自己的情妇；同时，人们怀疑他还觊觎拿破仑的遗产，一心希望早日得到它；更重要的是，他们认为蒙托隆毒死拿破仑是接受了他的保护人、路易十六的弟弟阿图尔伯爵，即后来的查理十世的指使，因为阿图尔伯爵一直担心拿破仑有朝一日会重整旗鼓，威胁着他波旁王朝的统治。因此，福苏弗波德和韦德尔坚信，蒙托隆为了报复，为了钱财，又为了效忠于他的主人，故意多次反复地在拿破仑的酒和食物中置毒。

另外也有一些研究者从医学角度入手，开列出一般人慢性砷中毒之后出现的大约三十种主要症状，然后对照路易·马尔桑和其他人的日记

299

中所描述的拿破仑的身体和疾病状况，指出其中不下于二十二种症状都符合砷中毒，从而也同意福苏弗波德的看法，认定拿破仑是死于砷中毒。

是否真的能做这样的结论呢？

在福苏弗波德和韦德尔等人的研究十多年后，1994年，美洲拿破仑协会又提出得自一位收藏家的六根拿破仑的头发；本·韦德尔医生也同样提出了几根也是拿破仑的头发，企图能够进一步确认拿破仑是不是真死于砷中毒。但是，这两处提交的头发，经美国联邦调查局罪证化验室的检验，所含砒霜成分分别为百万分之一克至百万分之二点八克和百万分之二点四克至百分之二点六克。联邦调查局认为，这样的低含量，还不足以证实拿破仑是被砷毒死这样的一个假设，从而否定了多年来为不少人所信的结论。

为什么会出现与福苏弗波德的检验如此大的差别呢？一个重要的原因是技术的进步，提高了检验的准确度；另一个原因是头发的来源不同，意味着从拿破仑头上剪下或剃下的时间不一样，也就意味着这些头发吸入砷的含量也会不一样。而且，有人认为，拿破仑所住的房间里的糊墙纸中含有砷，他所用的发油里也含有砷，这些都影响着检验的含量，因而影响到检验的精确性。特别是，还有一个根本性的前提，即到底这些用来检验的头发是否真的属于拿破仑，也是一个问题。要使这个问题获得认定，需要求助于一种近年才发展起来的新技术：由脱氧核糖核酸专家对这头发与拿破仑家族的取样做这方面的科学检测。

如此看来，要真正找出罪证，揭开隐秘杀人的手法，还有一段不短的路程。

后　记

　　这三册原都是二十多年前的书，分别题为《呻吟声中的思索——人类疾病的背景文化》《解剖刀下的风景——人体探索的背景文化》和《病魔退却的历程——寻求治疗的背景文化》，先后于世纪之交的 1999、2000 和 2001 年，由山东画报出版社出版。

　　感谢王一方先生，《病魔退却的历程——寻求治疗的背景文化》出版后，就得到王先生的鼓励。王一方先生先是在《中国图书商报》上发表长篇书评《文化画布上的医学风景》，后又在《谁懂"医学"？》一文中表述了类似的看法。2002 年，王一方先生作为评委之一，和其他评委一起，在由《中华读书报》和《Newton 科学世界》杂志共同举办的第二届"《Newton 科学世界》杯科普图书奖"的评奖中评定拙作《解剖刀下的风景——人体探索的背景文化》为"原创科普著作"的二等奖。2007 年，教育部委托北京大学医学部举办"全国医学人文师资班"，请身为"北京大学医学人文研究院"教授兼"北京大学科学史与科学哲学中心"研究员的王一方先生讲课并开列一份"医学生文学阅读推荐书目"时，王先生在这份共计十八位作者的三十一册（篇）作品中，将这三册拙著忝列其中，使我深感荣幸。又想到跻身于国内名家史铁生的《病隙碎笔》、周国平的《妞妞：一个父亲的札记》和毕淑敏的《昆仑殇》等名著之列，不免又有几分惶恐，更不敢提"书目"中的那些世界大师的著作了。

　　已经过去二十多年了。感谢中国文史出版社，愿意将这三册书重新出版，我自然十分乐意。于是，我对这三册改题为《我要弄明白我是谁——人体探索的历程》《恐惧、思索与医疗——认识疾病的历程》和《死神、医生和情人——寻求治疗的历程》，对篇目稍做调整，对文字略加润色，重新配上彩色插图，交中国文史出版社出版，敬请专家和读者批评指教。

余凤高
2023 年 8 月于杭州红枫苑

图书在版编目（CIP）数据

恐惧、思索与医疗：认识疾病的历程／余凤高著
. -- 北京：中国文史出版社，2025.3
（人体的历史三部曲）
ISBN 978-7-5205-4346-0

Ⅰ．①恐… Ⅱ．①余… Ⅲ．①疾病-医学史-世界
Ⅳ．①R-091

中国国家版本馆 CIP 数据核字（2023）第 186994 号

责任编辑：薛未未

出版发行：**中国文史出版社**

社　　址：北京市海淀区西八里庄路 69 号院　　邮编：100142
电　　话：010-81136606　81136602　81136603（发行部）
传　　真：010-81136655
印　　装：北京科信印刷有限公司
经　　销：全国新华书店
开　　本：720×1020　1/16
印　　张：20　　　　字数：275 千字
版　　次：2025 年 3 月第 1 版
印　　次：2025 年 3 月第 1 次印刷
定　　价：79.80 元